劉民叔

刘民叔医书七种校注

（二）

鲁楼医案
神农古本草经
考次汤液经

原　　著　　刘民叔　杨绍伊
名誉主编　　卞嵩京
主　　编　　杨强
副 主 编　　卞政　杨明
编　　委　　徐立思　黄进秋　陈文恬（马来西亚）
　　　　　　马子霖　蒋利华

人民卫生出版社

刘民叔先生（1897—1960），名复，四川成都华阳县人。其曾祖父、祖父均业医。自幼秉承家学，八岁就童子塾，即以『人之初、性本善』与『医之始、本岐黄』两书同时并读。越五年，读书成都府中学堂，嗣又入四川存古学堂。课余之暇，从外祖康朝庆公学医，不辍。先后从川蜀名医36人。1915年9月应四川全省第一届中医考试，名列甲等第一。不以是自满，更事深造，请业于蜀中大儒井研廖平，得所传。至是，专以古医学鸣世。廖师，名平，为晚清一代经学大师兼研医。学问精深渊博，世罕其俦。康有为、梁启超辈皆受其训益。余杭章太炎亦盛称廖氏之学『确有独到之处』，并以师礼师之。刘师医学思想先后凡三变，盖追求真理日臻完善也。

黄，故其中年著述理论多本《内经》。刘师曰：『迨五十而后，始跳出《内经》圈子，直溯汉魏以上古医术，而神农、伊尹、仲景者为汤液派之大成也。』以为一阴阳五行学说实为中医之玄理空谈，本非诊治的

汤液家法：『辨证首置立法，立法而后候证。不问病之名，不问病之因，辨病情之经过，凭证候以用药』，诚千古不刊之言。汤液家法不讲脏腑经络，不讲阴阳五行，此等超脏腑学说实为中医朴素唯物辨证最高理论境界。

1926年，刘师束装东下，先至渝，继之夏口，终之宁，复之沪，侨居黄浦江滨，悬壶沪上凡三十四年。1954年，刘师出席华东暨上海市中医代表会议，又先后应全国血吸虫病九人小组及上海广慈医院（今瑞金医院）、徐汇医院之聘，顾问中医。

刘师长子慎言，长女文灿秉承家学，皆业医。弟子有张亦相、周元庆、陈正平、黎晓生、杨茂如、朱佐才、周济华、张镜人、韩哲仙等皆受其训益。

士、孟友松、李鼎、邱介天、叶茂烟、查国科、胡慈园、詹阳春、卞嵩京等百五十八人，近人姜春华、刘德传、王凯平、韩哲仙等皆受其训益。

刘师著作已公诸于世者有《神农古本草经三品逸文考》《考次伊尹汤液经》《时疫解惑论》《伤寒论霍乱训解》《素问痎论释难》《鲁楼医案》《华阳医说》等。

图书在版编目（CIP）数据

刘民叔医书七种校注．鲁楼医案　神农古本草经　考
次汤液经 / 刘民叔，杨绍伊原著；杨强主编 . —北京：
人民卫生出版社，2018
　ISBN 978-7-117-27196-7

　I.①刘…　Ⅱ.①刘…　②杨…　③杨…　Ⅲ.①中医学
－中国－现代　Ⅳ.①R2-52

　中国版本图书馆 CIP 数据核字（2018）第 171236 号

人卫智网	www.ipmph.com	医学教育、学术、考试、健康，
		购书智慧智能综合服务平台
人卫官网	www.pmph.com	人卫官方资讯发布平台

刘民叔医书七种校注
鲁楼医案　神农古本草经　考次汤液经

主　　编：杨　强
出版发行：人民卫生出版社（中继线 010-59780011）
地　　址：北京市朝阳区潘家园南里 19 号
邮　　编：100021
E - mail：pmph @ pmph.com
购书热线：010-59787592　010-59787584　010-65264830
印　　刷：北京铭成印刷有限公司
经　　销：新华书店
开　　本：710×1000　1/16　印张：23
字　　数：309 千字
版　　次：2019 年 3 月第 1 版　2019 年 9 月第 1 版第 2 次印刷
标准书号：ISBN 978-7-117-27196-7
定　　价：69.00 元

打击盗版举报电话：010-59787491　E-mail：WQ@pmph.com
（凡属印装质量问题请与本社市场营销中心联系退换）

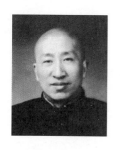

刘民叔先生
简历

　　刘民叔先生(1897—1960),名复,四川成都华阳县人,其曾祖父、祖父均业医。自幼秉承家学,八岁就童子塾,即以"人之初,性本善"与"医之始,本岐黄"两书同时并读。越五年,读书成都府中学堂,嗣又入四川存古学堂。课余之暇,从外祖康朝庆公学医不辍,先后从川蜀名医36人。1915年9月应四川全省第一届中医考试,名列甲等第一,不以是自满,更事深造,请业于蜀中大儒井研廖季平,得所传。至是,专以古医学鸣世。廖师,名平,为晚清一代经学大师兼研医,学问精深渊博,世罕其俦,康有为、梁启超辈皆受其训益。余杭章太炎亦盛称廖氏之学"确有独到之处",并以师礼师之。刘师以廖师治经之法以治

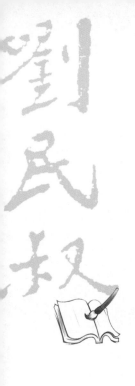

医,学业大进。刘师一生医学思想先后凡三变,盖追求真理日臻完善也。刘师医学先在明清诸家,再宗岐黄,故其中年著述理论多在《内经》。刘师曰:"迨五十而后,始跳出《内经》圈子,直溯汉魏以上古医。"以为"阴阳五行学说实为中医之玄理空论,本非诊治的术,而神农、伊尹、仲景者为汤液派之大成也。汤液家法,辨证首重立法,立法而后候证。不问病之名,不问病之因,辨病情之经过,凭证候以用药",诚千古不刊之言。汤液家法不讲脏腑经络,不讲阴阳五行,此等超脏腑学说实为中医朴素唯物辨证最高理论境界。

1926 年,刘师束装东下,先至渝,继之夏口,续之宁,复至沪,侨居黄浦江滨,悬壶沪上凡三十四年。1954 年,刘师出席华东暨上海市中医代表会议，又先后应全国血吸虫病九人小组及上海广慈医院（今瑞金医院）、徐汇医院之聘，顾问中医。

刘师长子慎言、长女文灿秉承家学，皆业医。弟子有张亦相、周元庆、陈正平、黎晓生、杨茂如、朱佐才、周济士、孟友松、李鼎、邱介天、叶茂烟、查国科、胡慈园、刘德传、王凯平、詹阳春、卞嵩京等百五十人，近人姜春华、张镜人、韩哲仙等皆受其训益。

刘师著作已公诸于世者有《神农古本草经三品逸文考》《考次伊尹汤液经》《时疫解惑论》《伤寒论霍乱训解》《素问痿论释难》《鲁楼医案》《华阳医说》等。

人，实甚众。为名医者，自有师承，先生

又入四川存古学堂，

不镌，先后从川蜀名医336人，1915年9月应四川全省第

一届中医考试，名列甲等第一，不以是自满，定攀深

造，请业于蜀中大儒井研廖季平，得所传，专

以古医学鸣世。廖师，名平，为晚清一代经学大师，尤

研医，学问精深渊博，世罕其俦，康有为、梁启超皆

皆受其训益。余杭章太炎亦盛称廖氏之学。输有独到

之处。并以师礼师之，刘师以廖师治经之法以治

医。学业大进。刘师医学退谢先后凡三载，尽撮

紫庆辟日臻完备也。刘川医学先在明清诸家，唐宗岐

黄，故其中年著述理论名在《内经》。刘师曰：「过五

十而后，始踌出《内经》圈子，笃嗜汉魏以上古医，」

术，而神农、伊尹、仲景者为汤液派之大成也，

杨惠霆埴，辨证首复立法，立涵甫后赖延，不同凡之者，

不徇雾之勇，觥曦智之纂诶，茂龃错以翔前[1]。远于百不

刊之言。汤液家法不讳谈经络，不讳阴阳五行。止有辨

脏腑学说实为中医科学昌明的理之假说。

1926年，刘师来授东下，先至肖，继之夏口，终之沪，

至沪，侨医黄浦江淩，是岁沪上凡三十四年，1954年，刘

师出席华东暨上海市中医代表会议，又东应召全国血吸虫

翊九人小组及上海广慈医院（今瑞金医院）张汇医院之

鹏、原同中医。

刘筋长子惊言，长女文炽爱承家学，留业医，弟子有张亦

姻、周元庆、陈正平、龚瑛生、杨茂如、朱祐才、周洲

士麦友松、李弗、邸介天、叶茂烟、金国感、胡燕国、

刘醒传、王弘平、雍阳者，十有余百五十人，近人普香

华、张模人、姑哲仙等至冀其训诲。

刘师著作已公诸于世著有《神农古本草经三品逢文

考》《考次伊尹汤液经》《时疫解惑论》《伤寒论霍乱训

鲁楼医案

刘民叔　著

李　鼎　编辑

叶茂烟　校订

卞嵩京　录稿

甲午孟夏

魯樓醫案

七二叟胡厚甫署

一九五五年九月,奉命任重订工作,将原书抽出数案,另于师案业稿中选补更具有代表性者,使本书益臻完善。一日,读《论语》至雍也第六"子曰:齐一变至于鲁,鲁一变至于道。"窃揣夫子自名其读书处曰"鲁楼",意必本此。昨举以问焉,夫子笑而不答。

仙游弟子叶茂烟校竟赘识

整理说明

　　此次整理，以中美兴记印刷所 1956 年 3 月四版《鲁楼医案》（非卖品）为底本。

　　全书目录、标题重新厘次订正；繁体字、异体字均改为通用规范汉字；部分药物名称，如"丹沙""白敛"等，保持原貌；原书凡出现"右方"处，均改为"上方"，以此类推。

鲁楼再传弟子豫开封杨强

2018 年 5 月

目录

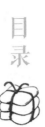

◎ 僧惠宗胃癌溃血一案

夫子既于一九四六年治愈今静安寺长老持松胃病以后，一时佛教界前来求治者甚众。近有上海市嵩山区淡水路圣仙禅寺惠宗长老者，久病胃癌，至一九五一年六月三日突然溃裂，上呕血，下泄血。至六月八日出医院，昏迷沉睡，不省人事。由持松老法师暨胡厚甫、陈子和、刘瞻明、李玉良四居士电请夫子往救，夫子即偕唐书麟往焉。诊察甫毕，而医院所派输血五人亦随至。夫子曰："病革，输血无益，而反有害焉。不可。"持师曰："何谓也？"夫子曰："大凡血去多而无内病者，可以输血，如伤折、金创、产妇之属；此以元气未夺者宜也。而元气已夺内病又甚者，不可以输血。何者，外血输入体内，必赖身中元气为之运行。今脉微欲绝，元气将脱；兼之身面浮肿，水气内甚。若再输入外血，则此若断若续之元气能载而与之俱运否？且今不事全体治疗，徒见失血而输血。病既未除，益其血必复失之。往复为之，血不能益，反损其气，势必不至耗尽元气不止。是何异夫齐寇资敌者乎？今此垂亡之元气，必当保留以行药力，不则殆矣。宜速与云南白药先行救急，度服药三日，来苏可庆也。"乃遣去输血者。后果如夫子言。钱士良医师之太夫人为惠宗法师之皈依弟子，侍于侧，言及输血事。惠师戚然曰："每输一次血，其痛苦有非言语所能形容者。"

附持师等四人笺示经过："（上略）惠宗大师初病入院之经过，就鄙人等亲知亲见，一缕述之。溯自六月三日惠师以周甲之龄，忽患呕血。当时来势甚猛，虑有不测。急召救护车送入虹桥疗养院，住一零一室。经内科西医诊断为胃癌出血，极端危险。住院凡六日。除注射止血剂外，前后共输血五次，但随输随吐，终不能止。延至第六日势益危殆。西医云：开刀则心脏太弱，恐不能堪；不开刀亦无法挽救，数小时内即有生命危险。同人相顾愕然，不得已，舆回寺中。金以西医既已束手，不若改延中医。乃决议求治于我公，亦最后作万一之想耳。（下略）"

【初诊】一九五一年六月八日

心腹内崩，血溢于上，并注于下。昏昏沉沉，不能与人言。面浮足肿，唇淡舌浊。脉微欲绝。肢缓不收。

方用：黄附块一两　干姜五钱　甘草二钱　灶心土三钱　干地黄五钱　阿胶三钱　白芨三钱　花蕊石一两

另用：云南白药急救，每三十分钟服一分。

【二诊】九日

血渐止。

方用：黄附块一两　干姜五钱　甘草二钱　灶心土三钱　干地黄五钱　阿胶四钱　潞党参五钱　花蕊石一两

另用：云南白药每三十分钟服五厘。

【三诊】十日

血全止。

方用：黄附块一两　干姜五钱　甘草二钱　灶心土三钱　干地黄五钱　阿胶四钱　潞党参五钱　花蕊石一两

另用：云南白药每三十分钟服五厘。

【四诊】十一日

言而微，移时乃复言。能啜薄粥少许。

方用：黄附块一两　干地黄五钱　灶心土五钱　干姜五钱　甘草二钱　阿胶四钱　潞党参五钱　茯苓五钱　阳起石五钱

另用：云南白药每四十分钟服五厘。

【五诊】十二日

舌上浊苔渐化。

方用：黄附块一两　干姜五钱　甘草二钱　干地黄五钱　阿胶四钱　潞党参五钱　阳起石五钱　茅山苍术二钱　肉桂一钱

另用：云南白药每五十分钟服五厘。

【六诊】十三日

大便仍黑。能啜厚粥。声渐壮，能续言。

方用:黄附块一两　干姜五钱　甘草二钱　干地黄五钱　阿胶四钱　潞党参五钱　阳起石五钱　茅山苍术二钱　肉桂一钱　防己二钱　茯苓皮一两

另用:云南白药每六十分钟服五厘。

【七诊】十四日

面浮渐消,足肿亦减。舌上浊苔化去一半。

方用:黄附块一两　干姜五钱　甘草二钱　干地黄五钱　阿胶四钱　党参五钱　黄芪五钱　苍术二钱　肉桂一钱　防己二钱　茯苓皮一两

另用:云南白药每六十分钟服五厘。

【八诊】十六日

胸脘安和。舌上无浊苔。面浮足肿都消。大便色黄,反觉秘结不滑。

方用:黄附块一两　干姜五钱　甘草二钱　干地黄五钱　阿胶四钱　潞党参五钱　黄芪五钱　茅山苍术二钱　肉桂一钱

另用:云南白药每九十分钟服五厘。

【九诊】十八日

移居树荫楼间,足可屈伸,尚难行步。宜啜粥,勿吃饭。

方用:黄附块一两　干姜五钱　甘草二钱　干地黄四钱　潞党参五钱　茯苓五钱　橘皮三钱　生白术五钱　肉桂一钱　鸡内金三钱

另用:云南白药每九十分钟服五厘。

【十诊】二十日

随时饥饿,欲倍饮食。

方用:黄附块一两　干姜三钱　甘草二钱　潞党参五钱　茯苓五钱　橘皮三钱　半夏三钱　生白术五钱　肉桂一钱

另用:云南白药每一百二十分钟服五厘。

【十一诊】二十三日

宜闭窗,勿贪凉当风。节饮食。

方用:黄附块一两　干姜三钱　甘草二钱　茯苓五钱　橘皮三钱　半

夏三钱　孔公孽五钱　肉桂一钱　厚朴一钱

另用:云南白药每一百二十分钟服五厘。

【十二诊】二十六日

舌上水津四溢,不能自摄。胸满肠鸣自汗。

方用:黄附块一两　干姜三钱　甘草二钱　茯苓五钱　半夏四钱　泽泻四钱　砂仁五钱　蔻仁五钱　孔公孽五钱　肉桂一钱

另用:云南白药每一百二十分钟服五厘。

【十三诊】二十八日

水湿渐化,舌津不溢。

方用:黄附块一两　干姜三钱　甘草二钱　茯苓五钱　泽泻四钱　砂仁五钱　蔻仁五钱　孔公孽五钱　肉桂一钱

另用:云南白药每一百二十分钟服五厘。

【十四诊】三十日

胸不满,肠和。汗止。

方用:黄附块一两　干姜三钱　甘草二钱　茯苓五钱　桂枝三钱　砂仁五钱　蔻仁五钱　生白术五钱　孔公孽五钱

另用:云南白药每一百二十分钟服五厘。

【十五诊】七月二日

面目微浮。

方用:黄附块一两　生姜皮五钱　茯苓皮五钱　五加皮五钱　橘皮三钱　桂枝三钱　甘草二钱　杏仁三钱　孔公孽五钱　砂仁三钱　蔻仁三钱

【十六诊】五日

出寝门,扶杖走于廊下,健步可期。

方用:黄附块一两　茯苓五钱　桂枝三钱　生白术五钱　孔公孽五钱　砂仁三钱　蔻仁三钱　甘草二钱

【十七诊】八日

方用:黄附块一两　茯苓五钱　桂枝三钱　生白术五钱　孔公

蘖五钱　砂仁三钱　蔻仁三钱　藿香三钱　薏苡仁五钱　甘草二钱

　　【按】惠师胃癌愈后,调任龙华寺方丈,且日益健康。1960年刘师病逝,持师、惠师亲临万国殡仪馆吊唁,并于灵枢两端诵经超度云云。

◎ 计濠霆母殷氏胃癌腹膨一案

上海人计濠霆君,住上海市北四川路区邢家桥北路一八二巷四号。其母殷氏,久病腹胀不能食,于一九五二年七月十一日由计濠霆夫人罗菊英女士伴侍来诊,出示上海市立第四人民医院四证(52)字第六七一号证明书:"病人计殷氏,七十一岁。主诉胃部不舒服,时有恶心及行走不便。经检查结果,心尖部有轻度收缩期杂音,腹部膨胀有气。拟诊:一、胃癌,二、消化不良。此证。门诊号一三九一二八。一九五二年五月二十六日。"

【初诊】一九五二年七月十一日

腹胀如鼓,不能食,食入必呃,须十余声后,乃得渐安。内有癥瘕,按之坚满痛。头胀口苦,舌燥喉干,面浮手肿。小便如常人,大便不通。其脉关上浮。

方用:天南星三钱(生)　半夏三钱(生)　狼毒三钱　甘遂二钱　莩菌子三钱　白商陆四钱　郁李仁五钱　雷丸五钱　大红枣四枚

【二诊】十二日

大便行,脘腹安。

方用:天南星三钱(生)　半夏三钱(生)　狼毒三钱(炒香)　莩菌子三钱　大戟三钱　郁李仁五钱　雷丸五钱　大红枣五枚

【三诊】十三日

大便畅泻十余次,膨胀渐平,癥瘕仍坚。

方用:天南星三钱(生)　半夏三钱(生)　狼毒二钱(炒香)　甘遂二钱　莩菌子三钱　皂荚子三钱　郁李仁三钱　鳖甲五钱　大红枣六枚

【四诊】十四日

胀满消,大腹平,面浮、手肿均渐退。

方用:天南星三钱(生)　半夏三钱(生)　狼毒二钱(炒香)　甘遂一钱　刀豆子四钱　枳实二钱　桔梗三钱　郁李仁二钱　鳖甲五钱　鸡内金四钱　大红枣六枚

【五诊】十五日

胸膈安适，面浮、手肿、腹胀全消。

方用：天南星三钱(生)　半夏三钱(生)　狼毒二钱(炒香)　枳实二钱　桔梗二钱　陈皮三钱　生白术三钱　紫苏梗三钱　紫苏枝三钱　大红枣六枚

【六诊】十六日

胃渐和，能纳食。

方用：天南星三钱(生)　半夏三钱(生)　狼毒二钱(炒香)　枳壳二钱　桔梗二钱　陈皮三钱　茯苓五钱　鸡内金三钱　大红枣八枚

【七诊】十七日

方用：天南星三钱(生)　半夏三钱(生)　狼毒二钱(炒香)　枳实二钱　枳壳二钱　鸡内金三钱　草豆蔻二钱　红豆蔻二钱　鬼臼二钱　大红枣八枚

（鼎案：刘师所用"鬼臼"，实即药店之"鬼球"，俗称"鬼馒头"。）

【八诊】十八日

方用：天南星三钱(生)　半夏三钱(生)　狼毒二钱(炒香)　枳实二钱　生白术三钱　鸡内金三钱　枳壳二钱　鬼臼三钱　大红枣八枚

【九诊】十九日

方用：天南星三钱(生)　半夏三钱(生)　狼毒二钱(炒香)　枳实二钱　枳壳二钱　生白术三钱　鸡内金三钱　鬼臼三钱　大红枣八枚

【十诊】二十一日

胸膈脘间按之不复坚满痛。

方用：天南星三钱(生)　半夏三钱(生)　狼毒三钱(炒香)　枳实三钱　生白术三钱　鸡内金三钱　鬼臼三钱　雷丸二钱　大红枣八枚

【十一诊】二十三日

病根未断，不宜停药。

方用：天南星三钱(生)　半夏三钱(生)　狼毒二钱(炒香)　枳实三钱　生白术三钱　鸡内金三钱　鬼臼三钱　白丑二钱　大红枣八枚

【十二诊】二十六日

方用:天南星三钱　半夏三钱　狼毒二钱(炒香)　枳实三钱　生白术三钱

鸡内金三钱　鬼臼三钱　桃枝二钱　郁金三钱　大红枣八枚

◎ 孙月英卵巢癌一案

浙江慈溪人孙月英女士,住上海市北站区塘沽路九九七巷生葆里八号童宅,现年四十九岁。素有洁癖,勤洒扫,工刺绣,仅育一女;于二十七岁时,丧夫不嫁,今已孀居二十二年。近病卵巢癌,久治不瘥,或嘱其试服中药"黄芪",每日二两水煎服,服至二斤,初甚验,后无效,经其外甥媳张馥臻女士介绍,乃延夫子诊治,凡处二十六方,每方都加鼠屎三十粒,共服一百一十九剂,停药将养至一九五三年十月十日,月经始至,至是而人皆认为从此全愈矣。或问:"近来新学之士,倡言黄芪治癌有效,乃服至二斤,而反剧,何也?"夫子曰:"癌犹疮也,辨证有始末之异,治法有攻补之殊;用药则或温、或凉、或燥、或润,对证处方,各适其宜,未可固执一端也。若孙氏初期之癌,但腹中大坚,未尝溃也;未溃者,不宜补;黄芪补虚者也,《神农本草经》称其'主痈疽,久败疮,排脓止痛。'药不对证,故无效焉。予处方,自始至终,必用鼠屎者,以鼠性善穿,其屎又善破癥坚积聚血瘕,故用于未溃时有效;反之,若误用于已溃之后,则其虚虚之祸,又不亚于黄芪之实实者矣。"孙氏既愈,同学蔡岫青访问,得其女曼华亲笔报告一纸,今照原文抄录于后:

——家母自一九五二年农历九月中得病,起先是发热五天,请中医诊治无效,后改请西医,拟诊是伤寒,服氯霉素,注射青霉素后,病势逐渐减轻,体温正常,能起床,胃口奇佳。好了约半个月,病势又突然转变,发冷发抖,再请中医诊治,以为伤寒复发。看了十余次中医,仍属无效,腹部也突然膨胀厉害;再改请西医,西医诊断下来是卵巢癌,就进公济医院住院,在院热度坚持不退,并有呕吐现象,病情恶劣,接血二次,在院吃药打针,仍无起色;要开刀也不能,因怕开了后,疮口不能痊愈,并更加快结束她的寿命。后来有王医生建议吃中药黄芪,因在院中不能进行什么治疗,故就催我们出院,回家休息,隔一星期作一门诊检查。回来后,起先腹部是减小,有进步,后来又没有效果,又膨胀起来,再经友人介绍,看刘民叔大医师,自诊治后,一次比一次好起来,现在已全部恢复本来原有的健康。

报告人孙曼华

【初诊】一九五三年四月三日

虚羸少气,小腹中癥结大坚,按之如石,定而不移,外形胀大,如妊娠足月待产者然。脉弦细,舌上垢。

方用:肉苁蓉二钱　延胡索四钱　楝实二钱　阳起石三钱　鳖甲五钱
当归三钱　紫石英五钱　九香虫一钱　大黄三分三厘

另用:七巧守宫丸如绿豆大者三枚,每日上中下午各服一枚。

【二诊】五日

方用:肉苁蓉三钱　延胡索四钱　楝实二钱　阳起石三钱　鳖甲五钱　紫石英五钱　当归三钱　九香虫一钱　檀香一钱　大黄三分三厘

【三诊】七日

方用:肉苁蓉三钱　延胡索四钱　楝实二钱　阳起石三钱　鳖甲五钱　紫石英五钱　卷柏三钱　当归三钱　九香虫一钱　大黄三分三厘

【四诊】九日

连日微下,腹渐安适。

方用:肉苁蓉三钱　延胡索四钱　楝实二钱　阳起石三钱　卷柏三钱
鳖甲五钱　当归三钱　芎藭二钱　九香虫一钱　大黄三分三厘

【五诊】十一日

肉苁蓉三钱　延胡索四钱　楝实二钱　阳起石三钱　鳖甲五钱　当归三钱　川藁本三钱　卷柏三钱　九香虫一钱　大黄二分五厘

【六诊】十四日

方用:肉苁蓉三钱　延胡索四钱　楝实二钱　阳起石三钱　鳖甲五钱
当归三钱　卷柏三钱　丹参三钱　母丁香一钱　九香虫一钱　大黄二分五厘

【七诊】十七日

方用:肉苁蓉三钱　延胡索四钱　楝实二钱　阳起石三钱　鳖甲五钱
当归三钱　川藁本三钱　卷柏三钱　乌药三钱　九香虫一钱　大黄二分五厘

【八诊】二十日

连日下黑粪甚多,腹中坚癥,渐渐消减,外形亦不如从前之胀大。

方用:肉苁蓉三钱　延胡索四钱　棟实二钱　阳起石三钱　鳖甲五钱　当归三钱　川芎劳二钱　老鹿角一钱　九香虫一钱　牛角鰓二钱　巴豆壳二钱

【九诊】二十四日

头胀身痛,恶寒发热,胸胀呕吐,牙龈肿痛。凡疗痼疾遇有新病时,须先治新病,后疗痼疾,此大法也。

方用:柴胡三钱　枳实二钱　半夏三钱　甘草一钱　白豆蔻二钱　藿香三钱　厚朴二钱　陈皮三钱　羌活一钱　生姜三片

【十诊】二十六日

方用:柴胡三钱　葛根三钱　枳实二钱　厚朴二钱　白豆蔻二钱　陈皮三钱　半夏三钱　茯苓三钱　川藁本二钱　甘草一钱

【十一诊】二十八日

方用:鳖甲三钱　鸡内金三钱　枳实一钱　厚朴一钱　茯苓三钱　黄柏一钱　细辛一钱　甘草一钱　腊梅花三钱　川芎劳一钱　川藁本二钱

【十二诊】三十日

方用:鳖甲三钱　鸡内金三钱　枳实一钱　厚朴一钱　细辛一钱　甘草一钱　川藁本二钱　川芎劳一钱　山茶花三钱

【十三诊】五月二日

新病痊愈,还治旧疾。

方用:肉苁蓉三钱　延胡索四钱　棟实二钱　阳起石三钱　紫石英四钱　代赭石四钱　鳖甲四钱　当归三钱　川芎劳二钱　川藁本二钱

【十四诊】五日

方用:肉苁蓉三钱　玄胡索三钱　棟实一钱　阳起石三钱　紫石英五钱　鳖甲五钱　当归三钱　卷柏三钱　丹参三钱　檀香一钱　巴豆壳二钱

【十五诊】八日

方用:肉苁蓉三钱　延胡索三钱　阳起石三钱　老鹿角二钱　山楂

核三钱　橘核三钱　鳖甲五钱　当归三钱　川芎劳二钱　甘草一钱　巴豆壳二钱

【十六诊】十二日

方用：肉苁蓉三钱　延胡索三钱　阳起石三钱　老鹿角三钱　巴豆壳三钱　鳖甲五钱　当归三钱　鸡血藤三钱　丹参三钱　甘草一钱

【十七诊】十六日

方用：肉苁蓉三钱　延胡索三钱　阳起石三钱　鳖甲五钱　当归三钱　鸡血藤三钱　卷柏五钱　巴豆壳三钱　牛角鳃二钱　甘草一钱

【十八诊】二十日

方用：肉苁蓉三钱　阳起石三钱　鳖甲五钱　当归五钱　丹参三钱　卷柏四钱　巴豆壳三钱　牛角鳃二钱　甘草一钱

【十九诊】二十四日

方用：肉苁蓉三钱　阳起石三钱　紫石英五钱　当归四钱　熟地黄五钱　丹参三钱　卷柏三钱　牛角鳃二钱　珊瑚三钱　甘草一钱

【二十诊】二十九日

方用：肉苁蓉三钱　阳起石三钱　紫石英五钱　当归四钱　熟地黄五钱　珊瑚三钱　丹参三钱　卷柏五钱　老鹿角三钱　牛角鳃二钱　甘草一钱

【二十一诊】六月六日

癥坚腹胀，次第消平。

方用：熟地黄五钱　当归四钱　阳起石三钱　紫石英五钱　老鹿角三钱　牛角鳃二钱　枸杞子三钱　卷柏三钱　甘草一钱　珊瑚三钱　酸枣仁一钱

【二十二诊】十三日

方用：熟地黄五钱　当归四钱　阳起石三钱　紫石英五钱　老鹿角三钱　牛角鳃二钱　枸杞子二钱　卷柏三钱　甘草一钱　红梅花二钱

【二十三诊】二十二日

腹胀全消，血瘕亦化。

方用：潞党参五钱　当归三钱　阳起石四钱　紫石英四钱　龟板五钱　鳖甲五钱　石决明四钱　延胡索二钱　荷花二钱　千年红二钱　红梅花二钱

【二十四诊】三十日

方用:潞党参五钱　当归三钱　阳起石四钱　紫石英四钱　龟板五钱
鳖甲五钱　凌霄花三钱　红梅花二钱　丹参三钱　卷柏三钱　甘草一钱

【二十五诊】七月七日

方用:潞党参五钱　当归三钱　阳起石四钱　紫石英四钱　龟板五钱
凌霄花二钱　红梅花三钱　丹参三钱　玫瑰花二钱　千年红二钱　卷柏三钱

【二十六诊】十四日

方用:当归三钱　阳起石四钱　紫石英四钱　凌霄花三钱　红梅花二钱
玫瑰花二钱　卷柏三钱　丹参三钱　香橼二钱　佛手二钱

【二十七诊】二十一日

方用:当归三钱　川芎二钱　阳起石四钱　紫石英四钱　凌霄花二钱
丹参三钱　杜仲三钱　续断三钱　桑螵蛸三钱　香橼三钱　肉苁蓉二钱

【二十八诊】二十八日

调理于今,安全康复。

方用:潞党参五钱　当归三钱　阳起石四钱　紫石英四钱　龟板五钱
鳖甲五钱　丹参三钱　肉苁蓉二钱　杜仲三钱　续断二钱

附七巧守宫丸方《存心堂集验方》　治妇人月闭,腹中坚癥积聚血瘕,
阴疮胀痛寒热。通利血脉。生子大良。

守宫二七枚,得东行者良,砂锅熬　䗪虫七枚,熬　没药七分　红娘子七枚,熬
蚱蟉七枚,熬　乳香七分　雌黄精七分

上药分别为末,称准合匀,炼蜜为丸、如绿豆大,即"七巧守宫丸"
也。每服一丸,病重者酌加,老白酒送下,一日三服。

附守宫蛋方《存心堂集验方》　治瘿瘤、瘰疬、马刀、石疽,未溃者可消,
已溃者可敛。久服令人肥硕。近来癌病流行,中西医皆束手。余屡用
守宫蛋治之,而尤以子宫癌为有效。

活守宫一枚　鲜鸡蛋一枚

先将鸡蛋大端处，轻敲，开一小窥门，放守宫入内，外用桑皮纸封口，煮熟去壳，在新瓦上焙炭存性研末，即"守宫蛋"也。分早、午、夜三次服完，一日服一个守宫蛋。按：守宫常在屋壁，故得守宫之名。俗呼壁虎，以其善捕蝎蝇，故又得壁虎之名。先将朱砂研为细末，置于瓶内，捕活壁虎入瓶中，食朱砂，月余，待体亦赤用之，良。

◎ 杨梅芳子宫癌一案

宁波吴孝宝君,现住上海市嵩山区淮海中路宝康里第五十一号。其夫人杨梅芳女士,年五十七岁。据云小腹久感不适,至一九五一年六月,始赴西医处,几经检查,诊断为子宫癌,皆云无药可治,须施镭锭,以经济困难未果。延至一九五二年二月三日,始求夫子诊治。共服十七方,随方附赠"明白丸"六粒,服至三月八日,自云痊愈,自动停药。夫子嘱其再赴西医处检查回报。忆莫干山路统益纱厂张荷生君,介绍治乃兄金元夫人子宫癌一案,自一九五二年七月一日起,至八月二十二日,亦自云痊愈停药,住龙门路安乐坊三号。又普善山庄吴之屏君,介绍治疗该庄曲阜路三十二号木材部顾荷坤之妻王氏所患子宫癌一案,服药三十余剂而痊愈。惟顾、张两癌属燥,与此湿癌性质小异耳。

【初诊】一九五二年二月三日

小腹坚满痛,宫癌扩坠出于阴道口,漏下赤白沃,别有污水淫淫下。咳逆上气,虚羸不足。大便不实。

方用:茅山苍术四钱　生白术四钱　黄芪五钱　阿胶二钱　茯神三钱　枣仁三钱　象皮二钱　乌贼鱼骨四钱　升麻一钱　蛇床子二钱　甘草一钱

【二诊】五日

服前方两剂,颇安适。

方用:茅山苍术四钱　生白术四钱　潞党参五钱　黄芪五钱　阿胶二钱　象皮二钱　乌贼鱼骨四钱　升麻一钱　小茴香一钱　蛇床子二钱　甘草一钱

【三诊】七日

肠胃渐和,小腹渐柔。宫癌仍扩坠出于阴道口。

方用:茅山苍术四钱　生白术四钱　潞党参五钱　当归五钱　阿胶三钱　象皮三钱　乌贼鱼骨四钱　升麻一钱　龟板五钱　蛇床子二钱　甘草一钱

【四诊】九日

方用:茅山苍术四钱　生白术四钱　潞党参五钱　当归五钱　阿胶五钱　象皮四钱　升麻一钱　卷柏二钱　白芷一钱　四川藁本二钱　甘草一钱　蛇

床子_{二钱}

【五诊】十一日

方用:茅山苍术_{四钱}　生白术_{四钱}　潞党参_{五钱}　当归_{五钱}　阿胶_{五钱}象皮_{四钱}　升麻_{一钱}　卷柏_{一钱}　赤石脂_{二钱}　甘草_{一钱}　蛇床子_{二钱}

【六诊】十三日

赤白沃减少,污水亦少,不复淫淫下。

方用:茅山苍术_{四钱}　潞党参_{五钱}　当归_{五钱}　阿胶_{三钱}　线鱼胶_{五钱}象皮_{五钱}　草薢_{二钱}　卷柏_{二钱}　赤石脂_{三钱}　禹余粮_{四钱}　龟板_{四钱}

【七诊】十五日

方用:茅山苍术_{三钱}　潞党参_{五钱}　当归_{五钱}　阿胶_{三钱}　线鱼胶_{三钱}龟板胶_{二钱}　麋角胶_{二钱}　象皮_{五钱}　赤石脂_{三钱}　覆盆子_{三钱}　龟板_{四钱}

【八诊】十七日

方用:茅山苍术_{三钱}　潞党参_{五钱}　当归_{五钱}　阿胶_{三钱}　线鱼胶_{三钱}龟板胶_{二钱}　麋角胶_{二钱}　象皮_{五钱}　赤石脂_{二钱}　白石脂_{二钱}　禹余粮_{四钱}

【九诊】十九日

痛止,眠安,咳平。

方用:茅山苍术_{三钱}　潞党参_{五钱}　当归_{五钱}　阿胶_{三钱}　线鱼胶_{三钱}龟板胶_{二钱}　麋角胶_{二钱}　象皮_{五钱}　灶中黄土_{三钱}

【十诊】二十一日

方用:茅山苍术_{三钱}　潞党参_{五钱}　当归_{五钱}　阿胶_{三钱}　线鱼胶_{三钱}龟板胶_{二钱}　麋角胶_{二钱}　象皮_{五钱}　乌贼骨_{五钱}　石榴皮_{二钱}　灶中黄土_{三钱}

【十一诊】二十三日

虚羸渐复,赤白渐净,宫癌不复坠出阴道口,污水止。

方用:茅山苍术_{三钱}　潞党参_{五钱}　当归_{五钱}　阿胶_{三钱}　线鱼胶_{三钱}龟板胶_{二钱}　麋角胶_{二钱}　象皮_{五钱}　石榴皮_{二钱}　菟丝子_{三钱}　灶中黄土_{三钱}

【十二诊】二十六日

方用:茅山苍术三钱　潞党参五钱　当归五钱　阿胶三钱　线鱼胶二钱龟板胶二钱　象皮四钱　熟地黄五钱　山茱萸二钱　酸枣仁二钱　南枣、桂圆、荔枝各五枚

【十三诊】二十八日

方用:茅山苍术三钱　潞党参三钱　阿胶五钱　线鱼胶二钱　龟板胶二钱象皮四钱　熟地黄五钱　牡蛎五钱　女贞子三钱　南枣、桂圆、荔枝各五枚

【十四诊】三月二日

赤白沃已净,子宫安,绝伤续。

方用:茅山苍术三钱　阿胶五钱　线鱼胶二钱　龟板胶二钱　象皮四钱熟地黄五钱　仙鹤草三钱　旱莲草三钱　酸枣仁三钱　南枣、桂圆、荔枝各五枚

【十五诊】四日

方用:茅山苍术三钱　阿胶五钱　线鱼胶二钱　龟板胶二钱　象皮四钱熟地黄五钱　仙鹤草二钱　乌贼骨五钱　肉苁蓉二钱　酸枣仁三钱　南枣、桂圆、荔枝各五枚

【十六诊】六日

大便实,饮食增,肌肉肥健,轻身健行。

方用:茅山苍术五钱　阿胶五钱　线鱼胶二钱　麋角胶二钱　象皮四钱熟地黄五钱　乌贼骨五钱　千年白二钱　四川藁本二钱　南枣、桂圆、荔枝各五枚

【十七诊】八日

病人云已痊愈,服此方后,不再来诊可乎? 师曰:可。

方用:茅山苍术五钱　阿胶三钱　线鱼胶二钱　龟板胶二钱　麋角胶二钱　熟地黄五钱　乌贼骨五钱　白芷二钱　黄芪四钱　南枣、桂圆、荔枝各五枚

附明白丸方《存心堂集验方》　治妇人阴蚀恶疮败疽,赤白沃漏下。解

毒气。利精神。

明矾　白及

上药等分,分别为末,称准合匀,炼蜜为丸,如黄豆大,即"明白丸"也。每日食前服一丸,病重者酌加,嚼化白开水送下。

◎ 胡永泉肝癌腹水一案

浙江绍兴人胡永泉君,年六十岁,为新丰印染厂工人,现住上海市榆林区通北路二百四十三号。据其四小姐兰珍述云:于一九五二年五月起病,初以腹大为发胖,继而渐感胀满不安。至一九五三年二月十八日入上海时疫医院,号数六二三,延至五月二十三日出院,由长阳路五六六号上海绸布精炼厂工人胡为仁介绍,求夫子诊治,出示病历单云:"腹部膨胀三四月,腹内疼痛兼有咳嗽,饮食不下,大便每天有,最近一月加重。"入院检查其原"腹水"原因待查。

其检验报告书自二月十八日起至三月三日止共十二张从略。

三月三日,同济医院内科意见;依照病历及化验经过,可能诊断有二:

1. Lennec Cirrhosis? (雷内克氏肝硬变)

2. Ca. of Liver? (肝癌肿)

建议:

1. 用 Trocor(套针)将腹水完全放出决定渗出液抑 bausudt,且着仔细检查腹部有无异物,肝脾仔细检查。

2. 肝脏活体检查。

3. 无转院必要。

三月六日,上海市人民政府卫生局卫生试验所检验报告书 检查物:腹水。目的:培养。结果:涂片无细菌检出;培养无细菌生长。

三月九日,上海市人民政府卫生局上海镭锭治疗院病理科病理组织检查报告书 标本种类:腹水。临床诊断:肝硬变,肝癌肿。肉眼检查:约十五毫升胸水。显微镜检查:在腹水沉淀中见许多红血球和少数白血球及单核细胞,未见癌细胞。诊断:在腹水沉淀中未找见癌细胞。

三月三十一日,今早鼻出血,其余均好。

四月八日,腹胀增重,小便少。

四月十一日,下午腹痛,小便少,腿痛。据云十日注射汞撒利,小便没有见多。

四月十三日,会诊。请求外科会诊　病人姓名胡永泉,性别男,年龄六十,住院号数六二三,病室一床号二十五。诊断:肝硬变。病史摘要:自觉腹部膨胀,已有三四月。检查摘要:该病者腹部膨大有水,拟请贵科会诊,是否可作脾脏静脉吻合术,请给指示。

四月十四日,鼻子出血。

会诊结果记录　治疗意见:与二十六床进行同样手续后,再行决定治疗方针。

四月十六日,上午九时放腹水六百毫升,水红混浊。

四月十七日,下午五时吃过晚饭后,忽然吐出三口血丝,夜间双腿麻得利害,妨碍睡眠。

四月十八日,今日吐血停止,腹胀,气急,脚麻。

四月十九日,小便少,腹胀。

四月二十日,腹胀增加,呼吸不爽,大小便均少。

四月二十一日,小便少,腹胀,舌被胎。

上海市人民政府卫生局上海镭锭治疗院病理科病理组织检验报告书　标本种类:腹水。临床诊断:肝硬化或可能癌肿。肉眼检查:约十毫升淡黄色液。显微镜检查:在沉淀中见许多红血球和少数单核细胞及白血球,未见癌细胞。诊断:腹水中未找见癌细胞。

四月二十二日,上午十一时三十分吐血数口。

四月二十三日,昨日十二时以后一直到今日上午八时三十分,仍有一点一点的吐出。小便少,不思饮食,舌被黄厚胎,腹胀甚不可忍,包皮亦水肿。下午自上午服汞撒利后,小便很多。

四月二十四日,腹胀,其他无症状。

四月二十六日,肚皮胀痛,夜不能睡,小便极少,头晕。

四月二十九日,腹部很膨胀,很大,小便很少,脚麻。下午三时五十分心闷难过难忍。

四月三十日,昨夜大便,小便很多。下午小便又少,胸闷……

五月三日,右脚发麻。

五月四日,腿麻好点,有知觉,脚不肿。

五月五日,填写上海时疫医院附设常年医院志愿书。

立志愿书人胡永泉,今因身患外症,势甚剧烈,非用手术难以收效。特请医师施用手术割治。倘有意外不测等情,各听天命,决无反悔异言,恐后无凭,立此存照。立志愿书人胡永泉。家属胡大鑫。

证人(未填)

一九五三年五月五日

五月十一日,腰部很胀。九时放腹水二千毫升,红色,混浊,送镭锭医院检查。再度填写手术志愿书。

立志愿书人胡永泉,兹因本人(未填)/亲属(未填)患(未填)病,经贵院医师详细诊查结果,认为有施行手术治疗之必要。施行手术时并须应用局部或全身麻醉术,且对该治疗上不能预定之一切意外,业经详加说明,聆悉无误。自愿冒一切危险,恳求贵院医师施行手术。如有意外发生,与医院暨医师无涉,决不提起损害赔偿以及其他一切诉讼上之请求。保证人负责保证一切。恐后无凭,立此为证。

此致

上海时疫医院　立志愿书人胡永泉

保证人冯芝芳 + 与病人之关系夫妇

公元一九五三年五月十一日

放腹水二千毫升,红色,混浊,送镭锭医院检查。

五月十四日,鼻子今又出血。

上海市人民政府卫生局上海镭锭治疗院病理科病理组织检查报告书　标本种类:腹水。临床诊断:肝硬化、肝癌?肉眼检查:约三十毫升淡黄色液,有血色沉淀。显微镜检查证。诊断:腹水内未找见癌细胞。

五月二十三日　肝硬化,腹水结果:恶化。

本病人经过各种检查及腹水情形很可能为癌肿,惟尚缺绝对证据耳。按照病情有增无减,无甚希望,内科亦无较好办法,故嘱及时回家休养,腹水过胀时,来门诊放水。

出院。

【初诊】一九五三年五月二十四日

据云三度放水,水色皆红,今检腹部隆起如抱瓮,右侧疼痛拒按,面目四肢浮肿,气急喘满,呻吟无一息之停,脉细劲,舌光赤。知饥能食,食即胀满。

方用:白商陆五钱　白芍药五钱　生地榆五钱　生蒲黄五钱　金丝草五钱　茭白子五钱　狼毒三钱(炙香)　海藻四钱　甘遂二钱　大戟二钱　续随子四钱

另用:九龙丹如豌豆大者四枚,每服二枚,嚼化白汤送下,上下午各一服。

【二诊】二十五日

腹右痛减。

方用:白商陆五钱　白芍药五钱　生地榆五钱　生蒲黄五钱　茭白子五钱　金丝草五钱　狼毒二钱(炙香)　海藻四钱　甘遂二钱　大戟二钱　续随子四钱

另用:九龙丹,服如昨法。

【三诊】二十六日

腹右痛止。

方用:白商陆五钱　白芍药三钱　生地榆五钱　生蒲黄五钱　金丝草五钱　茭白子五钱　海藻四钱　甘遂二钱　大戟三钱　续随子四钱　葶苈四钱

另用:九龙丹,服如昨法。

【四诊】二十七日

溺渐淡渐利。

方用:白商陆五钱　白芍药三钱　生蒲黄五钱　金丝草五钱　茭白子五钱　甘遂二钱　大戟三钱　续随子四钱　葶苈四钱　海藻四钱　泽兰三钱

另用九龙丹,服如昨法。

【五诊】二十九日

大腹水胀,渐松渐减。

方用:白商陆五钱　生蒲黄五钱　金丝草五钱　甘遂二钱　大戟三钱　茭白子五钱　续随子四钱　葶苈四钱　海藻四钱　泽兰三钱　龙须草三钱

另用:九龙丹,服如昨法。

【六诊】三十一日

喘平,息和,肿胀更消。

方用:白商陆四钱　金丝草五钱　甘遂二钱　大戟三钱　续随子四钱　茭白子四钱　菴蔺子三钱　海藻二钱　昆布二钱　泽兰二钱　郁李仁三钱

另用:九龙丹,服如昨法。

【七诊】六月三日

病退善食。

方用:白商陆四钱　甘遂二钱　大戟二钱　续随子三钱　海藻二钱　昆布二钱　茭白子五钱　鬼臼四钱　郁李仁三钱　大腹皮三钱　红枣二枚

另用:九龙丹,服如昨法。

【八诊】六日

方用:白商陆四钱　续随子四钱　海藻二钱　昆布二钱　枣儿槟榔四钱　鸡内金四钱　山楂核四钱　橘核四钱　郁李仁五钱　枳实四钱　赤豆五钱　红枣五枚

另用:九龙丹,服如前法。

【九诊】九日

方用:白商陆四钱　大戟三钱　续随子四钱　海藻二钱　昆布二钱　鳖甲四钱　鬼臼四钱　赤豆五钱　瘪竹五钱　郁李仁三钱　枳实四钱　红枣七枚

另用:九龙丹,服如前法。

【十诊】十二日

方用:白商陆五钱　续随子四钱　鳖甲四钱　苡仁五钱　瘪竹五钱　赤

豆_{五钱}　郁李仁_{三钱}　枳实_{三钱}　海藻_{二钱}　昆布_{二钱}　通草_{二钱}　红枣_{七枚}

另用：九龙丹，服如前法。

【十一诊】十六日

方用：白商陆_{五钱}　续随子_{四钱}　鳖甲_{五钱}　瘪竹_{五钱}　赤豆_{五钱}　泽兰_{二钱}　郁李仁_{三钱}　枳实_{三钱}　苡仁_{五钱}　海藻_{二钱}　昆布_{二钱}　红枣_{九枚}

另用：九龙丹如碗豆大者二枚，每服一枚，嚼化白汤送下，上午下午各一服。

【十二诊】二十日

大腹水胀，四肢面目浮肿，均已全消；两足尚麻木。

方用：鳖甲_{一两}　苡仁_{一两}　豆黄卷_{一两}　赤豆_{五钱}　续随子_{四钱}　葶苈子_{二钱}　泽兰_{四钱}　海藻_{二钱}　昆布_{二钱}　木瓜_{五钱}　郁李仁_{四钱}　红枣_{九枚}

另用：九龙丹，服如前法。

【十三诊】二十五日

方用：鳖甲_{一两}　苡仁_{一两}　豆卷_{一两}　赤豆_{五钱}　茯苓_{三钱}　桑枝_{四钱}　海藻_{二钱}　昆布_{二钱}　木瓜_{五钱}　郁李仁_{四钱}　红枣_{九枚}

另用：九龙丹如豌豆大者一枚，嚼化白汤送下，午前服。

【十四诊】三十日

昨日初吃番茄，腹又微胀，面又微浮。防其翻病难治。

方用：鳖甲_{一两}　苡仁_{一两}　赤豆_{五钱}　枳实_{四钱}　葶苈_{二钱}　甘遂_{二钱}　大戟_{二钱}　葫芦瓢_{五钱}　白丑_{三钱}　郁李仁_{五钱}

另用：巴豆五物丸如豌豆大者二枚，每服一枚嚼化，白汤送下，上午下午各一服。

【十五诊】七月一日

腹胀消，面肿退。

方用：鳖甲_{一两}　苡仁_{一两}　豆卷_{一两}　茯苓皮_{一两}　枳实_{四钱}　葶

苈三钱　甘遂二钱　大戟三钱　黑丑三钱　郁李仁五钱

另用:巴豆五物丸如豌豆大者一枚,嚼化白汤送下,午前服。

【十六诊】二日

腹未安。

方用:鳖甲一两　苡仁一两　茯苓皮一两　枳实五钱　葶苈四钱　甘遂二钱　大戟二钱　黑丑三钱　白丑三钱　槟榔四钱　郁李仁五钱

另用:巴豆五物丸,服如前法。

【十七诊】四日

腹已安。

方用:鳖甲一两　苡仁一两　茯苓皮一两　枳实三钱　甘遂一钱　大戟一钱　黑丑一钱　白丑二钱　芜荑二钱　郁李仁三钱

另用:巴豆五物丸,服如前法。

【十八诊】七日

方用:鳖甲一两　苡仁一两　茯苓皮一两　枳实三钱　甘遂一钱　大戟一钱　赤豆五钱　泽兰三钱　人参叶四钱　芜荑二钱　郁李仁三钱

另用:巴豆五物丸如绿豆大者一枚,服如前法。

【十九诊】十日

肿胀痊愈,惟腿胫间,尚微有挛急之小苦而已。

方用:鳖甲一两　薏苡仁一两　豆卷五钱　木瓜三钱　人参叶四钱　芜荑三钱　鲜贯众四钱　蚕砂四钱　通草三钱　红枣五枚

【二十诊】十五日

方用:鳖甲一两　苡仁一两　人参叶四钱　瘪竹五钱　稻根五钱　小麦五钱　黄芪四钱　芜荑二钱　通草二钱　红枣四枚

附九龙丹方《外科正宗》　治鱼口,便毒,骑马痈,横痃,初起未成脓者。

儿茶　血竭　乳香　没药　木香　巴豆不去油

上药各等分,为末,生蜜调成一块,瓷盒盛之。旋丸寒豆大,每服九丸，空心热酒一杯送下。行四五次，方吃稀粥。肿甚者，间日再用一服，自消。

　　附巴豆五物丸方《存心堂集验方》　治癥瘕积聚，痞结大坚，心腹痛，留饮痰癖，大腹水胀，面目四肢浮肿，妇人血结月闭，下恶物。

　　巴豆二两，去皮心，熬勿黑，别研如脂　　杏仁一两，去皮尖，别研如脂　　续随子一两，去壳取色白者，别研如泥　　商陆一两　　桔梗二两

　　上药各须精新，先捣桔梗、商陆为细末。将巴豆、杏仁、续随子合匀，又捣二千杵。蜜和丸，如绿豆大。即"巴豆五物丸"也。密器中贮之，莫令泄气。未食服二丸，日二，白汤下。病重者服三丸四丸，长将息服一丸。取去病根，大良。

◎ 滕有亮妻王银弟亚急性细菌性心内膜炎一案

滕有亮君，江都县丁沟区人，现住上海市闸北区共和新路光大里八十一号。为铁路管理局机务段工人。其妻王银弟女士。病久且危。由周元椿医师介绍，乃求治于夫子。当于一九五五年五月二日半夜十一时往救。

同济大学医学院附属同济医院病情证明书

病人姓名王银弟

性别女

年龄四十一岁

住院号四二九八二

不规则发热四个月。入院经检查系黄金色葡萄状球菌所致之亚急性细菌性心内膜炎。经用青霉素、链霉素治疗无效。改用金霉素后，有好转趋势。但以消化道反应过重，不能再服。故请能协助购买金霉素注射剂，以利病情。

一九五五年四月二十二日

【初诊】一九五五年五月二日

寒热往来，数月不休。热时溲溺短涩，甚至癃闭，肤因之而胀，腹因之而满。寒时手足厥逆，甚至麻木，麻至胸中，则忽忽不知人，必汗出麻退而始苏。舌上无胎，脉象浮溢，若泛泛乎而有余。

方用：茯苓皮五钱　大腹皮五钱　生姜皮五钱　桑白皮五钱　天仙藤三钱　牵牛子三钱　葶苈三钱　商陆三钱　郁李仁三钱　桂枝二钱　槐枝二钱　梅枝二钱　柳枝二钱　桃枝二钱　李枝二钱　杏枝二钱　桑枝二钱

【二诊】三日

服前方甚安吉。昨因深夜就近在任益和配药，无李枝、杏枝。今日连一剂。往老闸区胡庆余堂照原方配出，如昨法煎服。

【三诊】四日

麻木已退，不复昏迷，癃闭已利，不复肿满，寒热亦不复发。防其余疾未了,嘱其照原方再配两个半剂,分两天煎服。

【四诊】六日

今诊脉象沉迟,身凉自汗,与三日前如出两人。虽诸症皆已解除,而阳气式微,大有虚脱之虑。培元固本,又为当务之急焉。

方用:黄附块五钱　潞党参五钱　黄芪五钱　茯神四钱　枣仁三钱干姜二钱　安南肉桂一钱　甘草一钱　生白术四钱　川花椒一钱

【五诊】八日

服前方两剂,已稳定。

方用:黄附块五钱　潞党参五钱　黄芪五钱　茯神四钱　枣仁三钱干姜二钱　安南肉桂一钱　甘草一钱　葡萄干四钱　大红枣七枚

【六诊】十日

汗止身和,头尚微眩,心尚微悸。

方用:黄附块五钱　潞党参五钱　黄芪五钱　云母石四钱　干姜一钱枸杞子三钱　安南肉桂一钱　当归三钱　葡萄干四钱　大红枣七枚

【七诊】十二日

眠食渐安。

方用:黄附块五钱　潞党参五钱　黄芪五钱　当归三钱　云母石五钱枸杞子三钱　安南肉桂一钱　甘草一钱　葡萄干四钱　红枣七枚

【八诊】十四日

头不眩,心不悸。昨日吃精肉炖汤佐餐,颇安适。不能坐,更不能起立。嘱其节饮食,毋求饱。

方用:黄附块五钱　潞党参五钱　黄芪五钱　当归三钱　枸杞子三钱黄精四钱　安南肉桂一钱　甘草一钱　葡萄干四钱　红枣七枚

【九诊】十七日

略能坐,尚不能起立,音声渐壮。

方用:黄附块五钱　潞党参五钱　黄芪五钱　山药五钱　安南肉桂一钱菟丝子四钱　龙须草三钱　黄精四钱　甘草一钱　葡萄干四钱　红枣七枚

【十诊】二十日

方用:黄附块五钱　潞党参五钱　龙须草三钱　安南肉桂一钱　冬虫夏草一钱　甘草一钱　覆盆子四钱　菟丝子四钱　枸杞子三钱　杜仲三钱　葡萄干四钱　红枣七枚

【十一诊】二十二日

昨日吃干饭,受寒邪,腹痛呕吐。

方用:生姜三钱　生卷朴三钱　麦芽三钱　神曲三钱　山楂三钱　山奈三钱　安南肉桂一钱　吴萸一钱　甘草一钱　龙须草三钱　茯苓三钱

【十二诊】二十三日

腹痛止,呕吐平,胸尚闷。

方用:生姜三钱　生卷朴三钱　陈皮二钱　半夏三钱　茯苓四钱　安南肉桂一钱　吴萸一钱　龙须草三钱　甘草一钱

【十三诊】二十四日

渐能纳食。

方用:生白术三钱　茯苓三钱　陈皮三钱　半夏三钱　白豆蔻二钱　砂仁三钱　藿香三钱　安南肉桂一钱　甘草一钱　红枣四枚

【十四诊】二十六日

方用:潞党参四钱　生白术三钱　茯苓三钱　黄芪三钱　陈皮三钱　半夏三钱　砂仁三钱　白豆蔻二钱　安南肉桂一钱　甘草一钱　红枣五枚

【十五诊】二十八日

方用:潞党参四钱　生白术三钱　茯苓三钱　黄芪三钱　陈皮三钱　砂仁三钱　山药五钱　芡实五钱　甘草一钱　安南肉桂一钱　红枣六枚

【十六诊】三十日

已能起立,惟行动无力,东倒西歪耳。

方用:潞党参五钱　黄芪五钱　茯苓四钱　生白术三钱　莲子三钱　薏苡五钱　山药五钱　芡实四钱　安南肉桂一钱　甘草一钱　红枣七枚

【十七诊】六月一日

方用:潞党参五钱　黄芪五钱　茯苓四钱　生白术三钱　山药五钱　莲

子三钱　芡实三钱　砂仁三钱　菟丝子三钱　覆盆子三钱　安南肉桂一钱
冬虫夏草二钱　甘草一钱

【十八诊】三日

小便不利,腹中微急。

方用:潞党参五钱　黄芪五钱　茯苓四钱　生白术三钱　车前子三钱
菟丝子三钱　覆盆子三钱　楮实子三钱　泽泻三钱　安南肉桂一钱　冬虫
夏草二钱　甘草一钱

【十九诊】五日

小便利,腹中和,胃纳正常。

方用:潞党参五钱　黄芪五钱　茯苓四钱　生白术四钱　菟丝子三钱
覆盆子三钱　楮实子三钱　砂仁三钱　安南肉桂一钱　冬虫夏草二钱　甘
草一钱

【二十诊】八日

方用:潞党参五钱　黄芪五钱　茯苓五钱　枣仁五钱　熟地黄五钱　菟
丝子三钱　覆盆子三钱　楮实子三钱　砂仁三钱　安南肉桂一钱　冬虫夏
草二钱　甘草一钱

【二十一诊】十二日

据滕君云:前日赴铁路医院检查,心内膜炎已痊愈,可否停药?夫
子曰:今日所处方,连服五剂,停药可也。

方用:潞党参五钱　黄芪五钱　熟地黄五钱　山茱萸三钱　山药五钱
菟丝子三钱　覆盆子三钱　楮实子三钱　黄精五钱　葡萄干四钱　枸杞
子三钱　冬虫夏草二钱

◎ 朱泉英结核性腹膜炎一案

朱泉英女士,年三十四岁,江苏省上海县人,为池铁民君之妻,住上海市北站区苏州北路五百二十巷德安里五十三号。近病痛厥,于一九五三年一月三十一日,昏厥不复醒,其夫池君命人舁之前来求治,其女尾随,载行载哭,抵诊所围而观者甚众,池君连呼曰:"死定了,怎么办?"夫子诊其脉动而数,曰:"动则为痛,弦则为实。"急命灌服大走马丸一粒,入腹后,需鸣而苏。

附大走马丸方《存心堂集验方》 治心腹痛如刀割,坚满拒按,大便不通,气急口噤,停尸卒死者。并治大腹水胀,身面浮肿,气急喘满,不可终日者。通治中恶客忤飞尸鬼惊病。

原巴豆_{六十枚,去壳隔心皮,熬令黄,勿枯焦,另研如脂}　生狼毒_{一两,炙香,另研细末}
杏仁_{六十枚,去皮尖,另研如脂}

上三味,合治一千杵,蜜和丸。瓷器密藏,勿令泄气。即"走马丸"也。用时量病轻重,以为大小。孕妇不忌。自梁陶弘景于巴豆条下嵌入墨书"烂胎"二字,后世女科书籍,莫不列为禁品,虽遇中恶客忤,亦不敢投,不知以为坐药则烂胎,以为汤丸则不烂胎也。

【初诊】一九五三年一月三十一日
怒则气上,腹胀胸满,痛极昏迷不知人,喉中痰鸣,《素问》所谓"薄厥"也。目张不可以视,口闭不可以语;脉动而弦,大便数日不行,当以温药下之。

方用:海南槟榔_{四钱}　枣儿槟榔_{四钱}　鸡心槟榔_{四钱}　安南肉桂_{一钱}　沉香_{一钱}　甘遂_{一钱}　吴萸_{一钱}　菖蒲_{二钱}　九香虫_{一钱}　木香_{一钱}
玄明粉_{二钱}　生大黄_{二钱}

另用:大走马丸二粒分二服。

【二诊】二月一日

大便行，不复厥。

方用：海南槟榔四钱　枣儿槟榔四钱　鸡心槟榔四钱　安南肉桂一钱　沉香一钱　枳实二钱　菖蒲二钱　九香虫一钱　木香一钱　玄明粉一钱　生大黄一钱

另用：大走马丸一粒作一服。

【三诊】二日

大便溏薄。

方用：海南槟榔四钱　枣儿槟榔四钱　鸡心槟榔四钱　安南肉桂一钱　沉香一钱　山奈二钱　菖蒲二钱　九香虫一钱　木香一钱　佛手二钱　香橼二钱　生大黄一钱

另用：大走马丸一粒分两服。

【四诊】四日

三焦渐和，九窍渐利；目睛活，音声出。

方用：海南槟榔三钱　枣儿槟榔三钱　鸡心槟榔三钱　安南肉桂一钱　沉香一钱　九香虫一钱　木香一钱　桔梗三钱　枳实二钱　大黄七分(酒制)

【五诊】六日

方用：海南槟榔三钱　枣儿槟榔三钱　鸡心槟榔三钱　安南肉桂一钱　沉香一钱　九香虫一钱　木香一钱　香附子三钱　苏梗二钱　青皮二钱　大黄四分酒制

【六诊】八日

方用：海南槟榔三钱　枣儿槟榔三钱　鸡心槟榔三钱　安南肉桂一钱　沉香一钱　九香虫一钱　木香一钱　香附子一钱　腊梅花三钱

【七诊】十日

因事微动怒，腹又胀痛，按之作水浪声，食难，眠难。

方用：海南槟榔四钱　枣儿槟榔四钱　鸡心槟榔四钱　安南肉桂一钱　甘遂一钱　大戟一钱　半夏二钱　枳实二钱　大黄二钱酒制　郁李仁四钱

另用：大走马丸一粒作一服。

【八诊】十二日

方用:海南槟榔四钱　枣儿槟榔四钱　鸡心槟榔四钱　安南肉桂一钱 甘遂一钱　青皮二钱　延胡索三钱　枳实二钱　大黄二钱酒制　郁李仁四钱

另用:大走马丸一粒作一服。

【九诊】十四日

其里气,里血,里痰水,里饮食,诸癥瘕积聚,自是渐除。

方用:海南槟榔四钱　枣儿槟榔四钱　安南肉桂一钱　甘遂一钱　公 丁香二钱　母丁香二钱　荜茇二钱　枳实二钱　大黄一钱　甘草一钱

另用:大走马丸一粒分两服。

【十诊】十六日

方用:海南槟榔四钱　枣儿槟榔四钱　鸡心槟榔三钱　安南肉桂一钱 甘遂一钱　公丁香二钱　母丁香二钱　枳实二钱　大黄六分　甘草六分

【十一诊】十九日

方用:海南槟榔三钱　枣儿槟榔三钱　鸡心槟榔三钱　安南肉桂一钱 大茴香二钱　小茴香二钱　橘核五钱　枳实二钱　大黄四分　甘草四分

【十二诊】二十二日

病仅小腹坚满而已。

方用:海南槟榔三钱　枣儿槟榔三钱　鸡心槟榔三钱　安南肉桂一钱 大茴香二钱　小茴香二钱　橘核五钱　查核五钱　楝核三钱　九香虫二钱

【十三诊】二十五日

方用:海南槟榔三钱　枣儿槟榔三钱　鸡心槟榔三钱　安南肉桂一钱 淡肉苁蓉二钱　吴茱萸一钱　橘核五钱　查核五钱　楝核三钱　荔枝核四钱 九香虫二钱

【十四诊】三月一日

方用:枣儿槟榔三钱　鸡心槟榔三钱　安南肉桂一钱　淡肉苁蓉二钱 吴茱萸一钱　橘核五钱　查核五钱　蜣螂二钱　九香虫二钱

【十五诊】五日

大便正常,小腹柔和。

方用:枣儿槟榔四钱　淡肉苁蓉二钱　吴茱萸一钱　草果一钱　荜茇一钱
当归三钱　茯苓三钱　潞党参三钱　蚕螂一钱　九香虫一钱

【十六诊】九日

方用:淡肉苁蓉二钱　当归三钱　潞党参三钱　茯苓三钱　陈皮三钱
制半夏三钱　砂仁二钱　芜荑二钱　蚕螂一钱　九香虫一钱

【十七诊】十三日

已能操作饮食,行动如常人。

方用:淡肉苁蓉二钱　当归三钱　潞党参三钱　茯苓三钱　枣仁三钱
枸杞子二钱　黄附块四钱　芜荑一钱　蚕螂一钱　九香虫一钱

朱病既愈,池君出示笔记经过一则,兹照录于后:

——病症情况:病人在一九五三年一月二十日,初起时,觉得小腹部胀,而稍觉痛。至一月二十五日腹痛加剧,至市立第一人民医院挂急诊,急诊号码第二六九八九六号,由内科医师诊治,未能确定是何病症,后由妇科徐玉田医师诊断为结核性腹膜炎,恐已生水,须住院医治。并声称住院对病症并没有把握医好,当时因经济困难,未住院。延至当月二十七日,病人又胀痛,不能支持,再往该院挂急诊号,这次由妇科蔡桂茹医师诊治,也断定为结核性腹膜炎,表示无办法可医治。后经家属要求住院,该蔡医师表示家属既要申请住院,不妨试试看。并一再表示病人是没有医好的希望。住院手续办妥,即住该院三等病室,负责医师仍为徐玉田,住了三天,只吃些止痛药片,注射了止痛针,并抽了一次腹水去化验,徐医师也几次表示无办法。第三天下午移住四等妇科病室,由蔡桂茹负责,也只是吃些止痛药片之类,还没有医治的方法。后经家属再三追问,方据蔡桂茹说:此病很少发生,本院的主任医师,表示最好能剖腹来研究一下,到底是何病。后来家属问他:动手术是否可以医好呢? 蔡医师说:此病是没有办法治的,剖腹也并无希望,不过我们可以明了是何病症而已。家属听说动手术既无补于病症,即表示愿出院去,再想其他办法来医治。出院后第二天,病势转危,病人曾腹痛昏厥几次,急由友人介绍至老闸区南京东路保安坊内刘民叔中医师处去诊治,共吃了四十五帖中药,现已全部痊愈了。

我们经过了以上的事实,觉得于现在一般理论上,说西医比中医科学准确,可是事实上西医没有办法医治的病,中医医好了! 这是甚么原因呢? 故特将事实记出,以供各界参考。

病人朱泉英　家属池铁民记

一九五三年四月一日

◎ 陈左荣妻夏厚囡渗出性肋膜炎一案

　　浙江省海盐县太平乡大唐村第二组农民陈左荣君之妻夏厚囡女士,现年三十一岁,病单腹胀已久,夫妻相偕来沪,暂寓常熟区大木桥徐家汇路第九一四号。于一九五三年十月二十九日求治于南市九亩地青莲街宝源里一号中医师黄宝成处,其方案云:"单腹胀,肚现青筋,咳呛有时而呕,大小便俱少,肚脐已平,病不易治,先拟疏肝健脾除胀。酒芍三钱　生於术三钱　柴胡二钱　广皮二钱　川朴二钱　生鸡内金三钱　猪苓三钱　车前子三钱　炒莱菔子三钱　青皮三钱　绿萼梅二钱　杏仁三钱"。三十一日再诊,仍服原方。后于十一月四日,赴淮海中路九九〇号虹桥疗养院经X光检查,其第〇五四九四七号证明书诊断为"渗出性肋膜炎"。次日即求治于夫子,连处八方,凡半月而痊愈。

　　【初诊】一九五三年十一月五日

　　大腹水胀,青筋怒张,脐平不凹,势且凸出。咳逆上气,胸满喘呕,脉沉弦而迟,当用温药下之。

　　方用:商陆五钱　甘遂三钱　大戟三钱　葶苈子四钱　鬼箭羽三钱　鬼臼五钱　狼毒二钱　枳实四钱　郁李仁五钱　原巴豆四钱　黄附块五钱

　　【二诊】七日

　　胀随泻减。

　　方用:商陆五钱　甘遂三钱　大戟三钱　葶苈子四钱　鬼箭羽三钱　鬼臼五钱　狼毒二钱　枣儿槟榔五钱　郁李仁五钱　原巴豆四钱　黄附块五钱

　　【三诊】九日

　　方用:商陆五钱　甘遂三钱　大戟三钱　葶苈子四钱　鬼箭羽三钱　葶苈四钱　狼毒二钱　厚朴三钱　郁李仁五钱　原巴豆四钱　黄附块五钱

　　【四诊】十一日

　　方用:商陆五钱　甘遂三钱　大戟三钱　葶苈子四钱　鬼箭羽三钱　牵牛子五钱　狼毒二钱　蛴螬二钱　郁李仁五钱　原巴豆四钱　黄附块五钱

【五诊】十三日

连日吐泻,诸症皆平。

方用:人参叶三钱　黄芪三钱　茯苓五钱　厚朴三钱　陈皮三钱　草果一钱　甘草一钱　黄附块五钱　安南肉桂一钱　生白术三钱

【六诊】十五日

饮食渐安。

方用:人参叶四钱　黄芪四钱　茯苓四钱　潞党参三钱　陈皮三钱　砂仁二钱　木香一钱　甘草一钱　黄附块五钱　安南肉桂一钱　生白术三钱

【七诊】十七日

方用:人参叶四钱　黄芪四钱　茯苓四钱　潞党参三钱　陈皮三钱　母丁香一钱　甘草一钱　黄附块五钱　安南肉桂一钱　生白术三钱　糯稻根五钱

【八诊】十九日

方用:人参叶四钱　黄芪四钱　茯苓四钱　潞党参三钱　陈皮三钱　红豆蔻三钱　草豆蔻三钱　白豆蔻二钱　甘草一钱　黄附块五钱　生白术三钱

定于后日返乡。

◎ 李爱媚子张济新大脑炎一案

一九五三年四月四日上午九时，有住在上海市新成区成都北路四十七巷四号张富才之妻李爱媚女士，抱其幼子张济新前来求夫子诊治，夫子诊其脉瞥瞥如羹上肥，曰：此"柔痉"也。惟病久阳微，虚羸少气，且已昏迷不省人事，危险万分，当先从保元为入手之调治。

【初诊】一九五三年四月四日

方用：黄附块四钱　潞党参三钱　黄芪三钱　茯神三钱　酸枣仁二钱　生白术三钱　安南肉桂八分　广陈皮二钱　甘草一钱

【二诊】六日

方用：黄附块四钱　潞党参三钱　黄芪三钱　茯神三钱　酸枣仁二钱　露蜂房一钱　蛇蜕二钱　蚱蝉二钱　干地黄三钱　甘草一钱

【三诊】八日

方用：黄附块四钱　潞党参三钱　茯神三钱　露蜂房一钱　蛇蜕二钱　蚱蝉二钱　淡全蝎一钱　白僵蚕二钱　干地黄三钱　甘草一钱

【四诊】十一日

方用：黄附块四钱　潞党参三钱　茯神三钱　露蜂房二钱　蛇蜕二钱　蚱蝉二钱　淡全蝎二钱　白僵蚕二钱　干地黄三钱　龙胆草一钱　元参三钱

【五诊】十三日

方用：黄附块四钱　潞党参三钱　露蜂房二钱　蛇蜕二钱　蚱蝉二钱　蝉花二钱　淡全蝎二钱　龙胆草一钱　元参三钱　人参叶三钱　决明子四钱

【六诊】十五日

方用：黄附块四钱　潞党参三钱　露蜂房二钱　蛇蜕二钱　蝉花二钱　干地黄四钱　龙胆草一钱　人参叶三钱　决明子四钱　蒙花二钱　蕤核三钱

【七诊】十七日

方用：黄附块四钱　潞党参三钱　露蜂房二钱　蛇蜕二钱　蝉花三钱　干地黄四钱　龙胆草一钱　人参叶三钱　决明子三钱　蒙花二钱

【八诊】十八日

方用:黄附块四钱　潞党参三钱　当归头三钱　蛇蜕二钱　蝉花三钱　干地黄六钱　龙胆草二钱　人参叶三钱　云母石五钱　冬虫夏草一钱　决明子三钱

【九诊】二十一日

方用:黄附块四钱　潞党参三钱　当归头三钱　蚱蝉二钱　蝉花二钱　干地黄五钱　龙胆草二钱　人参叶四钱　苦参二钱　白敛二钱　冬虫夏草一钱

【十诊】二十三日

方用:黄附块四钱　潞党参三钱　蝉花二钱　干地黄五钱　枸杞子二钱　龙胆草二钱　人参叶四钱　苦参二钱　白敛二钱　冬虫夏草一钱　千年白一钱

【十一诊】二十五日

方用:黄附块四钱　潞党参三钱　干地黄五钱　枸杞子二钱　龙胆草二钱　人参叶三钱　冬虫夏草一钱　石钟乳四钱　菖蒲一钱　通草一钱　黄马铃一钱

【十二诊】二十七日

方用:黄附块四钱　潞党参三钱　干地黄四钱　枸杞子二钱　桑椹二钱　茯苓三钱　龙胆草一钱　冬虫夏草一钱　金丝草二钱　人参叶三钱

上"柔痓"一案,计十二方,共服药廿五剂。目复明,耳复聪,口复呷哑欲语,精神复其活泼,四体复其行动,可算痊愈矣。侍诊者为蔡岫青,并将张济新之母李爱媚女士所序述病情笔记附后:——

我儿张济新,三岁,于二月六日下午忽发寒热,七日上午即到南洋医院诊治,据医师诊断为小肺病,热度三十七度点八,当配了药水。到九日又去诊治,寒热并未退轻,乃配一点青霉素药片给我,并拍 X 光照片。到十一日又去诊治,寒热仍未退,服药片后要吐,医师乃打雷米风针(Remifon 异烟碱醯胖)。十二日因病未好转,又去看医师,仍打雷米风。到十三日上午可以看 X 光照片,据云:"在照片看来,肺部有病。"

在下午因病很重,沉沉昏睡,因再去看,据另一位吴医师说:"这小孩可能是脑膜炎,要抽脊水……"因无房间,所以仍回家。吴医师关照,雷米风暂停,当晚一夜噪闹,头痛非常利害。十四日上午七时去挂急诊,开了二等房间,医师来看说要抽脊水,后来仍未抽,当天下午七时,我就出院,连夜去请董庭瑶中医师诊治。据云:为"慢惊",尚未完全成功。遂开方,并叫我去买雷米风给他吃。当夜将药吃了一片半,十五日并服中药,到下午两时,小孩牙齿咬紧,手足抽搐,病势更重。我马上到宏仁医院诊治。据医生诊断:可能是脑膜炎,须要抽脊水。抽好后,他说:是大脑炎。我又当日到康家桥去请一个医生挑惊,他也说:已经无救。我无可奈何回家了。当晚十时去请打浦桥吴桂亭针科医师来家诊治,他说:此孩眼光已散,病势沉重,已经无望。当即打了两针,并命服"牛黄清心丸"。十六日仍请吴医师来治,又打两针。我因不放心,又请西医宋杰来诊。宋医师说:我也无办法,还是到南洋医院诊治好。十七日我又请吴医师来诊治,他亦不过打了两针,教用虾蟆同麝香覆按在肚皮上,一共用了四次。到二十一日因为无好转,我又到淮海路陈谟医师处诊治。他说此小孩已经没有希望。退还挂号金,不肯医治。我当天到天潼路去看陈永明医师。他用药命覆盖在脚上肚上。并未见效。到二十三日我又去复诊,他也说无办法,回绝了。陈医师并介绍到胶州路,胶州热病医院去诊治,据医师说:此病无好办法,还是打雷米风及青霉素。我一面打针,一面到古拔路去请一个医生挑惊。共挑了三天,也未有效。第四天,他又说用虾蟆麝香覆在肚上,就是这样拖延下去。我已经准备了小衣裳、鞋袜,以为他横竖不会好了,一直到四月四日,由成都北路六十五号王老太太介绍到刘民叔中医处求治。刘医师说:此小孩拖延日久,本元太虚,病属"柔痉",万分危险。不过还有一线希望,我当尽力为之诊治,要看他的本元是不是能够支持得牢,如果能够支持的话,病尚可愈。当即开方命服两帖,到六日又去复诊,仍服两帖,病势渐渐好转。到八日三诊,仍服两帖,病更减轻,能作啼哭,惟双目全然无光。我因自看病以来从无减轻,只有一天天加重,现在既然有了起色,就决意继续请刘医师诊治。双目也有重光可能。我心中也有了希望,从此专服中药。每隔一天去开方一次,不断医治。直到现在两目已能视物,精神已好,非常活泼,每天能吃三碗粥及牛乳饼干等食物,以后当能完全恢复健康了。

成都北路四十七巷四号病家张济新母李爱媚记

一九五三年四月二十三日

◎ 莫长发脑溢血一案

莫长发,男性,年五十八岁,江苏扬州人,为上海市老闸区宁波路四百三十巷一号钱江小学工友。于一九四九年十二月四日突然惊呼而厥,昏倒不省人事。延医急救,诊断为脑溢血。施治无效,认为绝望。至翌日夜十时,始由翁世娴、袁慰福两女教师邀师往治。师立即偕唐书麟往焉。

【初诊】一九四九年十二月五日

气为血之帅,气逆于上,血亦随之以俱逆。逆于颠顶,所谓厥颠疾也。烦躁气促,搐搦抽掣,挛急如角弓。防其升而不降,难于来苏。

方用:荆芥穗—两　白菊花—两　僵蚕三钱　蝉退三钱　蚯蚓三钱　全蝎二钱　蛴螬三钱　蜂房—钱五分　楝实三钱　柳枝—两

【二诊】六日上午八时

搐搦势缓,人未苏。

方用:荆芥穗—两　菊花—两　僵蚕三钱　蚯蚓三钱　蜂房二钱　蛇蜕二钱　水蛭二钱　虻虫三钱　楝实三钱　柳枝—两

【三诊】同日下午六时

搐搦渐平,略能识人,反发惊呼如狂。

方用:云母石—两　磁石—两　柳枝—两　僵蚕三钱　蜂房二钱　蛇蜕二钱　水蛭二钱　虻虫二钱　龙胆草二钱　礞石滚痰丸—两

【四诊】七日

惊呼平,神识清,搐搦抽掣全止,不复挛急,但又四肢垂曳不能动。

方用:云母石—两　磁石—两　龟板—两　鼠妇二钱　蜂房二钱　水蛭二钱　虻虫二钱　全蝎二钱　龙胆草二钱　礞石滚痰丸—两

【五诊】八日

四肢能动,大便未行。

方用:云母石—两　龟板—两　鳖甲—两　鼠妇二钱　蜂房二钱　水蛭二钱　虻虫二钱　大黄二钱　甘草—钱　礞石滚痰丸—两

【六诊】九日

大便数行,头痛止,四肢麻痹除,能起床行动。

方用:云母石一两　龟板一两　泽兰二钱　寒水石一两　水蛭二钱　虻虫二钱　龙胆草一钱　当归一钱　生白芍药二钱　礞石滚痰丸一两

【七诊】十日

昨日起床,今日劳作,此大误也。至希平心静卧,否则厥病必复。

方用:云母石一两　龟板一两　珍珠母一两　水蛭二钱　虻虫二钱　龙胆草一钱　胆南星一钱　灵仙一钱　秦艽二钱　当归龙荟丸五钱

【八诊】十一日

方用:云母石一两　龟板一两　珍珠母一两　水蛭二钱　虻虫二钱　珊瑚二钱　玳瑁二钱　赭石五钱　龙胆草一钱　当归龙荟丸五钱

【九诊】十三日

方用:云母石一两　龟板一两　石决明一两　水蛭二钱　虻虫二钱　珊瑚二钱　蜣螂二钱　连翘二钱　龙胆草一钱　当归龙荟丸二钱

【十诊】十四日

方用:云母石二两　生地黄四钱　水蛭二钱　虻虫二钱　鼠妇一钱　龙胆草一钱　凤尾草二钱　西藏红花一钱

【十一诊】十六日

黯色由鼻准开始四散。

方用:云母石二两　生地黄四钱　阿胶二钱　水蛭二钱　虻虫二钱　鼠妇一钱　龙胆草一钱　忍冬藤三钱　西藏红花一钱

【十二诊】十八日

方用:云母石二两　生地黄四钱　凌霄花三钱　水蛭一钱　虻虫一钱　蚯蚓二钱　龙胆草一钱　西藏红花一钱　阿胶二钱

【十三诊】二十一日

黯色退尽,容光焕发,气平血和,已经痊愈。

方用:知柏地黄丸,善后调理。

◎ 戴桂芳母赵氏脑充血一案

戴桂芳女士,南京人,工作于上海市卢湾区泰康路大众针厂,其母赵氏,年五十三岁,住静安区安南路小菜场三十八巷七号后楼。初病头痛、身痛,既而恶言如狂,终于昏迷不省人事。以其无力医药,故迟至十日后,始延夫子往诊。或曰"中风"。夫子曰:"否,此为'厥逆'。中风属气分,厥逆属血分。当名'血厥'。西医所云'脑充血',则近是也。若译脑充血为中风,则甚误矣。"

【初诊】一九五一年十二月二十九日

血逆于上,神明壅蔽,不能与人言,喉中雷鸣,九窍不利,四体不动,脉细数,目赤舌紫。

方用:菊花四钱　荆芥四钱　蜂房三钱　蚯蚓二钱　水蛭二钱　虻虫二钱　蛇蜕二钱　鼠妇二钱　礞石滚痰丸五钱

【二诊】三十一日

能言,不知所云,仅能知其呼叫头痛而已。

方用:菊花四钱　荆芥四钱　蜂房三钱　蚯蚓二钱　水蛭二钱　虻虫二钱　蛇蜕二钱　鼠妇二钱　礞石滚痰丸一两

【三诊】一九五二年一月三日

骂詈不避亲疏,关节酸肿挛疼。

方用:云母石五钱　寒水石五钱　郁金二钱　蜂房二钱　蚯蚓二钱　水蛭二钱　虻虫二钱　蛇蜕二钱　鼠妇二钱　礞石滚痰丸一两

【四诊】七日

大便行,头痛止,神识渐清,关节渐利。

方用:云母石五钱　寒水石五钱　桃仁二钱　蜂房二钱　蚯蚓二钱　虻虫二钱　蛇蜕二钱　鼠妇二钱　礞石滚痰丸一两

【五诊】十一日

能食能眠,语言謇涩,半身不遂。

方用:云母石五钱　寒水石五钱　桃仁二钱　红花二钱　蜂房二钱　蚯

蛴_{二钱} 水蛭_{二钱} 虻虫_{二钱} 蛇蜕_{三钱} 礞石滚痰丸_{一两}

【六诊】三月十四日

前方服五剂,已经十愈七八;无力医药,停治两月。

方用:云母石_{五钱} 寒水石_{五钱} 石南藤_{五钱} 桃枝_{二钱} 蜂房_{二钱}
水蛭_{二钱} 虻虫_{二钱} 蛇蜕_{二钱} 全蝎_{二钱} 礞石滚痰丸_{一两}

【七诊】十九日

右肢更遂,语言更清。

方用:当归_{四钱} 川芎䓖_{二钱} 川藁本_{二钱} 石南藤_{五钱} 蜂房_{二钱}
水蛭_{二钱} 虻虫_{二钱} 蛇蜕_{二钱} 全蝎_{二钱} 礞石滚痰丸_{一两}

◎ 李贤才血压高至二百二十度一案

李贤才君,年五十五岁,为江西省丰城县人。与乃兄量才经营丽华瓷业股份有限公司于上海市老闸区南京东路四百四十一号。家住武进路三八三号。据其笺述经过云:"我于一九五三年二月间,烦恼刺激,常患失眠,直到三月上旬,忽然左边头痛,至三月十一日,始就诊于武进路联合诊所,诊断为血压过高,血压纪录为二百,令服'络通片'Ruton。嗣后血压有增无减,乃投黄家路八十三号南市南洋医院诊治,斯时血压纪录竟高达二百二十。该院医师除令继续服用'络通片'之外,并用针药'安度同'Entodoh,隔日皮下注射一针。经过十天,头痛依旧。由钧祥、钜祥两侄于三月二十五日,陪同到你医师处诊治。"

【初诊】一九五三年二月廿五日

脉至如涌,头痛失眠,气血有升无降,上实下虚,防其暴厥。暴厥者,不知与人言。

方用:云母石一两　代赭石一两　菊花一两　天麻二钱　桑叶二钱　蚱蝉三钱　蚯蚓二钱　胆南星一钱　龙胆草一钱

【二诊】二十七日

颇能眠,头痛眩胀均已减轻;口仍苦,鼻仍麋。

方用:云母石一两　代赭石一两　菊花一两　桑叶二钱　蚱蝉三钱　蚯蚓二钱　蜂房二钱

【三诊】二十九日

方用:云母石一两　代赭石一两　陈铁落一两　菊花五钱　桑叶三钱　蚱蝉三钱　蜂房二钱　制军二钱　胆南星一钱　龙胆草一钱

【四诊】三十一日

气血已降,头脑清宁,睡眠安,酣声作。

方用:云母石一两　代赭石一两　陈铁落一两　菊花五钱　桑叶三钱　蚱蝉三钱　蟋蟀一钱　白蔹二钱　制军二钱　胆南星一钱　龙胆草一钱

【五诊】四月二日

　　方用:云母石一两　代赭石一两　陈铁落一两　菊花五钱　桑叶二钱
蚱蝉三钱　蜂房二钱　制军一钱　胆南星一钱　龙胆草一钱

◎ 濮秋丞夫妇血压高至二百三十度二案

濮秋丞,年八十三岁,为安徽芜湖人,现住上海市常熟区嘉善路三十七弄一号,于一九五二年六月十七日下午三时,忽然中风,立即求治于夫子,夫子曰:"病诚危急,果能慎之于始,其效必近。若始而不慎,坐失机宜,虽不即死,亦必久延难瘳。"果如夫子言,共诊七次,服药二十五剂而痊愈。且康健如昔,步履如未病时。总计五次出诊,两次门诊。

【初诊】一九五二年六月十七日

卒中风,口噤不能言,奄奄忽忽,神情闷乱,身体缓纵,四肢垂曳,皮肉痛痒不自知。

方用:荆芥四钱　菊花四钱　防风三钱　秦艽三钱　威灵仙三钱　钩藤三钱　川芎一钱　细辛七分　麻黄六分　桂枝一钱　云母石一两

【二诊】十八日

得微汗,庆来苏,身体渐能收持。

方用:荆芥四钱　菊花四钱　防风三钱　秦艽三钱　威灵仙三钱　钩藤三钱　川芎一钱　细辛七分　麻黄六分　桂枝一钱　云母石一两

【三诊】十九日

眠食安,肢体遂,神情舒适,知感恢复。

方用:荆芥四钱　菊花三钱　秦艽三钱　威灵仙三钱　钩藤三钱　天麻二钱　伸筋草三钱　刺蒺藜二钱　生白芍药二钱　云母石一两

【四诊】二十三日

方用:荆芥三钱　菊花三钱　秦艽三钱　天麻二钱　生白芍药三钱　独活二钱　薏苡仁五钱　贝母二钱　磁石五钱　云母石一两

【五诊】二十六日

方用:荆芥三钱　菊花三钱　天麻二钱　生白芍药三钱　贝母二钱　蚱蝉二钱　僵虫二钱　磁石五钱　云母石一两

【六诊】三十日

方用:荆芥三钱　菊花三钱　生白芍药三钱　蚱蝉二钱　天门冬三钱　黄精四钱　珍珠母五钱　磁石五钱　云母石一两

【七诊】七月五日

方用:荆芥二钱　菊花三钱　天门冬五钱　黄精五钱　桑椹三钱　橘白三钱　珊瑚二钱　玛瑙二钱　珍珠母五钱　云母石一两

先是其元配姚氏,身体丰盛,面赤声朗,血压常高。有时竟达二百三十,极其畏热,虽岁暮严寒,亦必开窗迎风,薄衣就凉。至一九四九年十一月,其内侄谷春约夫子往诊,夫子曰:"脉流薄急,盖'血厥'也。防其头重眩仆,夫'厥'字从'逆',谓血随气逆于上而上实,所以畏热如此。《素问·脉要精微论》所谓:'阳并于上则火独光'是也"。

【初诊】一九四九年十一月十五日

头昏脑胀,眩晕欲仆,喜凉而畏热,烦满心悸,口苦脉急,腿酸膝痛,不良于行。

方用:云母石一两　生石膏一两　寒水石一两　元参三钱　刺蒺藜三钱　蚱蝉三钱　蜂房二钱　鼠妇二钱　水蛭二钱　虻虫二钱　虫蛀荷叶边二钱　生军六分二厘

【二诊】十七日

服前方,病如失。

方用:云母石一两　生石膏一两　寒水石一两　元参三钱　菊花四钱　蚱蝉三钱　僵蚕三钱　蜂房二钱　水蛭二钱　虻虫二钱　虫蛀荷叶边二钱　生军四分二厘

【三诊】十九日

方用:云母石一两　石决明一两　珍珠母一两　桑叶二钱　菊花四钱　蚱蝉二钱　僵蚕三钱　虫蛀荷叶边二钱　生军二分二厘

【四诊】二十三日

诸恙皆平。

方用:云母石一两　石决明一两　珍珠母一两　桑叶二钱　菊花四钱 蚱蝉二钱　僵蚕三钱　蜂房二钱　虫蛀荷叶边二钱

此后于一九五〇年八月及一九五一年十二月皆再发,均依前方增减出入,克奏全功,迄今不复再发矣。

◎ 章士钊侄女蕴如血压高至二百七十四度一案

湖南长沙人,章士钊先生之侄女蕴如小姐,现年四十六岁,未婚。住上海市长宁区番禺路二二四号。在鼎鑫纱厂医务室工作。以下是她自述患病的经过:

一九五三年十月三日晚上,刚吃过夜饭,我的右手和右脚突然麻木。当时就由鼎鑫纱厂劳保科把我送入红十字会医院诊治,血压高度为二七四,低度为一六八,医院曾送病危通知单给我家属,但一星期后就病愈出院了。不料同月二十三日晚上,也是晚饭过后,旧疾复发。仍由劳保科送我住院。此次病况加重,右手和右脚麻木到知觉全无。医院又送了病危通知单。到隔天早上,右手脚的知觉总算恢复。但是不能行动,头脑也忽清忽昏,达五日之久才恢复正常。总计这一次住院,共三十五天,到十一月二十五日出院。回厂里疗养室疗养,经常打针吃药,未见功效,就于一九五四年五月廿七日起改服中药。请老闸区南京东路保安坊中医师刘民叔大夫诊治。到七月七日,我又去北京易地疗养,经亲戚介绍施今墨大夫替我医治,连服中药五十多帖,不见什么功效。因此我重回上海,寓法华路六九一号疗养所内,再请刘民叔大夫诊治。

【初诊】一九五四年五月二十七日

血厥暴死,两庆更生,若不根治,势必再发。今者半身不遂,头项强痛。臂脚痹疼,口僻嗌紧,牙车急,舌不易转,语音謇吃,脉急如流湍,色赤如涂硃,大便秘,溲溺热,心烦不得眠,制平厥活络汤与服。

方用:西瓜翠五钱　生地黄五钱　露蜂房二钱　淡全蝎二钱　蚯蚓二钱水蛭二钱　虻虫二钱　鼠妇二钱　龙胆草一钱　礞石滚痰丸一两

【二诊】二十九日

服前方,甚安适。

方用:西瓜翠五钱　生地黄五钱　露蜂房二钱　淡全蝎二钱　蚯蚓二钱水蛭二钱　虻虫二钱　鼠妇二钱　生栀子一钱碎　礞石滚痰丸一两

【三诊】三十一日

服前两方,共四剂,大便始行。睡眠渐安。

方用:西瓜翠五钱　生地黄五钱　露蜂房二钱　淡全蝎二钱　蚯蚓二钱
水蛭二钱　虻虫二钱　鼠妇二钱　木通一钱　礞石滚痰丸一两

【四诊】六月二日

睡眠更安,大便渐润,溲溺渐长。

方用:西瓜翠五钱　生地黄五钱　露蜂房二钱　淡全蝎二钱　蛇蜕二钱
水蛭二钱　虻虫二钱　鼠妇二钱　白鲜三钱　礞石滚痰丸一两

【五诊】五日

口僻嗌紧,牙车急,俱渐缓适。头项强痛,臂脚痹疼。亦渐减轻。

方用:西瓜翠五钱　生地黄五钱　露蜂房二钱　淡全蝎二钱　蛇蜕二钱
水蛭二钱　虻虫二钱　鼠妇二钱　老秋蝉二钱　礞石滚痰丸一两

【六诊】九日

服前方四剂后,诸症更觉减轻,右身渐遂。

方用:西瓜翠五钱　生地黄五钱　露蜂房二钱　淡全蝎二钱　蛇蜕二钱
水蛭二钱　虻虫二钱　当归三钱　川牛膝三钱　礞石滚痰丸一两

【七诊】十八日

右身不遂,日渐减轻,但左臂又疼,两踝均酸。

方用:西瓜翠五钱　生地黄五钱　露蜂房二钱　淡全蝎二钱　蛇蜕二钱
水蛭二钱　当归三钱　川牛膝三钱　木瓜三钱　礞石滚痰丸一两

【八诊】二十九日

左臂痛止,踝酸亦除,头偏左微疼。血压降至一百七十八度。

方用:西瓜翠五钱　生地黄五钱　淡全蝎二钱　蚯蚓二钱　水蛭二钱
鼠妇二钱　桑叶三钱　菊花四钱　夜交藤四钱　当归三钱　礞石滚痰丸一两

【九诊】十二月二十四日

一别五月,右身仍然不遂,近且臂痛难举,脚挛难行,项强难以左右顾。口角流涎,舌机不转,语言蹇涩,难于辨识。病势日渐深重矣。制三才解语汤与服。

方用：天门冬五钱　熟地黄五钱　潞党参五钱　当归三钱　露蜂房二钱　淡全蝎二钱　老秋蝉二钱　水蛭二钱　虻虫二钱　西瓜翠五钱　礞石滚痰丸一两

茂烟问曰：夫子制三才解语汤，三才者，天、地、人。今用党参不用人参，何也？夫子曰：《神农古本草经》上品草部第三种人参条下注云："生上党山谷及辽东，二月、八月上旬采根"，是产于辽东者名人参，而产于上党者亦名人参也。但辽东二字上有一"及"字，知其晚出，是则古方以党参为人参也甚明矣！

【十诊】二十七日

连日便行臭粪甚多。诸证赖以减轻。

方用：天门冬五钱　熟地黄五钱　潞党参五钱　当归四钱　淡全蝎二钱　老秋蝉二钱　水蛭二钱　虻虫二钱　西瓜翠五钱　礞石滚痰丸一两

【十一诊】一九五五年一月一日

据云：确实是好了一些。

方用：天门冬五钱　熟地黄五钱　潞党参五钱　当归五钱　水蛭二钱　虻虫二钱　老秋蝉二钱　淡全蝎二钱　宝珠茶花二钱　西瓜翠五钱　礞石滚痰丸一两

【十二诊】六日

自一九五二年停经。昨乃复行，色不艳，量不多。

方用：天门冬五钱　熟地黄五钱　潞党参五钱　当归五钱　水蛭二钱　虻虫二钱　淡全蝎二钱　老秋蝉二钱　蚯蚓二钱　茶花二钱　西瓜翠五钱　礞石滚痰丸一两

【十三诊】十一日

据云：一天比一天好。

方用：天门冬五钱　熟地黄五钱　潞党参五钱　当归四钱　老秋蝉二钱　淡全蝎二钱　水蛭二钱　虻虫二钱　宝珠茶花二钱　西瓜翠五钱　礞石滚痰丸一两

【十四诊】十六日

自十四日起,腹微痛,大便溏薄,舌苔薄。

方用:天门冬五钱　熟地黄五钱　潞党参五钱　当归三钱　露蜂房三钱
老秋蝉二钱　淡全蝎三钱　虻虫一钱　水蛭一钱　西瓜翠五钱

【十五诊】二十一日

项柔渐能左右顾。口涎止,语言渐清。

方用:天门冬五钱　熟地黄五钱　潞党参五钱　当归三钱　露蜂房二钱
老秋蝉二钱　淡全蝎二钱　鼠妇二钱　蚯蚓二钱　西瓜翠五钱

【十六诊】二十六日

举臂尚微痛,举步尚微蹩。

方用:天门冬五钱　熟地黄五钱　生地黄五钱　潞党参五钱　当归三钱
阿胶三钱　露蜂房二钱　老秋蝉二钱　淡全蝎二钱　鼠妇二钱　西瓜翠五钱

【十七诊】二月五日

眠食均安。语言更清,举动更便。

方用:天门冬五钱　熟地黄五钱　生地黄五钱　潞党参五钱　阿胶二钱
露蜂房二钱　老秋蝉二钱　鼠妇二钱　陈铁落五钱　西瓜翠五钱

【十八诊】十四日

语言、行动几如常人。

方用:天门冬五钱　熟地黄五钱　生地黄五钱　潞党参五钱　阿胶二钱
老秋蝉二钱　鼠妇二钱　磁石五钱　陈铁落五钱　西瓜翠五钱

【十九诊】二十三日

方用:天门冬五钱　熟地黄五钱　潞党参五钱　当归五钱　阿胶三钱
老秋蝉二钱　鼠妇二钱　磁石五钱　陈铁落五钱　西瓜翠五钱

【二十诊】三月二日

方用:天门冬五钱　熟地黄五钱　潞党参五钱　当归五钱　老秋蝉二钱
磁石五钱　陈铁落五钱　黄芪四钱　枸杞子三钱　西瓜翠五钱

【二十一诊】十一日

昨夜心烦失眠。

方用：天门冬五钱　熟地黄五钱　潞党参五钱　老秋蝉二钱　云母石五钱　陈铁落五钱　茯神三钱　枣仁三钱　枸杞子三钱　西瓜翠五钱

【二十二诊】二十日

方用：天门冬五钱　熟地黄五钱　潞党参五钱　云母石五钱　陈铁落五钱　老秋蝉二钱　茯神三钱　枣仁三钱　柏子仁三钱　西瓜翠五钱

【二十三诊】二十九日

语言、行动已如常人。

方用：天门冬五钱　熟地黄五钱　潞党参五钱　云母石五钱　陈铁落五钱　枸杞子五钱　桑叶二钱　菊花三钱　葡萄干三钱　西瓜翠五钱

【二十四诊】四月十日

章女士要求停药。夫子曰：不可。

方用：天门冬五钱　熟地黄五钱　潞党参五钱　云母石五钱　枸杞子三钱　柏子仁三钱　阿胶三钱　桑叶二钱　菊花三钱　西瓜翠五钱

夫子嘱将此方连服十五剂。章曰：服毕此方，无论如何不愿再服汤药也。

◎ 陈庆华子人豪皮下出血发紫斑一案

　　南京人陈庆华之子人豪,年七岁,现住上海市黄浦区河南中路二百七十五号二楼。据述病状经过云:人豪于一九五一年五月三十日起病,右脚踝膝忽然疼痛,次日发热至三十九度半,左足底亦发剧痛。次日左腨腘间发布红点,痛及左胁。有谓为关节炎者,服药无效。有云发热数日不退,恐是伤寒,即服氯霉素,至六月十三日身热退尽,略进薄粥。不意十七日身热又发,红斑又布,面额肿痛。次日肿及颈项。有谓为腰子病者,有谓为腹膜炎者,有谓为伤寒复病者,延至十九日下午三时腹痛大作,是夜九时许,痛极,不能忍,急送至山西医院,诊断疑为急性腹膜炎。因无病房,由卫生局调派至齐鲁医院,诊断为腰子病,即注射青霉素,腹痛稍止。又因该院非小儿专科,乃改入思南路上海儿童医院,住二百零六号A病房。诊断为由太饿,缺乏营养。腰子病是实,腹膜炎则无之。次日接得通知云:

径启者:

　　病童陈人豪经医师诊治后,认为病势沉重,特为通知,请即来探视是要。

　　此上　家长或负责人

上海儿童医院启

六月廿日一时

　　由其母黄为平往伴。一面饮以牛奶粥汤,一面注射青霉素。至二十八日痊愈出院。不意七月八日,身热又发,红斑又布,腹痛肢疼。朝轻暮重,连日不退。因往问儿童医院。答云:是蛔虫敏感性反应,不要紧。至十六日偕人豪同赴该院,诊断为皮下出血,治如前法。自是之后,紫斑愈发愈多,腹痛亦日甚一日。不得已乃广求名医诊治,俱诊断为皮下出血所致之紫斑病无疑。决定输血。由其母抽出二十毫升输入儿体。经常注射青霉素、维生素K、维生素C,病乍轻乍重,缠绵不瘥。至八月三日晚,腹痛又剧不可忍。儿科医师命赴新闸路余�医学化验所验血。次日往取回单。(化验结果摘附案后。)途遇谢信礼夫人,介绍中医,改服中药。于八月五日由师接诊续治。

【初诊】一九五一年八月五日

环脐痛如刀割,身热肢厥,面目浮肿,两脚挛急而疼酸。紫斑层出不穷。脉象滑大。舌赤无胎,如剥皮。

方用:生蒲黄三钱(布包)　生白芍药三钱　生地榆二钱　水萍三钱　泽兰三钱　菴藺子三钱　银花三钱　菊花三钱　青蒿三钱　生地黄三钱

【二诊】六日

腹痛缓,身热减,肢厥回,夜半合目欲眠。

方用:生蒲黄三钱(布包)　生白芍药三钱　生地榆二钱　水萍二钱　银花三钱　白敛二钱　菴藺子三钱　蝉蜕二钱　鳖甲五钱　生地黄三钱

【三诊】七日

腹痛止,脚不疼;身热未清,面肿未消,紫斑未息。

方用:生蒲黄三钱(布包)　生白芍药三钱　生地榆二钱　水萍二钱　青蒿三钱　蝉蜕二钱　蚯蚓二钱　茅根三钱　白敛二钱　生地黄三钱

【四诊】八日

腹中和,热退,肿消,紫斑渐减。

方用:生蒲黄三钱(布包)　生白芍药三钱　生地榆二钱　水萍二钱　青蒿二钱　蝉蜕二钱　蛇蜕一钱　银花二钱　白敛二钱　蚯蚓二钱　生地黄三钱

【五诊】九日

方用:生蒲黄三钱(布包)　生白芍药三钱　生地榆二钱　茺蔚子二钱　蚯蚓二钱　水萍二钱　青蒿二钱　蛇蜕二钱　白敛二钱　生地黄四钱

【六诊】十日

方用:生蒲黄三钱(布包)　生白芍药三钱　生地榆二钱　茺蔚子二钱　蚯蚓一钱　白敛三钱　蛇蜕二钱　银花三钱　白蒺藜二钱　蒲公英三钱　生地黄三钱

【七诊】十一日

诸病皆瘥,眠食如常。

方用:生蒲黄三钱(布包)　生白芍药三钱　生地榆二钱　蛇蜕一钱　白敛一钱　石长生一钱　薏苡五钱　蒲公英三钱　生地黄三钱

【八诊】十三日

方用:生蒲黄三钱(布包)　生白芍药三钱　生地榆二钱　蛇蜕一钱　白敛一钱　牛蒡二钱　石长生一钱　石龙芮二钱　薏苡五钱　生地黄三钱

【九诊】十五日

方用:生蒲黄三钱(布包)　生白芍药三钱　生地榆二钱　银花三钱　菊花二钱　连翘二钱　红梅花一钱　绿梅花一钱　石长生一钱　石龙芮二钱　生地黄三钱

【十诊】二十日

紫斑又出数点,在两腿内侧。

方用:生蒲黄三钱(布包)　生白芍药三钱　生地榆二钱　蛇蜕一钱　蚯蚓二钱　银花三钱　芜蔚子二钱　水萍二钱　生地黄三钱

【十一诊】廿二日

紫斑全退。

方用:生蒲黄三钱(布包)　生白芍药三钱　生地榆二钱　蛇蜕一钱　蚯蚓二钱　石长生一钱　红梅花一钱　白敛一钱　蒲公英三钱　生地黄三钱

【十二诊】廿六日

病已痊愈。

方用:生白芍药三钱　生蒲黄三钱(布包)　蒲公英三钱　银花二钱　菊花二钱　甘草一钱　薄荷一钱　白薇二钱　生地榆二钱　生地黄三钱

【十三诊】九月六日

经过十日,紫斑不再发,环脐不再痛,两脚不再挛急。

方用:生白芍药四钱　甘草一钱　茅根四钱　连翘三钱　银花三钱　菊花三钱　南沙参三钱　大红枣四钱

【十四诊】十六日

又过十日,紫斑、腹痛、脚挛急俱不复发。师曰:食以养之,可勿药也。但须忌食虾蟹鳝鳗耳。

【十五诊】廿六日

又过十日,前来求诊,问断根否？答云:脉候平和,脏腑安定,一月以来,未尝再发。可告绝根矣。若有疑,过十日再来诊。

附录余溃医学化验所致富文寿医师之验血报告书内容,摘记于后,俾资参考。

第一九八二三四号血液检验报告:收到日期八月四日、报告日期八月五日。病人姓名:陈人豪,检验目的:为红血球白血球分类计数(for R.B.C, W.B.C. Diff. Count)。该号报告载:红血球总数三、七八〇、〇〇〇,白血球总数八、八〇〇。多形核 Segment 47%;Stab 1%;大淋巴球 4%;小淋巴球 43%;大单核 2%;嗜酸性 3%。余溃博士检定。

第一九八二三五号血液检验报告:收到及报告日期各同前号,检品为血液。检验目的及结果:一、"〇"型(Landsteiner)。二、出血时间测定一分三十秒钟。三、血液凝固时间测定二分三十秒钟。四、血小板计数为一八八、〇〇〇。

余溃博士检定

◎ 曹序祥梅毒性玻璃体出血失明一案

曹序祥君,浙江奉化人,现年四十四岁,住上海市提篮桥区大名路一一八二号。据云:久患目疾,曾于一九五二年七月七日在上海医学院施行手术,取去左目,以为从此可以永保右目常明。不意于九月间而右目又病,因此又到宏仁医院检查,据医生诊断云:"检查眼底有梅毒,玻璃体极溷,恐为玻璃体出血。"经注射青霉素,并未见效。自此之后,目光渐失。曹君恐蹈左目覆辙,极度恐慌,至十一月初旬,视觉黑暗无光,惟眼角尚流一线斜光,略能视人,已难识别其为男为女。其妻何英得邻友周培华女士之介绍,于一九五二年十一月二十一日由其女蜜和扶之前来求治。

【初诊】一九五二年十一月二十一日

目胞目眦,白眼黑眼,以及瞳人,都无异征。盖青盲也。张目注视,黑气满前,惟近鬓之外眦,尚留一线斜光,视物已不了了。内障既成,失明在即。切脉浮虚细涩,法当补肾,俾肾受五脏之精,循脊还脑,过目系,发精光,瞽而复明,庶有望乎。

方用:干地黄五钱 枸杞子三钱 桑椹四钱 当归四钱 金蝉花三钱 凌霄花二钱 川芎一钱 细辛一钱 甘草一钱 云母石五钱 羊肝一两 羊肾一个

【二诊】二十四日

方用:干地黄五钱 枸杞子三钱 桑椹四钱 当归四钱 金蝉花三钱 凌霄花二钱 川芎一钱 细辛一钱 甘草一钱 决明子五钱 云母石五钱 羊肝一两 羊肾一个

【三诊】二十七日

方用:干地黄五钱 枸杞子三钱 当归四钱 女贞三钱 川芎一钱 细辛一钱 甘草一钱 决明子五钱 夜明砂五钱 云母石五钱 羊肝一两 羊肾一个

【四诊】二十九日

方用:干地黄五钱 枸杞子三钱 当归四钱 菟丝三钱 川芎一钱 细

辛一钱　甘草一钱　决明子五钱　夜明砂五钱　云母石五钱　羊肝一两　羊肾一个

【五诊】十二月三日

手足渐暖,腰膝渐健。

方用:干地黄五钱　枸杞子三钱　桑椹四钱　当归四钱　菟丝四钱　黑脂麻四钱　决明子五钱　夜明砂五钱　云母石五钱　羊肝一两　羊肾一个

【六诊】七日

方用:干地黄五钱　枸杞子三钱　桑椹四钱　当归四钱　菟丝四钱　没石子三钱　决明子五钱　夜明砂五钱　金蝉花三钱　云母石五钱　羊肝一两　羊肾一个

【七诊】十四日

方用:干地黄五钱　枸杞子三钱　桑椹四钱　当归四钱　没石子三钱　决明子五钱　夜明砂五钱　人参叶四钱　金蝉花三钱　云母石五钱　羊肝一两　羊肾一个

【八诊】二十一日

肾气久固,不复梦遗,阴精渐渐上奉,人过其前,略能识别其为男为女。

方用:干地黄五钱　枸杞子三钱　桑椹四钱　当归四钱　没石子三钱　谷精珠五钱　决明子五钱　人参叶四钱　潞党参四钱　云母石五钱　羊肝一两　羊肾一个

【九诊】二十九日

方用:干地黄五钱　枸杞子三钱　桑椹四钱　当归四钱　没石子三钱　谷精珠五钱　决明子五钱　千年白二钱　蛴螬一钱　秦皮三钱　人参叶五钱　云母石五钱　羊肝一两　羊肾一个

【十诊】一九五三年一月九日

方用:干地黄五钱　枸杞子三钱　桑椹四钱　当归四钱　决明子五钱　夜明砂三钱　柴胡三钱　黄菊花三钱　蒺藜三钱　人参叶五钱　云母石五钱　羊肝一两　羊肾一个

【十一诊】十七日

方用:干地黄五钱　枸杞子三钱　桑椹四钱　当归四钱　决明子五钱 夜明砂三钱　柴胡三钱　黄菊花三钱　蒙花三钱　蕤核四钱　人参叶五钱 云母石五钱　羊肝一两　羊肾一个

【十二诊】二十五日

眼角斜光,渐渐放宽。

方用:干地黄五钱　枸杞子五钱　白葡萄三钱　决明子五钱　夜明 砂五钱　柴胡三钱　腊梅花二钱　蒙花三钱　珊瑚三钱　蕤核四钱　人参 叶五钱　云母石五钱　羊肝二两　羊肾一个

【十三诊】二月四日

黑气渐淡,上视较下视困难。

方用:干地黄五钱　枸杞子五钱　白葡萄三钱　决明子五钱　夜明 砂三钱　腊梅花三钱　蒙花三钱　蕤核四钱　珊瑚三钱　千年白三钱　人参 叶五钱　云母石五钱　羊肝二两　羊肾二个

【十四诊】十日

由八日起,瞳人中发出一道白光,穿过黑气,形如孔道,由此孔道看 出,人物清晰。曹君云:异哉! 奇境也。

方用:干地黄五钱　枸杞子五钱　白葡萄三钱　决明子五钱　夜明 砂五钱　腊梅花三钱　蒙花三钱　珊瑚三钱　玛瑙三钱　珍珠母五钱　人参 叶五钱　云母石五钱　羊肝二两　羊肾二个

【十五诊】十六日

方用:干地黄五钱　枸杞子五钱　白葡萄三钱　决明子五钱　腊梅 花三钱　蒙花三钱　珊瑚三钱　玛瑙三钱　珍珠母四钱　谷精珠五钱　千年 白三钱　人参叶五钱　云母石一两　羊肝二两　羊肾二个　青鱼胆二个

【十六诊】二十二日

方用:干地黄五钱　枸杞子五钱　白葡萄三钱　决明子五钱　腊梅 花三钱　珊瑚三钱　玛瑙三钱　珍珠母四钱　谷精珠四钱　人参叶五钱　云 母石一两　羊肝二两　羊肾二个　青鱼胆二个

【十七诊】二十八日

颇能看字,能看《解放日报》之"解"字,且能识"解"字之写法。小字不能注视。

方用:干地黄五钱　枸杞子五钱　白葡萄三钱　千年白三钱　决明子五钱　黄菊花四钱　珊瑚五钱　玛瑙三钱　珍珠母五钱　人参叶五钱　云母石一两　羊肝二两　羊肾二个　青鱼胆二个

【十八诊】三月九日

方用:干地黄五钱　枸杞子五钱　白葡萄四钱　决明子五钱　黄菊花四钱　珊瑚四钱　玛瑙四钱　珍珠母五钱　千年白三钱　人参叶五钱　云母石一两　羊肝二两　羊肾二个　青鱼胆二个

【十九诊】十六日

近数日间,瞳人所发白光渐宽,渐久,能近视亦能远视,当注视时,有大小不等之片片黑物,如纸屑状,不断的直向下落。

方用:干地黄一两　枸杞子五钱　白葡萄四钱　决明子五钱　珊瑚四钱　玛瑙四钱　蒺藜四钱　麋角胶二钱　人参叶五钱　云母石一两　羊肝二两　羊肾二个　青鱼胆二个

【二十诊】二十七日

方用:干地黄一两　枸杞子五钱　白葡萄四钱　决明子五钱　珊瑚三钱　玛瑙三钱　千年白三钱　麋角胶二钱　人参叶五钱　云母石一两　羊肝二两　羊肾二个　青鱼胆二个

【二十一诊】四月二日

眼光焕发,渐如常人,能写小字,能看画报。下午目力弱,多视头眩,不胜其苦,仍微有如纸屑状之片片黑物向下飞落。

方用:干地黄一两　枸杞子五钱　白葡萄四钱　决明子五钱　黄精五钱　山药五钱　当归头五钱　麋角胶二钱　人参叶五钱　云母石一两　羊肝二两　羊肾二个　青鱼胆二个

【二十二诊】九日

瞀目全明,在注视时似有黑圈一环,环内极清晰,环外较昏糊。

方用:干地黄一两　　枸杞子五钱　　白葡萄四钱　　黄精一两　　当归头五钱
白敛五钱　　雷丸二钱　　金蝉花二钱　　麋角胶二钱　　人参叶五钱　　云母石一两
羊肝二两　　羊肾二个　　青鱼胆二个

【二十三诊】二十一日

黑圈无。

方用:干地黄一两　　枸杞子五钱　　白葡萄四钱　　黄精一两　　当归头五钱
金蝉花二钱　　麋角胶二钱　　覆盆子四钱　　菟丝子四钱　　云母石一两　　羊肝二两
羊肾二个

【二十四诊】五月四日

方用:干地黄一两　　枸杞子五钱　　白葡萄四钱　　黄精一两　　山药五钱
五味子二钱　　麋角胶二钱　　覆盆子四钱　　菟丝子四钱　　云母石一两

◎ 顾红英高血压目炎失明一案

上海市高昌庙江南造船厂工人黄金根君之妻,顾红英女士,现年四十三岁,江苏省松江县枫泾人,住龙华路小木桥东三街六号。目盲已久,据云:赴斜桥第九医院,诊断为高血压目炎;屡经中西眼科诊治,延至一九五四年一月九日,始求治于夫子,凡处十方不到一月而痊愈。

【初诊】一九五四年一月六日

目盲不明,不红不肿,胞弦微痒,脉浮数,头痛泪出。

方用:金蝉花四钱　川蓼子三钱　防风三钱　僵蚕三钱　辛夷三钱　白芷三钱　川藁本三钱　细辛一钱　甘草一钱　生姜三片

【二诊】八日

头痛除,目渐安。

方用:金蝉花四钱　川蓼子三钱　防风三钱　菊花三钱　白芷三钱　川藁本三钱　辛夷二钱　细辛一钱　甘草一钱　生姜三片

【三诊】十日

胞弦不痒。

方用:金蝉花四钱　川蓼子三钱　防风三钱　秦皮三钱　白芷三钱　川藁本三钱　辛夷二钱　细辛一钱　甘草一钱　生姜三片

【四诊】十二日

方用:金蝉花四钱　川蓼子三钱　防风三钱　蕤核三钱　白芷三钱　川藁本三钱　辛夷二钱　细辛一钱　甘草一钱　生姜三片

【五诊】十四日

方用:金蝉花四钱　川蓼子三钱　川藁本三钱　川芎劳二钱　决明子四钱　防风三钱　千年白三钱　龙须草三钱　甘草一钱

【六诊】十七日

目能略视,但羞明。

方用:金蝉花四钱　川蓼子三钱　川藁本三钱　川芎劳二钱　决明

子四钱　防风三钱　千年白三钱　柴胡三钱　甘草一钱

【七诊】二十日

泪全止,视物更清。

方用:金蝉花四钱　川蓼子三钱　当归三钱　川芎蒡二钱　防风三钱
通草二钱　白芷二钱　柴胡三钱　决明子四钱　甘草一钱

【八诊】二十四日

不羞明。

方用:金蝉花四钱　川蓼子三钱　当归三钱　枸杞子四钱　谷精草三钱
木贼草二钱　防风三钱　白芷二钱　柴胡三钱　甘草一钱

【九诊】二十八日

能视远近诸物。

方用:金蝉花四钱　川蓼子三钱　当归三钱　枸杞子四钱　龙须草三钱
菊花三钱　防风三钱　千年白三钱　甘草一钱

【十诊】三十一日

自云痊愈。

方用:金蝉花四钱　川蓼子三钱　当归三钱　枸杞子四钱　龙须草三钱
菊花三钱　防风三钱　桑椹三钱　谷精珠四钱　云母石四钱　甘草一钱

附广东省中医实验医院萧熙函

民叔长者尊鉴:

前承面谕,并赐《鲁楼医案》及另著《华阳医说》二种。雒诵回环,顿开茅塞。自晚发表眼科论文之后,各方来信,或商榷学理,或要求函开方药,而此间各院病者(眼科)亦多要求医院邀往会诊,均以不擅眼科为辞。前有刘华采君,年已六十,再四请予施治,经遵照长者指示,诊疗十次,眼已渐辨指数。若能复明,实长者之恩也。今后尚祈时赐教益,俾能于中医学术,进窥堂奥,而患者亦获转沐长者之橘泉也。长者之著述,能更赐数种否? 一俟读完,俾能写一总结。晚非阿私师好,良以今之中医,不懂西医,又不知中医,而哓哓喋喋批判前人,俨若所知兼括中西之长,实在庸劣竟不可及。若彼西医之诋中医,则蜉蝣撼大树,不仅可笑,亦可怜矣!敬颂著安,并祈为祖国医学,珍重福躬是祷。

晚萧熙顿首

五月一日

◎ 张瑞峰玻璃体混浊失明一案

河北省安次县白家务村人张瑞峰君，男，现年四十二岁，住上海市常熟区华山路二百二十九巷三十八号，电话七五四九三号。向供职于振华橡胶厂，病目年余，经湘人金汉生君介绍，前来求治于夫子；兹照录其亲书病历于后：

——病者于一九五二年二月左眼发红，即往本市光华眼科医院治疗，约两月左右，右眼又发红，当时光华眼科医院诊断为红眼。又转往四川北路闸北水电厂后面一个日本医院，治疗十余天无效，两眼视力开始减退。又转往上海眼科名西医张福星处医治，约十余天仍未见效。又到本市中山医院眼科医治五次，亦未见好。又到本市刘占英眼科诊疗所医治，检查结果是"玻璃体混浊"，医治约两个多月，仍不见好。视力继续减退到连报纸的大字都看不清楚。又到本市同济医院用苏联组织疗法医治两个月，及上海医学院用组织疗法继续医治四个月，均未见效。两眼视力减退到不能辨别人的面貌，书报均不能看。情况相当严重。自是而后，虽在咫尺之内亦不能辨别人物，行路时高一步低一步。

【初诊】一九五三年四月二日

张目外视，黑雾满前。检其行质，都未变异；诊其脉，细驶而劲。阴精既虚，火又潜炽。

方用：干地黄一两　元参一两　女贞子一两　苦参五钱　秦皮三钱　白敛三钱　云母石一两　枸杞子四钱　菊花四钱　黄柏二钱

【二诊】四日

方用：干地黄一两　元参一两　女贞子一两　苦参五钱　秦皮三钱　白敛三钱　云母石一两　枸杞子四钱　菊花四钱　决明子四钱

【三诊】七日

方用：干地黄一两　元参一两　女贞子一两　苦参五钱　千年白五钱　白敛三钱　云母石一两　枸杞子四钱　菊花四钱　珊瑚三钱

【四诊】十一日

方用：干地黄一两　元参一两　女贞子一两　苦参五钱　谷精珠五钱　千年白五钱　白敛五钱　云母石一两　枸杞子四钱　珊瑚三钱

【五诊】十四日

连服四方，大便畅，睡眠安。

方用：干地黄一两　元参一两　女贞子一两　苦参五钱　决明子五钱　千年白四钱　云母石一两　枸杞子四钱　珊瑚三钱　蒙花三钱

【六诊】十八日

方用：干地黄一两　元参一两　女贞子一两　苦参五钱　千年白四钱　云母石一两　枸杞子四钱　珊瑚三钱　秦皮三钱　青蒿三钱

【七诊】二十三日

饮食渐增，肌肉渐充。

方用：干地黄一两　元参一两　女贞子一两　苦参五钱　决明子五钱　谷精珠五钱　云母石一两　枸杞子四钱　桑椹四钱　黄精五钱

【八诊】二十七日

方用：干地黄一两　元参一两　女贞子一两　苦参五钱　决明子五钱　蕤核四钱　云母石一两　枸杞子四钱　黄柏二钱　菊花四钱

【九诊】五月一日

据云：常欲张目视物，苦无所睹，且感不安适。

方用：干地黄一两　元参一两　女贞子一两　苦参五钱　决明子五钱　人参叶三钱　云母石一两　枸杞子四钱　青蒿三钱　菊花四钱

【十诊】六日

方用：干地黄一两　元参一两　女贞子一两　苦参五钱　谷精珠五钱　沙蒺藜三钱　云母石一两　枸杞子四钱　青蒿子三钱　珊瑚三钱

【十一诊】十一日

方用：干地黄一两　元参一两　女贞子一两　苦参五钱　谷精珠五钱　当归四钱　金蝉花四钱　云母石一两　枸杞子四钱　千年白三钱

【十二诊】十六日

据云:两目无所苦,极安适。

方用:干地黄一两　元参一两　女贞子一两　苦参五钱　夜明砂五钱
决明子五钱　金蝉花四钱　云母石一两　枸杞子四钱　千年白三钱

【十三诊】二十日

方用:干地黄一两　元参一两　女贞子一两　苦参五钱　夜明砂五钱
决明子五钱　当归四钱　云母石一两　枸杞子四钱　珍珠母五钱

【十四诊】二十六日

方用:熟地黄五钱　生地黄五钱　元参一两　女贞子一两　苦参五钱
夜明砂五钱　决明子五钱　云母石一两　枸杞子四钱　当归五钱　黄精五钱

【十五诊】三十一日

方用:熟地黄五钱　生地黄五钱　元参一两　女贞子一两　苦参五钱
夜明砂五钱　决明子五钱　云母石一两　枸杞子四钱　当归四钱　黄精五钱

【十六诊】六月四日

据云:昨日两目忽然有光,颇能视人,但尚不能辨别面貌。

方用:熟地黄五钱　生地黄五钱　元参一两　女贞子一两　苦参五钱
夜明砂五钱　决明子五钱　云母石一两　枸杞子四钱　当归五钱　黄精一两

【十七诊】八日

方用:熟地黄五钱　生地黄五钱　元参一两　女贞子一两　苦参五钱
夜明砂五钱　决明子五钱　石斛五钱　云母石一两　枸杞子四钱　黄精一两

【十八诊】十三日

方用:熟地黄五钱　生地黄五钱　元参一两　女贞子一两　苦参五钱
千年白三钱　决明子五钱　石斛五钱　云母石一两　枸杞子四钱　地骨皮三钱

【十九诊】十八日

方用:熟地黄五钱　生地黄五钱　元参一两　女贞子一两　苦参五钱
千年白三钱　决明子五钱　云母石一两　女贞子四钱　地骨皮三钱　茺蔚子三钱

【二十诊】二十二日

据云:已能辨识男女面貌。

方用:熟地黄五钱　生地黄五钱　元参一两　女贞子一两　苦参五钱　千年白三钱　决明子五钱　云母石一两　枸杞子四钱　蕤核四钱　金蝉花三钱

【二十一诊】二十六日

方用:熟地黄五钱　生地黄五钱　元参五钱　女贞子一两　千年白三钱　决明子五钱　云母石一两　枸杞子四钱　当归五钱　黄精五钱

【二十二诊】三十日

方用:熟地黄五钱　生地黄五钱　元参五钱　苦参五钱　女贞子一两　千年白三钱　夜明砂五钱　决明子五钱　枸杞子四钱　当归五钱　茺蔚子三钱

【二十三诊】七月四日

据云:颇能看书读报。

方用:熟地黄五钱　生地黄五钱　元参五钱　苦参五钱　女贞子一两　千年白三钱　决明子五钱　枸杞子四钱　秦皮三钱　珊瑚三钱

【二十四诊】八日

方用:熟地黄五钱　生地黄五钱　苦参五钱　元参五钱　女贞子一两　千年白三钱　决明子五钱　夜明砂五钱　夜交藤五钱　当归五钱　蕤核五钱

【二十五诊】十三日

方用:熟地黄五钱　生地黄五钱　苦参五钱　元参五钱　女贞子一两　千年白三钱　夜明砂五钱　夜交藤五钱　当归五钱　金蝉花二钱

【二十六诊】十九日

据云:经视检查结果,视力已恢复至能看检查表第六排小字。

方用:熟地黄五钱　生地黄五钱　元参五钱　苦参五钱　女贞子一两　夜明砂五钱　决明子五钱　千年白三钱　蕤核五钱　云母石一两　当归五钱

【二十七诊】二十三日

方用:熟地黄五钱　生地黄五钱　元参五钱　苦参五钱　女贞子一两　夜明砂五钱　决明子五钱　千年白三钱　云母石一两　当归五钱　菟丝子五钱

◎ 陶杏元母张三妹肺癌一案

上海市嵩山区延安中路七二五号,沪光电影院职员陶杏元君,江苏川沙人,事母至孝,其母张三妹。病肺癌。屡经诊疗,皆隐匿不以闻。盖陶母习闻癌为不治之绝症也。

上海文艺工会电影院分会职工保健站诊断书:张三妹,年五十六岁,女性,全身症状良好。由一九五二年十月至一九五四年七月之间。每月约二三次至站中医治。除经常有些咳嗽,体温正常。有时有些关节酸疼。听诊右肺,有时有轻度支气管音外。全身症状,甚为良好。每次服药(Brown mixt)后咳嗽一般性愈好。于一九五四年七月廿六日,痰中略有极少量之血丝。体温 37.5℃,听诊右肺上部呼吸音减低。嘱透视。但因其本人身体甚好,亦无有何不舒适之处,并服药后咳嗽及血丝均转好,又因其本人自认为年龄已老,而未愿透视。八月份来过三次。除体温在 37.3℃~37.5℃之间,听诊右上肺部呼吸音显著减低,但其他一切均良好,如无病状。但因听诊有异状,故嘱其子必与其透视。结果于一九五四年九月透视。及摄片结果,为右肺上部呈一般性实质阴影,下端边缘清晰,余肺呈弥漫性钙化斑点,纤维增殖性阴影,心影正常。诊断为右肺新生物可能。但患者之全身症状,甚为良好,饮食、精神等亦好,咳嗽亦好,痰中亦无血丝。嘱即转第一医学院外科学院胸外科施行支气管镜检查,以供进一步研究。检查结果为癌症,而即入院施行手术治疗。

照录陶杏元笔记:病情的初期,患者经常的咳嗽、多痰,体质日见消瘦。经保健站诊疗,服药数次,未见好转。后遵医嘱摄了 X 光片,经保健站视察研究,告知病情,可能为肺上患瘤或癌。建议本人往第一医学院求治:一九五四年九月十七日在上海第一医学院外科学院门诊时,曾进行透视。照医生嘱咐:在当天下午摄了 X 光片,并预约在二十二日看门诊(片已摄成)。医生向病者了解了一些情况,次日病者进行了支气管镜观察。在二十四日看门诊时,医生声称:根据以上观察材料,肯定病者患的是肺癌,且很严重,非用开刀手术割除,无其他办法。而且此症开刀也并不能保证一定能割除。本人在此绝无仅有的办法下,决定在该院动手术。十月七日下午进行手术,一时半入手术室,至五时,未见医生开刀没将癌块取出。病者出手术室后,医生即与本人谈话:开刀的手续已完全做好,右背上肋骨取除一条,唯肺上癌不能割除,缘此癌已发展到淋巴腺上血管边,系属无法医治症(绝症)。医生又对我说:待患者精神稍好转后,只能在家去养养。经向医生了解病人发展的情况。医生说:此症发展下去,病人很痛苦,会出现气喘、头脚臃肿等现象,而且要继续六个月的生命恐也不能。后于十月十八日,我负着绝望的心情,伴着母亲出院。过了一些日子,经友人朱材因介绍,其笺条云:

"听说你老太太患着癌症。兹据友人传,南京路虹庙间壁保安坊,即四百八十六巷十九号,有一很著名的中医师刘民叔,对这一类的病,很有把握,不妨一试。门诊一万元,要清晨先去挂号,迟了挂不到,因每日限制四十号。

留致　陶杏元同志

材因"

于十月廿八日求医于刘民叔先生。此刻病者的情况是:舌干口腻,右脚浮肿,气喘,吐痰不爽。经刘医师诊治五次,服药十帖后,以上病情很显著的好转了,脚肿消失,气平口爽。事实在我的眼前,不由我提高了对中医、对刘医师的信任。继续治疗。在第一阶段共服药二十八帖后,病者精神有了很大程度的恢复。至此刘医师告我云:病者可停止三星期的诊治服药,在冬至前五天再继续治疗。第二阶段共又服药三十五帖。前后两个阶段服了六十三帖药。刘医师细心诊脉后,明白的告知我:患者的肺癌已痊愈,并停止了医药。同意本人待气候暖和,给病者透视X光以藉科学的证明。目前虽由于经济关系未曾摄片,然病人出院后已九月,没有像第一医学院医生所说的那样可怕,而是精神及其他都正常。为了发扬祖国宝贵的医药遗产,就草率的说了此癌疾被中医治愈的情况。供读者参阅。

一九五五年七月九日陶杏元摘录

【初诊】一九五四年十月二十八日

咳逆上气,口干舌焦。吐痰时痛引右胸,尤以刀疤为甚。自开刀后,脑右侧麻木酸楚,头难直竖,右脚浮肿。诊其脉阴阳俱紧,望其舌白胎而中剥。处进退青龙汤。

方用:桂枝三钱　麻黄一钱　细辛一钱　干姜二钱　五味子四钱　茯苓四钱　甘草二钱　白芍药三钱

服二剂　第一剂内加黄附块三钱　第二剂加生石膏四钱

【二诊】三十日

服前方颇安适,口舌稍润,咳逆上气稍缓。

方用:桂枝三钱　麻黄一钱　细辛一钱　干姜二钱　五味子五钱　茯苓四钱　甘草二钱　西瓜翠三钱

服二剂　第一剂内加黄附块三钱　第二剂加生石膏四钱

【三诊】十一月一日

咳嗽更缓,刀疤不复剧疼。

方用:桂枝三钱　麻黄一钱　细辛一钱　干姜二钱　五味子五钱　赤豆五钱　甘草二钱　西瓜翠三钱

服二剂　第一剂加黄附块三钱　第二剂加生石膏四钱

【四诊】三日

脚肿始消。

方用:桂枝三钱　麻黄一钱　细辛一钱　干姜二钱　五味子五钱　赤豆五钱　甘草二钱　丝瓜络三钱　橘络二钱

服二剂　第一剂加黄附块三钱　第二剂加生石膏四钱

【五诊】五日

脚肿消,口中和。

方用:桂枝三钱　当归三钱　陈皮三钱　茯苓三钱　半夏三钱　干姜二钱　五味子五钱　甘草二钱　旋复花三钱

服二剂　第一剂加黄附块三钱　第二剂加生石膏四钱

【六诊】七日

头项始和,脉不紧,舌仍剥。

方用:潞党参四钱　熟地黄四钱　当归四钱　龟板四钱　牡蛎四钱　玛瑙四钱　西瓜翠五钱　橄榄核五钱　金丝草三钱　千年红二钱　千年白二钱　白及五钱

服三剂

【七诊】十日

方用:潞党参四钱　熟地黄四钱　当归四钱　玛瑙四钱　玳瑁二钱　西瓜翠五钱　橄榄核五钱　白及五钱　枣仁三钱　千年红二钱　千年白二钱　石龙芮五钱

服三剂

【八诊】十三日

眠食均安。

方用:潞党参四钱　熟地黄五钱　黄精五钱　玛瑙四钱　珊瑚二钱　玳瑁二钱　西瓜翠五钱　橄榄核五钱　老秋蝉二钱　石龙芮五钱　白及四钱　红梅花三钱

服三剂

【九诊】十六日

方用:潞党参五钱　熟地黄五钱　黄精五钱　玛瑙四钱　珊瑚三钱　西瓜翠五钱　橄榄核五钱　石龙芮五钱　白及四钱　红梅花三钱　红梅枝三钱

服三剂

【十诊】十九日

头能直竖、左右顾。

方用:潞党参五钱　熟地黄五钱　黄精五钱　白及五钱　玛瑙四钱　珊瑚三钱　西瓜翠五钱　橄榄核五钱　石龙芮五钱　千年白二钱　千年红二钱

服三剂

【十一诊】二十二日

后脑右侧有时尚觉酸楚。

方用:潞党参五钱　熟地黄五钱　黄精五钱　白及五钱　玛瑙四钱　珊瑚三钱　老秋蝉二钱　珍珠母五钱　西瓜翠五钱　石龙芮五钱　千年白二钱　千年红二钱

服三剂

夫子曰:据公元一九五二年四月,上海市国药商业同业公会编印之《丸散膏丹配制法》第十六页载:大菟丝子丸方,内有石龙芮一两注云:"即水芹菜"。依此可知,自来药家,皆以石龙芮为水芹之传统药名。按"芹"为"蕲"之省体字,《神农古本草经》下品菜部第二种云:"水蕲,味甘平,主女子赤沃,止血,养精,保血脉,益气,令人肥健嗜食。"余尝用以治癌治肿有效。虽与《本经》中品草部第二十一种同名。但名同而物异,彼为鲁果能,味苦平属关节药,此为水芹,味甘平属血脉药也。是不可以不辨。夫同物异名,同名异物,在《本经》固有前例可援。如上品草部姑活一名冬葵子,与中品菜部第一种冬葵子同名。又如《本经》中品草部第十五种知母为沉燔之本名。而上品草部沙参,则又一名知母也。今药店仅于配置丸散时购置水芹,而饮片部门多不购置。当兹水芹上市,正宜饬令本市各区药店普遍备售。其法甚便,将水芹去青叶根须,但留茎白晒干即得。(节录一九五四年十二月呈上海市卫生局中药管理处书)

【十二诊】十二月十七日

有时尚咳,咳则背筋被其牵引,作拘急挛痛状,睡眠不安,痰腻不爽,漏下赤白沃。

方用:潞党参五钱　当归五钱　天门冬五钱　玉竹五钱　黄精五钱　枸杞子五钱　玳瑁二钱　珊瑚二钱　玛瑙三钱　熟地黄五钱　西瓜翠五钱　石龙芮五钱　乌贼骨五钱　龟板五钱　牡蛎五钱　狗脊五钱　草薢二钱　千年白三钱　千年红三钱　五味子二钱　白及五钱

服五剂

【十三诊】二十二日

咳时仅左背不和。

方用:潞党参五钱　熟地黄五钱　当归身五钱　天门冬五钱　玉竹五钱　黄精五钱　枸杞子五钱　玳瑁二钱　珊瑚二钱　玛瑙二钱　茯神三钱　酸枣仁三钱　西瓜翠五钱　石龙芮五钱　黑脂麻五钱　象皮三钱　白及五钱　鹿筋三钱　千年白三钱　千年红二钱　五味子三钱

【十四诊】二十七日

漏下止。

方用:潞党参五钱　熟地黄五钱　当归五钱　天门冬五钱　玉竹五钱　黄精五钱　枸杞子五钱　熟地黄五钱　象皮三钱　象牙三钱　杜仲三钱　黑脂麻五钱　西瓜翠五钱　石龙芮五钱　鹿筋三钱　白及三钱　五味子三钱　葡萄干四钱　黑枣、桂元、荔枝各五枚

【十五诊】一九五五年一月一日

后脑右侧麻木酸楚已向愈也。

方用:潞党参五钱　熟地黄五钱　黑脂麻五钱　当归身五钱　天门冬五钱　玉竹五钱　黄精五钱　石龙芮五钱　象皮三钱　象牙三钱　杜仲三钱　白及五钱　鹿筋三钱　虎骨三钱　阿胶三钱　五味子三钱　葡萄干四钱　黑枣、桂元、荔枝各五枚

【十六诊】六日

睡眠安,痰嗽平,刀疤不复痛矣。

方用:潞党参五钱　熟地黄五钱　黑脂麻五钱　当归身五钱　天门冬五钱　玉竹五钱　黄精五钱　石龙芮五钱　白及五钱　象皮三钱　鹿筋三钱　鹿角胶二钱　麋角胶二钱　五味子三钱　何首乌五钱　菟丝子三钱　覆盆子三钱　葡萄干四钱　黑枣、桂元、荔枝各五枚

【十七诊】十一日

方用:潞党参五钱　熟地黄五钱　黑脂麻五钱　当归身五钱　天门冬五钱　玉竹五钱　黄精五钱　石龙芮五钱　象皮三钱　鹿筋三钱　鹿角胶二钱　麋角胶二钱　何首乌五钱　白及五钱　宝珠茶花三钱　枸杞子五钱　续断三钱　葡萄干四钱　黑枣、桂元、荔枝各五枚

【十八诊】十六日

肺癌已经痊愈,刀疤亦极安适。

方用:潞党参五钱　黄芪五钱　熟地黄五钱　枸杞子三钱　当归身三钱
何首乌五钱　杜仲三钱　阿胶三钱　桑螵蛸三钱　老象皮三钱　石龙芮五钱
千年白三钱　老秋蝉二钱　西瓜翠五钱　白及四钱　宝珠茶花三钱　荷花三钱
葡萄干四钱　黑枣、桂元、荔枝各五枚

◎ 陈志云姊夫徐隆德食道中部癌一案

中华红十字会中医师陈志云,活人既多,积劳成病,虚羸少气,怔忡失眠,乃就商于夫子,夫子嘱其多服鹿角胶、麋角胶,未及两月而病瘥,百日后,体壮胜于往昔。其长姊凤文女士之夫徐隆德君,现年六十岁,江苏靖江人,业料器。久病噎膈。于一九五三年九月三十日赴上海市立第一人民医院诊断,其市一医证第○○四一三四号医务证明书,云:"住院经检查,与 X 光证明,为食道中部癌肿。外科会诊,同意进行手术治疗。因胸腔外科无床,要求出院等待病床,此证。"徐君闻进行手术,须先取去肋骨两条,因而大惧。后由陈志云夫妇来所代求夫子尽心图治,凡两月余而愈。

【初诊】一九五三年十月二日

食不能入,强入则涎沫汹涌,必随臭浊浓痰呕出而后稍安,胸次痞坚,按之痛,羸瘦短气声涩,舌上白胎厚腻。制络石汤与服。

方用:络石藤_{五钱} 生半夏_{三钱} 生南星_{三钱} 花蕊石_{五钱} 石钟乳_{五钱} 刺蒺藜_{三钱} 芜荑_{二钱} 白敛_{三钱} 安南肉桂_{一钱} 甘草_{一钱}

【二诊】四日

据云:服前方第一剂,十分不安,服第二剂后,吐浊痰,甚安适。

方用:络石藤_{五钱} 生半夏_{三钱} 生南星_{三钱} 花蕊石_{五钱} 石钟乳_{五钱} 刺蒺藜_{三钱} 芜荑_{二钱} 雌黄_{二钱} 安南肉桂_{一钱} 甘草_{一钱}

【三诊】六日

据云:连日涌吐恶涎浊痰,胸次渐开。

方用:络石藤_{五钱} 生半夏_{三钱} 生南星_{三钱} 花蕊石_{五钱} 刺蒺藜_{三钱} 藜芦_{二钱} 芜荑_{二钱} 雌黄_{二钱} 安南肉桂_{一钱} 甘草_{一钱}

【四诊】八日

据云:自觉食道左侧渐安,略能啜粥饮粥、饮随左侧而下,但不能多啜,仅两三口而已。

方用:络石藤_{五钱} 生半夏_{三钱} 生南星_{三钱} 花蕊石_{五钱} 刺蒺

藜三钱　藜芦二钱　芜荑二钱　马蔺子二钱　肉桂一钱　甘草一钱

【五诊】十日

据云:自觉食道左侧渐利,粥饮入胃,不复吐出,但痰涎仍多。

方用:络石藤五钱　生半夏三钱　生南星三钱　刺蒺藜三钱　藜芦二钱马蔺子三钱　芜荑二钱　虎头蕉二钱　肉桂一钱　甘草一钱

【六诊】十二日

据云:粥饮从左侧而下则可,若从右侧,不但不能入胃,即入亦必吐出。

方用:络石藤五钱　生半夏三钱　生南星三钱　刺蒺藜三钱　藜芦二钱芜荑二钱　马蔺子二钱　鬼臼四钱　牵牛子三钱　肉桂一钱　甘草一钱

【七诊】十四日

据云:食道右侧,水饮可下。

方用:络石藤五钱　生半夏三钱　生南星三钱　刺蒺藜五钱　藜芦二钱芜荑二钱　雌黄二钱　鬼箭羽二钱　鬼臼四钱　肉桂一钱　甘草一钱

【八诊】十六日

据云:自觉食道左侧畅利,右亦渐安,薄粥可从中道而下。

方用:络石藤五钱　生半夏三钱　生南星三钱　刺蒺藜五钱　藜芦二钱雌黄二钱　虎头蕉二钱　芜荑三钱　鬼箭羽二钱　肉桂一钱　甘草一钱

【九诊】十八日

据云:薄粥可从中道畅下。

方用:络石藤五钱　生半夏三钱　生南星三钱　刺蒺藜五钱　藜芦二钱雌黄二钱　芜荑三钱　肉桂一钱　甘草一钱

【十诊】二十日

据云:啜粥则多涎多痰,改食饼干、蛋糊,殊甚安适。

方用:络石藤五钱　生半夏三钱　生南星三钱　刺蒺藜五钱　藜芦二钱芜荑三钱　生白术三钱　茯苓五钱　肉桂一钱　甘草一钱

【十一诊】二十三日

饼干、蛋糊,自由食入,畅行无阻。

方用:络石藤五钱　生半夏三钱　生南星三钱　刺蒺藜五钱　藜芦二钱

芫荑二钱(据蔡同德堂云:奉上海市卫生局通知,芫荑自今日起全市药店一律停售)　虎头

蕉二钱　鬼箭羽二钱　雌黄二钱　石钟乳五钱

【十二诊】二十四日

痰涎少,但口仍干,舌仍燥,不能饮白开水,饮则吐酸。

方用:络石藤五钱　生半夏三钱　生南星三钱　刺蒺藜五钱　藜芦二钱

燕窝二钱　九香虫二钱　鬼箭羽三钱　鬼臼五钱　石钟乳五钱

【十三诊】二十七日

口干舌燥,饮吃水果。

方用:络石藤五钱　生半夏三钱　生南星三钱　刺蒺藜五钱　藜芦二钱

虎头蕉二钱　燕窝二钱　鬼箭羽三钱　鬼臼五钱　九香虫二钱

【十四诊】十一月一日

痰涎又多,不能吃水果,吃则吐酸。

方用:络石藤五钱　生半夏三钱　生南星三钱　刺蒺藜五钱　藜芦二钱

鬼箭羽二钱　鬼臼五钱　蚱蝉三钱　射干二钱　吴茱萸二钱　荜茇二钱

【十五诊】五日

痰涎大减,声音渐出。

方用:络石藤五钱　生半夏三钱　生南星三钱　刺蒺藜五钱　藜芦二钱

鬼箭羽二钱　蚱蝉二钱　马蔺子三钱　虎头蕉二钱　石钟乳五钱　吴茱

萸一钱

【十六诊】九日

饮食入口,从左下,极畅利,从中下,亦安适,从右下,则尚微梗,且

痰涎即因之以上逆。

方用:络石藤五钱　生半夏三钱　生南星三钱　刺蒺藜五钱　藜芦二钱

牵牛子三钱　旋复花三钱　海蜇一两　石钟乳五钱　吴茱萸一钱

【十七诊】十三日

近二三日,腹泻三四次,且又呕臭。痰吐酸水,口仍干,舌仍燥。

方用:络石藤五钱　生半夏三钱　生南星三钱　刺蒺藜五钱　藜芦二钱

茯苓四钱　生白术四钱　生姜四钱　公丁香二钱　吴茱萸二钱　安南肉桂一钱　甘草一钱

【十八诊】十七日

泻既止，吐亦平，口舌仍干燥。

方用：络石藤五钱　生半夏三钱　生南星三钱　刺蒺藜五钱　藜芦二钱　茯苓赤白各五钱　公丁香二钱　生姜四钱　吴茱萸二钱　肉桂一钱　甘草一钱

【十九诊】二十一日

饮食日增，精神日振，可以吃鸡皮，不能吃鸡肉。

方用：络石藤五钱　生半夏三钱　生南星三钱　陈皮三钱　茯苓赤白各五钱　公丁香二钱　生姜四钱　吴茱萸二钱　肉桂一钱　甘草一钱

【二十诊】二十五日

口干舌燥，迄今乃除。

方用：络石藤五钱　生半夏三钱　生南星三钱　茯苓赤白各四钱　砂仁三钱　蔻仁三钱　苍术三钱　吴茱萸二钱　生姜四钱　肉桂一钱　甘草一钱

【二十一诊】二十九日

饮食、睡眠、行动，几如常人。

方用：络石藤五钱　生半夏三钱　生南星三钱　茯苓赤白各四钱　砂仁三钱　蔻仁三钱　苍术三钱　鸡内金三钱　吴茱萸二钱　肉桂一钱　甘草一钱

【二十二诊】十二月四日

徐君自云："我已痊愈。"夫子曰："未。"

方用：络石藤五钱　生半夏三钱　生南星三钱　茯苓赤白各四钱　砂仁三钱　蔻仁三钱　苍术三钱　生白术三钱　肉桂一钱　甘草一钱

【二十三诊】十二日

徐君要求停药。夫子曰："不可，病根尚未断也，节饮食，勿气恼，莫使复发，发则难治，慎之慎之。"

方用:络石藤五钱　生半夏三钱　生南星三钱　潞党参三钱　生白术三钱茯苓四钱　黄芪三钱　鸡内金三钱　安南肉桂一钱　甘草一钱

以后由陈志云医师接续调治。

◎ 何富英白血球数增高腹中结癌一案

民叔大医师鉴：

径启者内子何富英。素病腹中痞块三个，久治不愈。据西医师数人先后诊治，屡照深度 X 光。皆断为白血球数量增高。以致腹中结癌，时时上攻。病势旋减旋增。最后宣称已成绝症。无法可治。近据上海医联化验结果，白血球数量已高至三十一万余。化验医师谭世熹为之骇然，金福亦以为惟有听死而已。幸于一九五二年六月五日经友人介绍延请 台端挽救。最初服药大见功效。痞块亦渐消减，至七月病又渐渐增剧，至八月痞块胀大塞满左腹，攻冲不已，随时晕厥，甚至半天不醒，彻夜昏迷。金福思前想后，心有不甘。经质询何以初治十分有效，后又束手无策？幸得 台端据实答覆。谓从前原处方剂中，有效药物为两头尖。后因上海市国药同业公议取销不用，后虽屡用他药代替，终归无效。金福闻悉即赴乡下觅得两头尖一包，私自置于药内同煎。居然一服即醒，痞块亦不攻冲，晕厥亦不再发生。以后每服一方，皆私自加入三钱。直到如今居然病愈一半以上。能饮食，能睡眠，能步行出外。一切渐如常人。今因向怡和啤酒公司福利科报领医药费用。拟请 台端出一证明，该项证明文件并非保险单，亦非包医单，别无他意，若内子何氏再有变病加病情形，或发生生命危险时，均与 台端无涉，尚希 惠于照办为感。

陆金福印住上海市常熟区迪化南路一百七十三号

一九五二年十月十一日

治疗证明书

兹有陆金福夫人何富英女士，久患癥坚血瘕，病属绝症。经于本年六月五日起，在本医师诊所就诊。至今在此治疗时期中，病渐向愈，尚须继续诊疗服药,否则翻病有危及生命之可能。上述治疗经过,据病者家属之请求,特此出函证明。

中医师　刘民叔

开业执照中字第四六五号

诊所　上海市南京东路保安坊十九号

一九五二年十月十三日

◎ 附南京市江苏省中医院叶心铭函

民叔道长先生:

前日于橘泉同志处获诵大著,钦佩之至。巴豆扑灭水中生物妙计,惜过去应用不善,其效未彰。先生能以临床经验发挥其疗效于日本住血吸虫病之中药治疗,贡献甚大。

雄鼠粪治癌,曾见缪希雍《广笔记》,苏联利用鼠类血液中锥虫分泌液云可医癌肿,曩见苏联医学报道,雄鼠粪自属良好治癌理想剂。《鲁楼医案》十分精彩,因爱生贪,拟告求二册,冒昧之请,惶恐惶恐。

弟曩以荜澄茄治赤痢型血吸病,尚见效。亦曾以巴豆黑烧(炙炭),作动物毒力试验,未获结论。今读大著,不禁喜而不寐也。致
敬礼

叶心铭

一月十一日

◎ 周安庆母曹氏糖尿病至昏厥不省人事一案

宁波人周安庆君。现住上海市嵩山区东台路一六六号。其母曹氏当六十五岁时，患肿胀重病，经夫子治愈。今年六十八岁，又患糖尿重病。其女顺娥向服务于江宁区西康路二五八号市立第一劳工医院，经常注射胰岛素。至五月初间，晕厥在床，乃求夫子往治。检其糖尿记录，尽作橘红色，每格皆填写四个"+"字。举家惶恐，夫子亦为之骇然。

【初诊】一九五四年五月九日

久病口苦便秘，燥渴引饮，溲溺无度，心荡欲吐。半月来，头痛脑胀。项背强，腰肢疼，左臂拘挛不能举。近五日间，先寒后热如疟状，一日三四度发。时时眩晕昏厥，今且历两日夜不省人事矣。切其脉微细若绝，视其舌浊垢满布，痰腻喉鸣，自汗肢凉。制参芪薯蓣汤与服。

方用：潞党参二两　生黄芪二两　山药二两　云母石二两　磁石二两白石英一两　五味子一两　葡萄干一两　冬虫夏草三钱　红枣、桂圆各五枚

一日夜服二剂

【二诊】十日

昏昏沉沉，不省人事，仍在危险状态中。

方用：潞党参二两　生黄芪二两　山药二两　云母石二两　磁石二两白石英一两　五味子一两　葡萄干一两　冬虫夏草四钱　红枣、桂圆各六枚

一日夜服二剂

【三诊】十一日

寒热罢，渐省人事，但欲寐。

方用：潞党参二两　生黄芪二两　山药二两　云母石二两　磁石二两白石英一两　五味子一两　葡萄干一两　枸杞子一两　红枣、桂圆各六枚

一日夜服二剂

【四诊】十二日

燥渴渐润，浊痰频吐，神识更清。

方用:潞党参_{二两}　生黄芪_{二两}　山药_{二两}　云母石_{二两}　磁石_{二两}　白石英_{一两}　五味子_{一两}　葡萄干_{一两}　枸杞子_{一两}　熟地黄_{一两}　红枣、桂圆_{各六枚}

【五诊】十三日

能坐起啜粥。

方用:潞党参_{二两}　生黄芪_{二两}　山药_{二两}　磁石_{一两}　白石英_{一两}　五味子_{六钱}　葡萄干_{一两}　枸杞子_{一两}　熟地黄_{一两}　红枣、桂圆_{各六枚}

【六诊】十五日

下宿粪,口仍臭恶。

方用:潞党参_{二两}　生黄芪_{二两}　山药_{二两}　白石英_{一两}　五味子_{五钱}　葡萄干_{一两}　熟地黄_{一两}　广陈皮_{四钱}　腊梅花_{四钱}　红枣、桂圆_{各六枚}

【七诊】十七日

头痛止,体痛除,肩尚酸,手尚麻。

方用:潞党参_{一两}　生黄芪_{一两}　山药_{二两}　五味子_{五钱}　葡萄干_{五钱}　枸杞子_{五钱}　熟地黄_{五钱}　广陈皮_{四钱}　腊梅花_{四钱}　红枣、桂圆_{各四枚}

【八诊】十九日

浊苔渐化,口臭渐除。

方用:潞党参_{一两}　生黄芪_{一两}　山药_{一两}　五味子_{三钱}　石斛_{三钱}　广陈皮_{三钱}　冬虫夏草_{二钱}　茯神_{三钱}　酸枣仁_{三钱}　红枣、桂圆_{各四枚}

【九诊】二十一日

糖尿日渐减少,只有一个"+"字了。

方用:潞党参_{一两}　生黄芪_{一两}　山药_{一两}　五味子_{三钱}　广陈皮_{三钱}　冬虫夏草_{二钱}　茯神_{四钱}　腊梅花_{二钱}　红枣、桂圆_{各四枚}

【十诊】二十四日

汗已止,溺如常,眠食均安。

方用:潞党参_{一两}　生黄芪_{一两}　山药_{一两}　五味子_{三钱}　冬虫夏草_{二钱}　茯神_{四钱}　酸枣仁_{三钱}　莲须_{三钱}　莲肉_{四钱}　黑枣、桂圆_{各四枚}

【十一诊】三十日

前方连服五剂,汗不复出,口不复渴。大便秘结。

方用:潞党参一两　生黄芪一两　山药一两　五味子二钱　冬虫夏草二钱
黑脂麻五钱　黄精五钱　玉竹五钱　葡萄干五钱　黑枣、桂圆各四枚

【十二诊】六月六日

已能步行出外也。

方用:潞党参五钱　生黄芪五钱　山药一两　枸杞子五钱　冬虫夏
草二钱　黑脂麻五钱　黄精五钱　天门冬四钱　麦门冬四钱　葡萄干五钱
黑枣、桂圆各五枚

◎ 白竹侪糖尿病求根治法一案

白竹侪君,河北宛平人,寓上海市常熟区安福路五十三巷十四号,现年四十八岁,并通中西医学。近病糖尿,求治于夫子,经两月余而愈。今据白君自述病历原文,照录于后:

——余病自本年二月间,最初发现小便日多,渐觉口干思饮,食量日洪,每三五分钟,即须饮水;二三小时,即须进食;一二小时,须即小便。小便最多量,一日夜达八九千毫升。在初期四十余日中,经二西医、一中医诊治,均未能确认病源对症用药,以致不特未见效果,反而精神日形萎顿,体重日渐减轻,(由一百七十斤减至一百三十五斤,计减轻三十五斤。)乃入医院治疗。经诊断为严重性的糖尿病。是一种新陈代谢失常的病症。人身血液中葡萄糖浓度的调节,以胰岛腺所分泌的胰岛素为最主要,因它有降低血糖的功能,一方面可以氧化组织中的葡萄糖以产生热力,供给身体需要;另一方面它可以维持血糖的正常量,使多余的血糖转变为肝淀粉,储存于肝脏内,同时一部分转变为肌肉淀粉,贮存在肌肉组织内。胰岛腺发生了毛病,因而失去了分泌胰岛素的功能,或分泌不足时,结果就因为胰岛素的缺乏,葡萄糖的转变关系失常,血液中积叠增多,超过一定的水准后,就经肾脏在小便中排泄而出。住院后,先施以饮食管制,后即注射胰岛素(Insulin)针剂,每日注射量由二十单位,逐渐增加至八十单位。糖尿始日渐减少,住院四十九天,糖尿已肃清,血糖由入院时五百单位,退减至一百二十六毫克。已到达脱离针药阶段。依西医学说,此为终身病,无法根治。只有终身饮食管制,带病延年。出院后,闻此症在中医学说,即三消症,有根治之法。惟必须有博通今古、精研脉理之大方家,辨症处方,非普通汤液所能奏效者。得友人蔡楚卿君介绍,就诊于华阳刘民叔先生,当蒙先生洞见症结,施以最切合之治疗,并嘱耐心服用。先后十六方,共七十五剂。虽尚未敢开放饮食,而精神、体力,日见充沛。检查血糖亦降至一〇二,几已恢复正常,(正常标准一〇〇)深见先生之良工心苦,爰将病情经过及治疗效果,略撮事实,以志感佩。兹将先生先后处方,次序述之于后。

【初诊】二剂

方用:枸杞五钱　黑脂麻五钱　茯神三钱　五味子三钱　酸枣仁五钱 山药三钱　山茱萸三钱　潞党参一两　黄芪一两　冬虫夏草二钱　石斛四钱

【二诊】三剂

方用:枸杞五钱　茯神三钱　石斛三钱　五味子三钱　黑脂麻五钱　山 药五钱　菟丝子三钱　潞党参一两　黄芪一两　冬虫夏草二钱　黄精四钱

【三诊】四剂

方用:枸杞五钱　石斛五钱　五味子三钱　黑脂麻五钱　山药五钱　橘 白五钱　粉葛根二钱　龙须草三钱　潞党参一两　黄芪一两　冬虫夏草二钱 黄精四钱

【四诊】四剂

方用:枸杞五钱　山萸二钱　酸枣仁三钱　山药五钱　黑脂麻五钱　五 味子三钱　茯神三钱　莲须三钱　潞党参一两　黄芪一两　冬虫夏草二钱 十大功劳三钱

【五诊】五剂

方用:枸杞五钱　五味子三钱　黑脂麻五钱　莲须三钱　山药五钱　山 茱萸二钱　覆盆三钱　潞党参一两　黄芪一两　冬虫夏草二钱　十大功 劳三钱

【六诊】七剂

方用:枸杞五钱　五味子四钱　黑脂麻五钱　升麻一钱　粉葛根二钱 山药五钱　桑椹四钱　茯神四钱　天麻一钱　潞党参一两　黄芪一两　冬虫 夏草二钱　石斛三钱

【七诊】五剂

方用:枸杞五钱　五味子四钱　桑椹四钱　山药五钱　独活二钱 冬虫夏草二钱　桔梗二钱　潞党参一两　黄芪一两　葡萄干五钱　十大功 劳三钱

【八诊】五剂

方用:枸杞五钱　五味子四钱　茯神三钱　山药五钱　黄精四钱　玉竹四钱　冬虫夏草二钱　枣仁三钱　潞党参一两　黄芪一两　葡萄干五钱

【九诊】五剂

方用:枸杞五钱　五味子四钱　玉竹四钱　山药五钱　覆盆子四钱　冬虫夏草二钱　菟丝子四钱　潞党参一两　黄芪一两　葡萄干五钱　黄精四钱

【十诊】五剂

方用:枸杞五钱　五味子二钱　黄精四钱　山药五钱　玉竹四钱　冬虫夏草二钱　杜仲三钱　潞党参一两　黄芪一两　葡萄干五钱　十大功劳三钱

【十一诊】五剂

方用:枸杞五钱　菟丝子五钱　山药五钱　黄精五钱　杜仲五钱　冬虫夏草三钱　功劳子五钱　潞党参一两　黄芪一两　葡萄干五钱

【十二诊】五剂

方用:枸杞五钱　黄精五钱　玉竹五钱　山药五钱　杜仲五钱　冬虫夏草三钱　葡萄干五钱　桑寄生四钱　潞党参一两　黄芪一两

【十三诊】五剂

方用:枸杞五钱　黄精五钱　玉竹五钱　山药五钱　象牙二钱　葡萄干五钱　槐角二钱　冬虫夏草三钱　潞党参一两　黄芪一两

【十四诊】五剂

方用:枸杞五钱　黄精五钱　玉竹五钱　山药五钱　象牙二钱　葡萄干五钱　槐角二钱　冬虫夏草三钱　楮实子三钱　潞党参一两　黄芪一两

【十五诊】五剂

方用:枸杞五钱　黄精五钱　玉竹五钱　山药五钱　葡萄干五钱　夜交藤五钱　楮实子五钱　黑稽豆四钱　橘白五钱　潞党参一两　黄芪一两

【十六诊】五剂

方用:枸杞五钱　黄精五钱　天门冬四钱　玉竹五钱　山药五钱　葡萄干五钱　黑稽豆四钱　菟丝子三钱　橘白五钱　潞党参一两　黄芪一两

白竹侪谨述

97

◎ 谢岑楼日本住血吸虫症并发肝硬变一案

谢岑楼,男性,年三十九岁,江苏省盐城县人。现住浦东凌家木桥一百四十二号。兹先录其出示之仁济医院诊断报告于后:

姓名:谢岑楼　企业名称:海员工会第五装卸区　住院号数:三六二九

临时诊断:日本住血吸虫症,有并发肝硬变。在住院期内,曾以吐酒石酸锑钾治疗,有反应,故建议先行治疗肝硬变。及休息三月以后,再行治疗日本住血吸虫。

以上报告之病情,只以目前诊断而说,不能负责未来之病变。

一九五三年六月十三日　医师钱贻兰

【初诊】一九五三年六月二十日

水积于腹,胀满如抱瓮。癥结坚痛,上引左胁。膝胫疼酸拘急。难于屈伸。脉沉而紧。舌淡无胎。

方用:黄附块<small>五钱</small>　安南肉桂<small>一钱</small>　甘遂<small>二钱</small>　大戟<small>三钱</small>　原巴豆<small>五钱</small>蜀椒<small>一钱</small>　芫蕚<small>三钱</small>　枳实<small>二钱</small>　鳖甲<small>五钱</small>　茯苓<small>五钱</small>　独活<small>三钱</small>

【二诊】二十二日

服前方两剂,癥结痛缓,膝胫略安。

方用:黄附块<small>五钱</small>　安南肉桂<small>一钱</small>　甘遂<small>二钱</small>　大戟<small>三钱</small>　蜀椒<small>一钱</small>芫蕚<small>三钱</small>　枳实<small>三钱</small>　鳖甲<small>五钱</small>　原巴豆<small>五钱</small>　独活<small>三钱</small>

【三诊】二十四日

胀随泻减,颇思饮食。

方用:黄附块<small>五钱</small>　安南肉桂<small>一钱</small>　甘遂<small>二钱</small>　大戟<small>三钱</small>　蜀椒<small>一钱</small>芫蕚<small>三钱</small>　枳实<small>三钱</small>　鳖甲<small>五钱</small>　鸡内金<small>三钱</small>　原巴豆<small>五钱</small>

【四诊】二十六日

方用:黄附块<small>五钱</small>　安南肉桂<small>一钱</small>　甘遂<small>二钱</small>　大戟<small>三钱</small>　芫蕚<small>三钱</small>槟榔<small>四钱</small>　鳖甲<small>五钱</small>　鸡内金<small>三钱</small>　原巴豆<small>五钱</small>　榧子<small>三钱</small>　郁李仁<small>四钱</small>

【五诊】二十八日

方用:黄附块五钱　安南肉桂一钱　甘遂二钱　大戟三钱　芫荑三钱　槟榔五钱　鳖甲五钱　原巴豆五钱　榧子三钱　郁李仁四钱

【六诊】三十日

连日畅泻,大腹已平,膝胫已伸。

方用:黄附块五钱　安南肉桂一钱　甘遂二钱　大戟三钱　芫荑三钱　鳖甲五钱　原巴豆五钱　郁李仁四钱　鬼臼四钱　狼毒二钱

【七诊】七月三日

左腹癥结,渐渐消减,胸胁已和。

方用:黄附块五钱　安南肉桂一钱　甘遂二钱　大戟三钱　芫荑三钱　鳖甲五钱　原巴豆四钱　郁李仁四钱　雷丸二钱　狼毒二钱

【八诊】九日

癥虽消小,厥根未拔。

方用:黄附块五钱　安南肉桂一钱　甘遂二钱　大戟二钱　芫花一钱　鳖甲五钱　原巴豆三钱　郁李仁四钱　蜣螂二钱　红枣四枚

【九诊】十五日

癥结更消,羸瘦少气。

方用:黄附块五钱　安南肉桂一钱　潞党参四钱　黄芪四钱　茯苓四钱　蜣螂二钱　鳖甲五钱　枳实二钱　厚朴三钱　红枣六枚

【十诊】廿一日

癥结全消,虚羸渐复。

方用:黄附块五钱　安南肉桂一钱　潞党参四钱　黄芪四钱　鬼臼五钱　山药四钱　蜣螂二钱　鳖甲五钱　枸杞子三钱　葡萄干四钱　红枣六枚

【十一诊】廿七日

方用:潞党参五钱　黄芪五钱　生白术三钱　甘草一钱　安南肉桂一钱　山药四钱　蜣螂二钱　雷丸二钱　蜀椒三钱　葡萄干四钱　红枣六枚

【十二诊】八月七日

方用:潞党参五钱　黄芪五钱　生白术三钱　甘草一钱　安南肉桂一钱

冬虫夏草一钱　蜣螂二钱　雷丸二钱　鬼臼五钱　葡萄干四钱　红枣六枚

【十三诊】十七日

据本人云：我已痊愈，可以勿药。夫子曰：须再服十二剂。

方用：潞党参五钱　黄芪五钱　生白术三钱　甘草一钱　蜣螂二钱　芜荑三钱　雷丸二钱　蜀椒二钱　鬼臼五钱　葡萄干四钱　红枣六枚

◎ 钟士芳血吸虫病单腹蛊胀劝勿切除脾脏一案

武进人钟士芳君,年四十七岁,世居江苏常州市青果巷三十八号,操棉花业。据云:"当十七岁时,腹内痞结,屡就中西医治,皆不瘥。延至两年前,腹渐胀大,今年夏,隆起如抱瓮,赴无锡梅园乡卞家湾疗养,未能个别饮食,与众共饭,盐咸油腥,无所避忌,至是大腹膨胀,胀满之苦,无可名状矣。"于一九五二年十月七日,前来求治,并出示五函,兹照录于后。

——函一

病人钟士芳,年四十七岁,曾于本年六月十三日住院,入院检查,发现病人甚消瘦,巩膜黄,腹部隆起,腹壁静脉怒张,脾肿大至脐下,肝未触及。血液检查:白血球每立方耗二·八〇〇;红血球三、二〇〇·〇〇〇;血液沉降率每小时四十五耗,蚁醛及碘液试验 ++;黄疸指数二十;马尿酸试验为三·八四克,小便正常;大便孵化及沉淀皆无虫卵发现,直肠粘膜检查则发现钙化血吸虫卵 +++。于六月十六日开始口服海群生(Hetrazen),至七月十六日治程结束,共服海群生八·八五克。此时检查黄疸指数降至六·〇,但腹部有增无减,入院时为三十六吋,出院时则为三十九吋。自七月五日至七月十三日曾注射小剂量吐酒石(酒石酸锑钾),总量为〇·二五。病人于七月十七日出院,脾及腹水依旧。建议:作脾脏切除,及其他外科治疗。

华东区苏南血吸虫病防治所医务部启

一九五二年九月十日

函二

病人钟士芳前在本所治疗时,适经黄教授等来所参观,曾经谈及脾脏切除疗法。今病者要求施行手术,故介绍前来,请考虑收纳为荷。此致
上海宏仁医院外科部。

华东区苏南地方病医院医务部启

一九五二年九月十二日

函三

钟士芳同志:依据你的来信,我们推测你的病,可能是因为血吸虫所引起的肝硬变,以致腹腔内静脉充血,形成食道下端静脉曲张及脾脏胀大。若是这种病,手术治疗,只限于脾脏切除,可部分减低腹腔内静脉压,及改进贫血及白血球过低现象,但是不能改进肝内变化。同时可用组织疗法,及注意营养。我们劝你,可能的话去上海或南京大医院内检查,可以确定诊断,及决定治疗方针。此致

敬礼

中国协和医院外科

一九五二年八月二十九日

函四

钟士芳同志:来信所说各节,经本院医师研究,在目前尚无根治办法,因为切除脾脏仍不能解决腹内生水问题,所以目前除试用组织疗法及增进营养外,别无良策。此致

敬礼(协和医院信退回)

上海医学院外科学院启(52)上外字第五四四号

一九五二年九月十日

函五

钟士芳同志:来信未曾即覆,极为抱歉。因写外科主任黄教授,故由外科辗转才收到。今将所询问题答覆如下:(一)前在苏南诊治血吸虫病时曾向防治所建议,某些患者白血球太少又有贫血脾脏极大而不能忍受锑剂者,可先行外科手术以期改善情况,创造条件,但开刀并非能使血吸虫病痊愈,根治仍须用锑剂。(二)到上海住院治疗,每天住院费用同膳食费一万五千元,其他手术费输血费等亦有卫生局规定,至于所花费用之总数,则视病情轻重及住院日期长短而定,恕难肯定估计数目。专此即覆敬礼

宏仁医院黄铭新

一九五二年九月二十五日

【初诊】一九五二年十月七日

蛊胀已成,形同抱瓮,两脉沉弦有力,病属里水,法当攻下。但羸瘦已极,不能支持,今先与小方主治,不去倍之;不去十之,取去为度。此《神农本草》说也。敢请留沪半月,以觇究竟,钟曰:可。

方用:原巴豆—钱　甘遂—钱　大戟二钱　商陆四钱　狼毒二钱　续随子二钱　枳实二钱　鳖甲—两　鸡内金四钱　槟榔四钱　郁李仁三钱　肥大红枣二枚

【二诊】八日

得小泻,转安适。

方用:原巴豆二钱　甘遂二钱　大戟二钱　商陆四钱　狼毒二钱　续随子四钱　枳实四钱　鳖甲—两　槟榔五钱　郁李仁四钱　肥大红枣二枚

【三诊】九日

得畅泻数次,顿觉宽松。

方用:原巴豆三钱　甘遂二钱　大戟三钱　狼毒二钱　枳实四钱　鳖甲—两　槟榔五钱　鬼臼三钱　葶苈子三钱　郁李仁四钱　肥大红枣三枚

【四诊】十日

得泻则安,不得泻则满。

方用:原巴豆五钱　甘遂二钱　狼毒二钱　枳实四钱　鳖甲—两　鬼臼五钱　葶苈子三钱　续随子二钱　牵牛子四钱　郁李仁四钱　肥大红枣三枚

【五诊】十一日

方用:原巴豆五钱　甘遂二钱　大戟三钱　枳实五钱　鳖甲—两　鸡内金四钱　鬼臼五钱　槟榔五钱　厚朴二钱　郁李仁五钱　肥大红枣四枚

【六诊】十二日

膨胀有显著之消减。

方用:原巴豆五钱　甘遂二钱　大戟二钱　枳实五钱　槟榔五钱　牵牛子五钱　瘪竹五钱　茯苓五钱　郁李仁五钱　肥大红枣四枚

【七诊】十三日

方用:原巴豆五钱　甘遂二钱　大戟二钱　商陆四钱　槟榔五钱　蔻仁二钱　蔻花二钱　瘪竹五钱　郁李仁五钱　肥大红枣四枚

【八诊】十四日

方用:原巴豆五钱　甘遂二钱　大戟二钱　商陆四钱　槟榔五钱　枳实四钱　瘪竹四钱　郁李仁五钱　狼毒二钱　肥大红枣五枚

【九诊】十五日

据云:服药至今,消了一寸有余。

方用:原巴豆五钱　甘遂二钱　大戟二钱　商陆五钱　槟榔五钱　枳实四钱　杏仁三钱　苡仁五钱　郁李仁五钱　肥大红枣五枚

【十诊】十六日

方用:原巴豆一两　甘遂二钱　大戟二钱　鳖甲五钱　鸡内金四钱　枣儿槟榔五钱　莨菪子二钱　郁李仁五钱　肥大红枣七枚

【十一诊】十七日

方用:原巴豆一两　甘遂二钱　大戟二钱　鳖甲五钱　鸡内金五钱　枣儿槟榔五钱　莨菪子二钱　郁李仁五钱　肥大红枣七枚

【十二诊】十八日

据云:自觉消减了三分之一。

方用:原巴豆一两　甘遂二钱　大戟二钱　商陆五钱　枣儿槟榔五钱　莨菪子二钱　皂荚子二钱　郁李仁五钱　肥大红枣七枚

【十三诊】十九日

方用:原巴豆一两　甘遂二钱　大戟二钱　商陆三钱　枳实五钱　厚朴三钱　蔻花二钱　砂花二钱　郁李仁五钱　肥大红枣七枚

【十四诊】二十一日

方用:原巴豆一两　甘遂二钱　大戟三钱　枣儿槟榔四钱　瘪竹一两　红梅花五钱　黄菊花二钱　郁李仁五钱　肥大红枣十二枚

【十五诊】二十三日

据云:已瘥三分之二,今午返乡休养。

方用:原巴豆_{五钱} 甘遂_{二钱} 大戟_{二钱} 狼毒_{二钱} 鳖甲_{五钱} 红梅花_{五钱} 黄菊花_{二钱} 佛手花_{二钱} 郁李仁_{五钱} 肥大红枣_{十二枚}

受业李鼎谨按:自钟君返乡而后,或通函论病,或来沪求诊,至十二月二十四日蛊胀全平,惟左腹痞结尚存三分之一,因固执根治此病必须切除脾脏之成见,屡欲施行手术。夫子劝之曰:"不必也。大腹既已平复,痞亦消去三分之二,苟能续持药治,十全大功,为期不远。若切除而幸愈,则身中缺少一脏,其影响生理亦必大焉。若切除而不愈,其流弊尚堪设想耶!"

后来沪续治,于农历新正而竟痊愈。

附论巴豆

受业叶茂烟入室请益曰:"常见师用原巴豆治疗日本住血吸虫病晚期腹水,愈者甚众。敢问征诸古医经传,其有说乎?" 夫子曰:"有之,但稽考中医书籍,并无日本住血吸虫病之名,如此七字长名当读为日本_句、住血_句、吸虫病_句。不识能符日人创始命名之义否? 余处方屡用原巴豆以治之者,盖亦有所据焉。谨业《神农本草经》下品木部第一种云:'巴豆,味辛、温,主伤寒温虐寒热,破癥瘕结聚坚积,留饮痰癖,大腹水胀,荡练五藏六府,开通闭塞,利水谷道,去恶肉,除鬼毒蛊疰邪物,杀虫鱼。生巴郡川谷,八月采。' 夫蛊之为物,犹今之所谓属动物性者,名原虫也。疰之为物,犹今之所谓属植物性者,名细菌也。中外异名,古今同物,然皆非肉眼所得而见之者也。住血吸虫,余尝得而见之矣,其为形也,雌雄异体,各自独居。雄虫长 12~20 毫米,雌虫细而长,平均为 26 毫米。此皆肉眼可得而见之者,非若细菌、原虫体极微细,人目不易窥见,非藉高度之显微镜,难以显示其形状者。然则其巴豆主杀虫鱼之所谓虫乎?虫而与鱼骈列并举,则此巴豆所杀之虫,除汉唐间所称射工、水弩、沙蚕、溪毒之外,当必包括住血吸虫无疑。何者? 住血吸虫固成长于水中者也,据生物学知住血吸虫,雄者有睾丸七个,雌者子宫可容五十余卵,其交媾力甚强,两虫成熟时,雄常屈其体,形成一抱合沟,经常抱其雌。

世之狂童登徒，淫娃荡妇，既卜其昼，又卜其夜者，大可用'吸虫'二字以喻之。迨雌虫脱离雄虫后，即在近肠壁之小静脉内产卵，该卵藉卵内幼虫所分泌之溶化组织物质，使排出之卵，穿过毛细血管壁及肠粘膜组织，进入肠腔，随粪便以排出于体外。遇到水后，在数小时内，即孵化而成为有纤毛之毡毛幼虫，或简称毛蚴。游泳于水内，当其遇到钉螺蛳时，即行钻入，再移行至肝脏，发育而为芽胞幼虫，或简称胞蚴，后再发育成为尾部分叉之尾动幼虫，或简称尾蚴。至此乃离开钉螺蛳，再度游泳于水内，则斯虫也，宜其与鱼骈列并举。作者之谓圣，此神农之所以为神农欤。当人涉水时，此尾动幼虫即可钻入皮肤，并脱去其尾部，其所侵入之皮肤表面，发生痒疹。自此以后，寄生繁殖，初则如疟如痢，次则肝脏肥大，脾脏亦肥大，或肝萎缩，或肝硬变，遂以致死。尝见渔家每以巴豆杀鱼，而螺虾等水族，亦被毒杀，窃推其义，用之以治人身中住血吸虫所致之晚期腹水，屡试而屡验，居然疗效卓著。遍考《神农》经典，言'杀虫鱼'者四，除巴豆外，有芫花、莽草、蜈蚣。按此三味虽皆属味辛、温之药，然无巴豆'荡练五藏六府，开通闭塞，利水谷道'之功能。且'大腹水胀'四字，又赫然著录于巴豆主治之下，明文可据，夫复何疑。"

一、不去油者名原巴豆，若用巴豆霜，则药效不彰。

二、丸剂用原巴豆，先去壳隔心皮，熬令色黄，气香为度，切勿过火，别研如脂。

三、散剂用原巴豆，先去壳隔心皮，熬令赤，勿枯焦，别研如脂，将余药为散，然后纳巴豆，更于臼中治之。

四、汤剂用原巴豆，去壳取仁，宜生用，不须熬。

五、汤剂用原巴豆仁，先煎一时至二时，令裂开油出，使其自然化和于水内。

六、汤剂用原巴豆仁，不可捣碎，碎则失其自然出油之意，及而使人烦乱不安。若欲速效，亦可捣碎。

七、旧方有禹余粮丸、禹功散、舟车丸、浚川丸、浚川散等，药店多有制为成药备售者，惜无原巴豆参入其间，宜近来使用之者，殊乏捷效也。

◎ 丁心郎子维亨虫积单腹蛊胀一案

丁心郎之子维亨,年十岁,江苏崇明岛南四溆镇人。久病鼓胀,三年来百治不瘥。近因其大伯寓上海市老闸区福建中路壶中天茶楼名其康者,大腹水胀,屡服重剂巴豆而瘥。乃嘱维亨来沪就诊。寓虹口区闵行路一百七十八巷二十九号袁宅。

【初诊】一九五一年十一月十三日

腹皮绷急。面目萎黄,颧下白团如癜风,时腹剧痛难忍,心嘈嗜食。

方用:生白术五钱　茯苓五钱　蜣螂三钱　芜荑三钱　鹤虱三钱　安桂一钱　吴茱萸一钱　花椒一钱　干姜一钱　乌梅五枚　甘草一钱　雄黄精三钱　雌黄精三钱

【二诊】十四日

方用:生白术五钱　茯苓五钱　蜣螂三钱　芜荑三钱　鹤虱三钱　吴茱萸一钱　花椒一钱　安桂一钱　干姜一钱　大乌梅五枚　甘草一钱　雷丸一钱　雄黄精三钱　雌黄精三钱

【三诊】十五日

方用:生白术五钱　茯苓五钱　蜣螂三钱　芜荑三钱　鹤虱三钱　吴茱萸一钱　花椒一钱　安桂一钱　干姜一钱　白芍药三钱　甘草一钱　大乌梅五枚　雄黄精三钱　雌黄精三钱

【四诊】十六日

腹痛全止,胀亦渐消。

方用:生白术五钱　茯苓五钱　蜣螂三钱　芜荑三钱　鹤虱三钱　安桂一钱　干姜一钱　甘草一钱　雄黄精三钱　雌黄精三钱　乌梅五枚　大红枣五枚

【五诊】十七日

方用:生白术五钱　茯苓五钱　蜣螂三钱　芜荑三钱　安桂一钱　吴茱萸一钱　雄黄精三钱　雌黄精三钱　厚朴二钱　乌梅五枚　红枣五枚

【六诊】十九日

方用:生白术五钱　茯苓五钱　蜣螂三钱　雄黄精二钱　雌黄精二钱　安桂一钱　吴茱萸一钱　厚朴二钱　炒麦芽三钱　甘草一钱　生姜三钱　红枣五枚　乌梅三枚

【七诊】二十二日

病已痊愈。

方用:生白术五钱　茯苓五钱　蜣螂三钱　安桂一钱　黄芪四钱　陈皮三钱　砂仁三钱　鸡内金三钱　甘草一钱　乌梅三钱　生姜三钱　红枣五枚

【八诊】二十九日

明晨返乡。

方用:生白术五钱　茯苓五钱　蜣螂三钱　安桂一钱　黄芪五钱　榧子肉三钱　甘草一钱　乌梅五枚　生姜三钱　红枣十枚

赠福儿散一料,依法常服,调理善后。方载于师著《辛未重订时疫解惑论》铅印本。

◎ 诸簪燕夫李长鑫脾大单腹蛊胀一案

同学诸簪燕女士,江苏青浦人,向设诊所于上海市江湾区万安路五百三十八号,颇得时誉。其夫李长鑫君病腹胀,住枫林桥中山医院第六病房第三十四床。今据院方所出之"病程简录"照录于后。——

李长鑫君,男,三十四岁,于五一、六、十九入院。其主诉为六年呕血三四次及腹胀脾大四年。

三四年吃酒,二三日吃酒一次,一次黄酒一斤多,六年前停药。

入院检查:无黄疸,心肺正常。腹围八十二公分,表面静脉明显,脾大至肋下六公分,肝未扪及,腹水征明显,肛门有外痔。

入院后之实验室检查:

1. 白血球 800/cumm. 红血球 1.37m. 72% 多核

大小便正常

2. 血液白蛋白 (1)2.99 (2)2.5 球蛋白(1)3.10 (2)3.65

V.D.B delayed direct I.I.9 BiLimine 0.2mg%

ThymoL Tubidity (1)12.5 (2)13

H.A.T.(oral) (1)1.65 (2)2.76

Prothrombin Time 25sec. 21% 14.5 54%

出院时之 白血球 1500 65% 多核

红血球 2.84m.

在院之治疗 七次输血

Salyrgan 利尿针

Vitamine 维他命 B 及 K yeast 铁剂药

【初诊】一九五一年七月十六日

吐血六年,蛊胀四年,腹上青筋显露。胸满咳逆上气,倚息不得卧。

方用:鳖甲五钱 鸡内金五钱 茯苓五钱 猪苓三钱 泽泻二钱 牵牛子六钱 郁李仁三钱 杏仁三钱 泽兰四钱

【二诊】十七日

腹胀不如昨日之甚,咳喘未平。

方用:鳖甲五钱　鸡内金五钱　茯苓五钱　牵牛子六钱　郁李仁三钱
杏仁三钱　白商陆二钱　葶苈子二钱　大红枣二枚

【三诊】十八日

方用:鳖甲五钱　鸡内金五钱　牵牛子五钱　郁李仁三钱　杏仁三钱
白商陆三钱　葶苈子二钱　大腹皮二钱　大红枣二枚

【四诊】十九日

蛊胀减小,腹犹坚,咳喘渐平。

方用:鳖甲五钱　鸡内金五钱　牵牛子五钱　郁李仁三钱　杏仁三钱
商陆三钱　葶苈子二钱　菴䕡子二钱　泽兰二钱　大红枣二枚

【五诊】二十日

蛊胀更减小,腹未和,咳缓喘平,能卧。

方用:鳖甲五钱　鸡内金五钱　牵牛子五钱　郁李仁三钱　杏仁三钱
白商陆二钱　葶苈子二钱　菴䕡子二钱　甘遂二钱　大戟二钱　大红枣二枚

【六诊】二十一日

方用:鳖甲五钱　鸡内金五钱　牵牛子五钱　郁李仁三钱　白商陆三钱
葶苈子二钱　甘遂二钱　大戟二钱　厚朴二钱　大红枣三枚

【七诊】二十二日

蛊胀已平,自觉左腹有物,视之高,按之不痛。

方用:鳖甲五钱　鸡内金五钱　牵牛子四钱　郁李仁二钱　白商陆三钱
卷厚朴二钱　甘遂二钱　大戟二钱　蜣螂二钱　大红枣三枚

【八诊】二十三日

方用:鳖甲五钱　鸡内金五钱　牵牛子五钱　郁李仁三钱　白商陆三钱
厚朴二钱　枳实二钱　甘遂二钱　大戟二钱　蜀漆二钱　蜣螂二钱　槟榔三钱
大红枣五枚

【九诊】二十四日

方用:鳖甲五钱　鸡内金五钱　牵牛子四钱　郁李仁三钱　白商陆三钱

甘遂二钱　大戟二钱　蜣螂二钱　槟榔三钱　蜀漆二钱　大红枣五枚

【十诊】二十六日

坚痞已消，小腹亦和，但重按之微觉不适而已。

方用：鳖甲五钱　鸡内金五钱　牵牛子三钱　郁李仁三钱　白商陆三钱

甘遂一钱　大戟一钱　蜣螂一钱　茯苓三钱　陈皮三钱　大红枣七枚

鼎按：李君之病，十诊而消，乃由诸簪燕女士处方，善后调理。夫子嘱之曰："凡蛊愈后，最虑瘥后盐复，宜自即日起，在二百日内严禁一切咸味，切勿犯禁，可永瘥也。"或问曰："忌盐西法也，近年来始有出售忌盐酱油者。中医忌盐，于古有征乎？"夫子曰："有之，但不知所谓忌盐酱油者，有咸味否？无则可吃，有则当忌。忌一切咸味，非专忌盐，盐特为咸之一种耳！中医食忌，由来已久，《金匮要略》卷下，禽兽鱼虫禁忌并治第二十四有云：'所食之味，有与病相宜，有与身为害，若得宜则益体，害则成疾，以此致危，例皆难疗。'试检葛氏《肘后方》第三卷及第四卷，聊举数例以明之。其一，'治卒肿满身面皆洪大。'第十方方后云：'勿食盐。'其二，'肿从脚起，稍上进者，入腹则杀人。'第三方方后云：'勿与盐。'其三，'治卒大腹水病。'第八方方后云：'差后节饮及咸物等。'今且再举孙氏《千金方》第二十一卷数例以续明之。其一，'治大肠水乍虚乍实上下来去方'，方后云：'鱼勿用盐。'其二，'治久水腹肚如大鼓者方'，方后云：'莫恣意咸物。'其三，'治水气通身洪肿百药治之不瘥待死者方'，方后云：'始终一切断盐。'夫《肘后》《千金》所撰，其禁忌食盐之戒，当为两汉以来，师师相传之旧说，从可知其为古法矣。及于清初康熙朝，钦定《古今图书集成》，其《医部全录》第三百九卷肿胀门二，有云：'凡水肿惟忌盐，虽毫末许，不得入口。若无以为味，即水病去后，宜以醋少许调和饮食。不能禁盐，勿服药；果欲去病，切须忌盐。'又云：'水气肿胀，必禁食盐，犯则不救，三月后可渐渐少用矣。即秋石亦不可用，必须三月后用之。'后乾隆朝，御纂《医宗金鉴》第四十一卷，末云：'若能忌盐酱，淡食百日，多有生者。'其余民间撰著，尤难备录。

足征中医忌盐之法,自古迄今,未尝中辍,孰谓中国古医不知忌盐之戒哉! 兹录肿胀愈后忌满开盐方于后。

附开盐鲫鱼散方《存心堂集验方》 治肿胀瘥后百日,服此散毕,方可开盐。

白茯苓　生白术

上药等分,研为细末。用鲜大鲫鱼一尾,剖去肠杂,入盐、麝香少许,将苓术细末,装入鱼腹内,焙干为末,即"开盐鲫鱼散"也。每服一二钱,僵蚕汤送下。

◎ 林道兴子重光肾炎肿胀一案

林道兴之子名重光,年八岁,浙江永嘉人,现住上海市卢湾区钜鹿路杨家巷大兰坊第二十四号。病身肿腹胀。据其母龚蝉玉云:于一九五一年七月十二日赴广慈医院,门诊号数B004771,诊断为慢性肾炎,后遵医嘱住院疗养。病床号数SL457。自七月十九日入院,至八月十九日出院。闻人善说刘师善治鼓胀,即于九月四日来所面请夫子往救。

【初诊】一九五一年九月四日

大鼓水胀,面目四肢浮肿。疥瘯痂蟀,咳逆上气。下利肠澼。皮疮肉苛。

方用:白商陆三钱　茯苓皮五钱　郁李仁三钱　萹蓄四钱　葫芦三钱 厚朴二钱　菊花三钱　藜芦二钱　大红枣四枚

【二诊】六日

方用:白商陆三钱　茯苓皮五钱　郁李仁三钱　萹蓄四钱　葫芦四钱 厚朴二钱　菊花三钱　藜芦二钱　大红枣五枚

【三诊】九日

方用:白商陆三钱　茯苓皮五钱　郁李仁三钱　白敛二钱　葫芦四钱 厚朴二钱　菊花三钱　藜芦二钱　大红枣六枚

【四诊】十三日

肿退胀消,惟疥瘯痂蟀,日久不除。

方用:白商陆三钱　茯苓皮五钱　郁李仁三钱　白敛二钱　白头翁二钱 青蒿二钱　厚朴二钱　菊花三钱　藜芦二钱　大红枣七枚

【五诊】十八日

诸病皆愈。

方用:白商陆三钱　茯苓皮五钱　郁李仁三钱　黄芪四钱　薏苡五钱 厚朴二钱　藜芦二钱　大红枣十枚

【六诊】二十五日

方用:茯苓五钱　黄芪五钱　郁李仁三钱　薏苡仁五钱　厚朴二钱　藜芦一钱　刀豆子四钱　陈皮二钱　大红枣十六枚

【七诊】十月七日

方用:茯苓五钱　黄芪五钱　潞党参三钱　甘草一钱　陈皮三钱　制半夏三钱　砂仁二钱　木香一钱　大红枣十五枚

◎ 俞越峰肝硬化肿胀抽水病复一案

上海人俞越峰君,年三十九岁,住上海市邑庙区三牌楼学院路三省里二号。久病腹胀如鼓。前住枫林桥中山医院第六病室第三十五床。于一九五一年七月十六日求治于夫子。夫子问在院中抽放腹水乎?曰:"然。当时颇安,不久即胀。西医欲再抽水,予拒绝之。敢问抽后之胀,胀且更甚,何也?"夫子曰:"放水疗胀,不仅西医为然,中医亦至今未绝。其法以小铜管刺入腹穴,即出水如射,与西医抽水,异曲同工。此法由来已久,然出自别派,非汤液家法,为药治正宗所不取。按晋代葛稚川《肘后方》第四卷云:'腹大下之不去,便针脐下二寸,入数分,令水出。'迨至隋末唐初即已禁用。按孙思邈《千金方》第二十一卷云:'凡水病忌腹上出水,出水者月死,大忌之。'日本永观二年,康赖所撰《医心方》三十卷,其第十卷亦引《千金》此条,作'水病,忌腹上出水,出水者一月死,大大忌之。'知东医之亦重视放水之忌也。清初《古今图书集成·医部全录》,第三百九卷肿胀门二,有云:'尤忌针刺,犯之流水而死。'此无他,水虽放出,元气亦随之以俱去。且水去而病自若,宜其消后不久复胀如前,甚至旋消而旋胀,且坚满更甚也。大凡抽放腹水,强者幸愈,弱者必死。乾隆四十三年俞东扶辑《古今医案按》亦尝论及放水之弊。其云'今有专门治肿胀者,用铜管子从脐下刺入,出水如射,顷刻盈缶,腹胀即消。以此水露一夜,明晨视之,浮面者是清水,中央者是淡血,沉底者是脂膏。盖病者清浊不分,气血皆变为水,决而去之,去水即去其气血也。虽一时暂快,或半月,或一月,肿胀仍作,再针之亦死,不针之亦死矣。'据俞氏言,不可谓近代医流无识其非者。"爰处荡涤脏腑开通闭塞之方,直服至十月二十一日而痊愈,又休养两月而复原。夫子谆嘱,曰:"在一年内忌食咸味,二年内禁犯房室,慎之永不复发。不尔者,虽瘥复发,不可更治也。惟是禁口尚易,戒色甚难。戒色于病时尚易,戒色于愈后尤难。我见实多,特表而出之。明万历年间孙一奎辑《赤水玄珠》,其第五卷引厥目云:'水胀皆本于房劳过度。'夫既本于房劳过度者,当以节欲善其后。望君牢记,切毋河汉斯言。"

附中山医院病史录

姓名:俞越峰　门诊号数:三六二七二　住院号数:五一一三○六一

于一九五一年六月十八日首次住院,诉一年余不规则腹泻,常有瘀点。牙龈出血及鼻血。及十八日来腹明确膨大。有十余年饮酒史。廿年前曾在浦东游泳。

体检:消瘦,皮肤有瘀点。巩膜亚黄色。腹巨膨。表面颈脉较显,腹水征明显。脾大至肋下五指。荐部及脚背有浮肿。

胸荧光:一、右肺尖瘢。二、横膈高。心横位。两侧肋膈沟少量积水。三、食道光滑。

其他实验结果:白血球　四五五○　中性　六八%

赤血球　二、七五百万　血小板二八、四万　Hess 试法阳性

凡登白　双期直接　黄疸指数三二　血浆白蛋二、○五%　球蛋白四、二%　肝功能:马尿酸试法(口服)○、七五克　麝香草酚一五·五单位　凝血酵素元时间二三—二八秒　粪孵化二次阴性

乙状结肠镜—只见最下四吋,黏膜充血水肿,易出血。取下黏膜一片,未见虫孵。

腹水(抽出四五○○毫升)—比重一○二二。血球一六二。Rivalta 试法阴性。蛋白一·○克%

住院注射 Salyrgan 数次。腹胀稍减。嘱回家休养。高蛋白炭水化物及维生素疗法。给 Choline、Sminogen 及间歇 Salyrgan。

诊断:门脉性肝硬化。

一九五一年七月十二月又因发热及腹泻住院。

因拒绝多做检查而于十六日出院。

小便尿胆色元阳性(一:一○○)

受业李鼎谨按:俞君久病,数度翻复,夫子历处药剂,大抵相类,未能一一备录,爰仅附初诊十方于后。

【初诊】一九五一年七月十六日

腹大如抱瓮，身面四肢浮肿，下体尤甚，鼻衄齿衄，紫斑出没无常，腹中痞结如石，大便溏薄，气急喘满，人迎动甚，大于寸口者数倍。

方用：鳖甲一两　菴䕡子三钱　鬼箭羽三钱　蒺藜子三钱　金丝草五钱　葶苈三钱　桃枝五钱　柳枝五钱　泽兰三钱　葫芦瓢一两　赤小豆一两

【二诊】十七日

方用：鳖甲一两　菴䕡子三钱　鬼箭羽三钱　鲜茅根五钱　金丝草五钱　葶苈三钱　桃枝五钱　柳枝五钱　泽兰三钱　葫芦瓢一两　赤小豆一两

【三诊】十八日

方用：鳖甲一两　菴䕡子三钱　鬼箭羽三钱　茺蔚子五钱　金丝草五钱　葶苈三钱　桃枝五钱　柳枝五钱　泽兰三钱　葫芦瓢一两　赤小豆一两

【四诊】十九日

方用：鳖甲一两　菴䕡子三钱　鬼箭羽三钱　蒲黄三钱(布包)　金丝草五钱　葶苈三钱　桃枝五钱　柳枝五钱　白敛三钱　葫芦瓢一两　赤豆一两

【五诊】二十日

方用：鳖甲一两　菴䕡子三钱　金丝草五钱　葶苈三钱　桃枝五钱　水芹五钱　鬼箭羽三钱　蒲黄三钱(布包)　葫芦瓢一两　赤小豆一两

【六诊】二十一日

衄止斑退，喘平。

方用：鳖甲一两　菴䕡子三钱　鬼箭羽三钱　商陆五钱　金丝草五钱　海蛤五钱　桃枝五钱　柳枝五钱　水芹五钱　葫芦瓢一两　小赤豆一两

【七诊】二十二日

方用：鳖甲一两　菴䕡子三钱　鬼箭羽三钱　商陆五钱　金丝草五钱　海蛤五钱　桃枝五钱　柳枝五钱　水芹五钱　葫芦瓢一两　赤小豆一两

【八诊】二十三日

方用：鳖甲一两　菴䕡子三钱　鬼箭羽三钱　商陆五钱　金丝草五钱　大黄蜂子三钱　桃枝五钱　柳枝五钱　水芹五钱　葫芦瓢一两　赤小豆一两

【九诊】二十五日

方用:鳖甲一两　菴藺子三钱　鬼箭羽三钱　大黄蜂子三钱　桃枝五钱 蛴螬二钱　鼠妇二钱　葫芦瓢一两　赤小豆一两

【十诊】二十七日

肿胀更消,痞亦渐软。

方用:鳖甲一两　菴藺子三钱　鬼箭羽三钱　丹参三钱　大黄蜂子三钱 蛴螬二钱　鼠妇二钱　桃枝五钱　葫芦瓢一两　赤小豆一两

◎ 郑省吾肝硬化肿胀屡次放水不治一案

郑省吾君，男性，年三十二岁，浙江镇海人，住上海市老西门静修路二十九号。据云：一九五一年五月始由乡间来沪，体重一百二十五市斤，自称健者；九月病黄疸后，身渐肿，腹渐胀，日甚一日，遂以不起。延至一九五二年二月二十七日由其弟省中约同夫子往治。既脉之，曰："疾不可为也。屡次抽水，精气夺，邪气实；攻之不可，补又不能，施治莫及矣。"遂辞归。周元庆约同同门诸子入室请益曰："师治肿胀极症，虽剧犹愈，今于郑君疾，何拒之甚也？"夫子曰："邪气盛为实，精气夺为虚。今一夺于医院抽水，再夺于针科泄水，夫肿胀不可治者五：脐突、囊大、缺盆平，倚息喘满，按之如泥。而今备具，是以知疾之不可为也。"按《古今图书集成·医部全录》第三百十一卷肿胀门四有云："水肿证惟得针水沟，若针余穴，水尽则死，此明堂铜人所戒也。庸人多为人针水分，误人多矣。若其他穴，或有因针得瘥者，特幸焉耳。大抵水肿禁针，不可为法。"门人出，元庆喟然曰：医之易学而又不易学也，如此夫！今节录其弟省中笺述经过于后：——

（上略）十二月末，患者身感发热、咳嗽，乃入南洋医院诊治，医谓此乃臌胀，须住院治疗，乃于一九五二年一月三日住院。经检查结果，心肺正常，肠胃无不良情状，有充血状，验大小便后，无血吸虫菌发现，肾脏亦不见病。验血后，证明肝脏机能衰弱，乃诊断为"肝硬化腹胀黄疸未瘥。"入院时患者腹部膨大，脚部呈肿，小便短少黄浊。入院后腹部逐渐更形膨大，经注射洒利汞利尿剂无效。乃于一月十二日穿刺放水，计抽出腹水八千西西，放水后膀胱下部肿大如球，三四天后始消失。时患者尚能行走，大小便尚能起床，每餐饭一碗。十五日有腹泻情状，日三五次，口无味。十八日腹又胀大，苦甚，又放水二千西西。是后患者精神大见萎顿，不能起床矣。在南洋医院时，经常服甲硫氨基酸锭八粒，注射维他命C葡萄糖针。二十三日转入仁济医院治疗，诊断如前述。二十四日因胀甚，又放水五千五百西西，人更疲惫，并发现痰中带血。

是晚并觉腹左部胀而酸痛,呼吸亦困难,二十五日医师谓可能是小血管塞住,经注射针药,痛势减轻,痰中血亦未见。此后八日精神稍好。二月一日接血三百西西,面色精神均渐好转。二月三日腹又胀甚,又放水九千五百西西,放后痰中又见带血。二月五日腹又胀大如前,并感胀闷不能安卧。医谓不能再放水。故于六日晨出院。在仁济医院时,治疗药品亦为甲硫氨基酸锭,并注射维他命葡萄糖针、服消化蛋白质等,八日下午请金针医生向腹中打针,打针时用艾燃烧于针端加入麝香,打三针,水从脐出,腹不胀。九日、十日连续针腹出水,至十一日方止,腹不胀。十一日腹未胀,未针。十二日针。十四日又针。十六日又针,水自脐孔出甚多,至十九日始止。因感流水过多,体大疲。此后遂停针。(下略)

◎ 徐明春妊娠腹水治愈后安全生产一案

宁波人徐明春女士，现年三十八岁，住上海市北站区均益里北巷三十一号，于归毛志惠君，生有一子三女。当一九五三年春间，渐觉腰酸腹满，入夏后，胀与日增，形如抱瓮矣。据云：屡经医院检查，俱诊断为腹水；夫子诊之曰："寸口脉弦而缓，弦则为水，缓则为妊，特病势甚于妊娠，因之不甚显著耳！依据往昔经验，凡病大腹水胀者，不易怀胎，即怀亦难长养，或子死腹中，必死，及其传至末期，早产、流产亦死，其死均也。何如先用大戟辈速消腹水之为愈，调治得宜，多有母子两全者，如近来已经治愈，属大戟证者两人，其一：为嘉定南门人邱霞女士，住城内一栗街一号，在腹水期间受孕。其二：为苏北盐城人尤龙英女士，住本市西宝兴路四〇五号，在腹水消后受孕，两人皆安全生产，至今母子皆健，即其先例也。"后果如师言，于一九五四年一月十四日举一雄，赤壮可爱，三十一日送来报喜红蛋二十四枚，至是同门诸子，乃知服堕胎药而胎不堕，《素问》所谓"有故无殒，亦无殒也"，更信而有征矣。

【初诊】一九五三年五月十五日

身面浮肿，大腹水胀，形如鼓，坚如石，腰痛难坐，臀酸难行，气逆为喘，气陷为坠，带下涔涔，肠鸣幽幽，脉弦而缓，弦则为水，缓则为妊，舌净无苔，为病在少阳水道，不与阳明肠胃合病也。制大戟保生汤与服。

方用：大戟二钱　甘遂二钱　葶苈三钱　姜皮三钱　天仙藤三钱　薏苡五钱　冬葵子三钱　苎麻根四钱　桑寄生四钱　南瓜蒂四钱　郁李仁四钱　白商陆四钱

【二诊】十六日

服昨方腹中雷鸣，胀随泻减，顿然宽松也。

方用：大戟二钱　甘遂二钱　葶苈三钱　姜皮三钱　南瓜蒂四钱　天仙藤三钱　薏苡五钱　桑寄生四钱　杏仁二钱　厚朴二钱　丝瓜络四钱　白商陆四钱

【三诊】十七日

气和喘平,面肿渐消,腹更宽松,略能眠食。

方用:大戟二钱　甘遂二钱　天仙藤三钱　薏苡五钱　桑寄生四钱　厚朴二钱　丝瓜络四钱　杜仲四钱　枳实二钱　郁李仁四钱　白商陆四钱

【四诊】十八日

畅泻数次,肿胀大消,能平卧。

方用:大戟一钱　甘遂一钱　茯苓皮五钱　薏苡仁五钱　桑寄生四钱　丝瓜络四钱　杜仲四钱　陈皮三钱　砂仁二钱　牡蛎四钱　白商陆四钱

【五诊】十九日

下体渐消。

方用:茯苓皮五钱　薏苡五钱　陈皮三钱　砂仁二钱　桑寄生四钱　丝瓜络四钱　杜仲四钱　牡蛎四钱　泽泻三钱　白商陆四钱

【六诊】二十日

病退正虚。

方用:白商陆四钱　茯苓皮五钱　陈皮三钱　砂仁三钱　桑寄生四钱　丝瓜络四钱　杜仲四钱　牡蛎五钱　黄芪四钱　当归三钱　潞党参三钱

【七诊】二十二日

带渐止。

方用:潞党参四钱　黄芪四钱　茯苓四钱　杜仲五钱　牡蛎五钱　乌贼骨五钱　陈皮三钱　砂仁三钱　桑寄生五钱

【八诊】二十四日

带止微漏红。

方用:潞党参四钱　黄芪四钱　当归四钱　阿胶四钱　艾叶一钱　熟地黄四钱　龟板五钱　牡蛎五钱　葡萄干五十粒　桂圆五枚

【九诊】二十六日

红不漏矣。

方用:潞党参四钱　黄芪四钱　当归四钱　熟地黄四钱　阿胶四钱　龟板五钱　牡蛎五钱　葡萄干五十粒　桂圆五枚　荔枝五枚

【十诊】三十日

腹中隐动,自觉其为妊娠也。

方用:潞党参四钱 当归四钱 熟地黄五钱 阿胶四钱 杜仲四钱 菟丝子四钱 桑螵蛸三钱 独活二钱 桑寄生四钱 葡萄干五十粒 桂圆五枚 荔枝五枚

嘱其连服五剂后,可以常服济生归脾丸调理。

同学邱介天问于夫子曰:师制大戟保生汤,服之而胎不堕,弟子惑之!请夫子明以教我。夫子曰:"自宋人陈自明撰《妇人良方》二十四卷,为女科有全书之始,传至明代,薛立斋从而注之,其第十一卷,载有《孕妇药忌歌》一首,共二十四句,其第六句云:大戟蛇蜕及蜈蚣,此仅言大戟与蛇蜕、蜈蚣同为孕妇药忌,而非直言其堕胎,即与大戟同功之商陆、甘遂、莞花辈,在《神农本草经》性能主治,既无'堕胎'二字之明文,在伊尹《汤液》辨证用药,亦无孕妇忌服之告诫;若再绎读《千金》《外台》《圣惠》《圣济》诸书,更可识其皆非堕胎之药也。明其为如此者,凡有是病而用是药,则病当之,非孕当之;病当之,则病去而胎安矣。若无是病而误用是药,则诛伐无过,诛伐无过,则孕当之,孕当之,则胎动而不安矣!夫病去而胎安,与胎动而不安,皆与大戟辈无关,何者?以其功在利水,既非如白胶辈之主伤中者,所以不能安胎,亦非如牛膝辈之主破血者,所以不能堕胎也。不但不能堕胎,抑且不能主治难产,所谓难产者;胎已离经,欲产而难于产也。所谓'主治难产'者,妊娠欲产,而胎不易生出,可以选服酸酱实、蝼蛄、鼹鼠诸药,催之易产,母子俱得生全也。若大戟辈并此催生功效而无之,更安能必其堕胎乎?试观面赤舌青之母活子死证,与舌赤面青之母死子活证,先哲于催生胎,堕死胎,所处方剂,从无有用大戟辈以为主药者,则其堕胎为无征之说也明矣。又歌内将桂、姜、附子、半夏、桃仁、牡丹列入孕妇药忌,不知《金匮要略》于《妇人妊娠篇》并撰而用矣!其桂枝汤用桂枝,主补中益气,所以治妊娠六十日之阴脉小弱也。干姜人参半夏丸,用干姜主温中,用半夏主下气,所以治胎前恶阻之呕吐也。附子汤,用附子温子藏,所以治少腹如扇之胎胀也。桂枝茯苓丸,用桃仁消血瘕,牡丹除癥坚,所以治胎漏不止之癥痼害也。以上所用桂、姜、附子、半夏,皆属气分之药,不能堕胎。即破血,如桃仁、牡丹,亦不堕胎者,以无堕胎之专能也。又歌内更将平淡无奇之薏苡、茅根、通草、蚱蝉等,一并列为孕妇药忌,岂皆真具堕胎之嫌欤?乃后世本草,因之而激其流,扬其波,竟用'堕胎'二字著录,如《本草从新》,为其最著者,观其于车前、竹叶、冬葵,并认为堕胎之药,市医治病,举步荆棘,不将动辄得咎乎?及于今日,群言淆乱,易滋大惑;谨按《神农古本草》于以上诸药,俱未以'堕胎'二字著录,必其具有堕胎专能者,始为之著录焉。如上品草部之牛膝:主逐血气堕胎也。中品草部之瞿麦:主破胎堕子也。下品兽部之鼹鼠:主堕胎令产易也。虫鱼部之石蚕:主破石淋堕胎肉也。地胆:主破癥瘕堕胎也。又逸文水银:主杀皮肤中虱堕胎除热也。计此之外,皆非堕胎之药;如温病服温药,寒病服寒药,形气偏胜,胎难长养,若药能对证,即无此弊矣。至于利水之药,品数众多,大抵不具堕胎之专能。苟于妊娠期内,病大腹水胀者,在医家畏用利水之药,藉远堕胎之嫌,在妊娠则待死而已!仁者所忍乎?惟辩证不精,论治不确,滥用于不可利水之病,则胎气下沉,发育维艰,在母体素弱,胎不结实者,殊易流产、早产耳!若药能对症,则病去而胎安;胎既安矣!何有误堕之过失耶?然又有应当知者,凡误服利水药,重如大戟、甘遂、商陆、芫花,轻如薏苡、茅根、车前、冬葵,所能致之流产、早产,其胎即不服利水药,亦难足月正产,即足月正产,亦必羸弱难寿,反之而母健胎固,若往昔之淫奔私孕者,虽专意堕胎,竟不能堕,此其故从可识也。又若男子欲火冲动,强迫孕妇交媾,最易堕胎,为数最多,不可不知。"

徐明春妊娠腹水愈后,毛志惠嘱其长女亚尊入师门学医,刘师为其取字"履平",时五四年秋。嵩京记。

◎ 朱麟书肺脓胸一案

夫子既治愈绍兴人傅珍啼女士急性肺痨后,其夫朱麟书忽患脓胸危症,其父莲棠奔来诊所,喘吁吁而相告曰:我儿病才十余日,竟至满胸生脓,西医拟开刀抽去两条肋骨,危哉!危哉! 性命恐难保也。中医还有方法救治否? 夫子曰:诊后再谈。后经夫子悉心治疗,未及两旬,竟告全愈。以下为朱君亲笔所写之患病及治疗经过:

——我是一个曾经患过脓胸病的病人,现在已由刘民叔医师给我治疗好了。现在我要将我患病经过,直至身体恢复,全部情况都写出来。

我在六月二十日那天上午,身体还是很好的,中午吃了三碗饭,在饭后突觉胃部痛得不得了。当时我以为可能是天热关系,就吃了几粒"仁丹"之后,但胃痛反而加剧。我就至保健站去看,但诊疗结果,说是胃伤,须要吃食小心,是会好的。但在当天晚,寒热发得很高。第二天我至一位中医吴涵秋地方去看,但诊疗结果,说我不是胃病(因为胃病是没有热度的),是肺炎或是肋膜炎,要等验血后,再作决定。以后我在保健站去就诊好几次,证明是肋膜炎(但里面还没有水),验血结果,白血球为九千八百,X光透视结果,是左肺肋膜增厚,当时在这样情况之下,保健站医师说:只要打链霉素及青霉素。这样不知打了多少针,我是记不清楚了。我曾经至上海医学院及广慈医院去就诊,结果都说是肋膜炎。后又至一个西医徐士林处就诊,结果也说是肋膜炎。但我患病已半月多了,针打不少了,但热度每天是有增无减。在这样情况下,我就进入医院治疗(安当医院),但在医院中比在家中的病势还要严重,热度增四十度以上,整天我是失去知觉样的。但里面几个医师诊疗意见是不统一的,一个说变性肺炎,一个说是肋膜炎,直至我出院,几个医师诊断还是没有统一。在医院中我拍了一张X光片子,说左肺阴影较深,肺门部圆形影较特别深。我出院后,曾至一个西医申乃东处就诊,结果说我是脓胸,绝对不是肋膜炎、肺炎,他说最好进医院治疗(因为脓胸病须要抽掉肋骨开刀才能治疗得好）。在这天我的胸痛得特别厉害，晚上没有好好的睡，第二天我就至刘民叔医师处就诊，病势就一天一天减轻，直到现在我身体已慢慢的恢复，胃口亦好了（刘医师处，我前后诊治十六次），已能开始回到工作岗位上去工作了。

我在这里要感谢刘医师对我精心的治疗，及不怕辛苦为人民服务精神，我在这里，提出保证，用实际行动来感谢刘医师对我的病治好：（一）我回到工作岗位努力工作，学习刘医师为人民服务精神。（二）我要宣传中国医学的优点，特别对我病治好的经过。

病者及写稿人　朱麟书

住上海市卢湾区淮海中路 567 弄 15 号

服务处上海淮海中路 850 号金都绸布商店 电话 73307

【初诊】一九五三年七月十一日

病已两旬，寒热未解，胸膈胀痛，咳逆上气，口苦泛恶，痰臭。

方用：金丝草四钱　地骨皮四钱　桑白皮二钱　桃仁三钱　薏苡仁五钱杏仁二钱　赤豆五钱　葶苈五钱　郁李仁三钱　鲜苇茎一两

【二诊】十二日

胸膈胀痛稍缓。

方用：金丝草四钱　桑白皮二钱　桃仁二钱　薏苡仁五钱　赤豆五钱大戟二钱　葶苈五钱　郁李仁三钱　鲜苇茎一两

【三诊】十三日

昨夜先寒后热，如疟状，胸膈渐安。

方用：金丝草四钱　桑白皮二钱　桃仁二钱　桔梗二钱　丝瓜络三钱大戟二钱　旋复花三钱　葶苈五钱　甘遂二钱

【四诊】十四日

胸膈胀痛大减。

方用：金丝草四钱　桑白皮二钱　桃仁二钱　桔梗二钱　丝瓜络三钱大戟二钱　甘遂二钱　葶苈子五钱　冬瓜子一两　薏苡仁一两

【五诊】十五日

方用:金丝草四钱　桑白皮二钱　桃仁二钱　桔梗二钱　旋复花四钱　大戟二钱　甘遂二钱　葶苈子五钱　茭白子五钱　冬瓜子一两　薏苡仁一两

【六诊】十六日

方用:金丝草四钱　桑白皮二钱　桃仁二钱　桔梗二钱　旋复花四钱　大戟二钱　茭白子五钱　甘遂二钱　葶苈五钱　冬瓜子一两　薏苡仁一两

【七诊】十七日

能睡眠。

方用:金丝草四钱　桑白皮二钱　桃仁二钱　桔梗二钱　枳壳二钱　大戟二钱　甘遂二钱　葶苈五钱　茭白子五钱　薏苡一两　冬瓜子一两

【八诊】十八日

方用:金丝草四钱　桑白皮二钱　桃仁二钱　大戟二钱　甘遂二钱　茭白子五钱　葶苈五钱　杏仁二钱　桔梗二钱　龙须草五钱　郁李仁四钱

【九诊】十九日

胸膈更和,眠食更安。

方用:人参叶三钱　金丝草三钱　腊梅花三钱　甘遂二钱　大戟三钱　葶苈四钱　郁李仁四钱　厚朴二钱　大黄五分

【十诊】二十日

方用:人参叶二钱　金丝草三钱　腊梅花三钱　甘遂三钱　大戟三钱　葶苈四钱　郁李仁四钱　茭白子四钱　白商陆三钱　橘络二钱　大黄五分

【十一诊】二十一日

方用:人参叶三钱　金丝草三钱　腊梅花三钱　甘遂三钱　大戟三钱　葶苈四钱　郁李仁四钱　天竺黄二钱　鬼臼五钱　橘络二钱　大黄五分

【十二诊】二十二日

方用:人参叶三钱　金丝草三钱　腊梅花三钱　甘遂一钱　大戟一钱　葶苈子四钱　郁李仁四钱　天竺黄一钱　鬼臼五钱　厚朴一钱　大黄五分

【十三诊】二十三日

方用:人参叶三钱　金丝草四钱　腊梅花三钱　甘遂一钱　大戟一钱

葶苈子四钱　郁李仁四钱　鬼臼五钱　橘红四钱　荷花二钱　荷杆二钱

【十四诊】二十五日

方用：人参叶三钱　金丝草四钱　腊梅花三钱　甘遂一钱　大戟一钱
葶苈子四钱　郁李仁四钱　鬼臼五钱　橘红三钱　雷丸一钱　芫荑二钱

【十五诊】二十七日

诸恙皆瘥。

方用：人参叶三钱　金丝草四钱　腊梅花三钱　杏仁二钱　厚朴二钱
郁李仁四钱　橘核二钱　芫荑二钱　荷花二钱　红梅花三钱

【十六诊】三十日

据云：已经检查完全好了，不服药可乎？师曰：须再服四剂。

方用：人参叶三钱　金丝草四钱　腊梅花四钱　杏仁二钱　芫荑二钱
葶苈子四钱　郁李仁四钱　桔梗二钱　甘遂二钱　红枣四枚

◎ 葛永钱肺结核一案

葛永钱,男性。二十岁,江苏南通人,现住上海市北站区会文路二百八十三号。前于一九四九年九月十六日赴南市多稼路上海市市立第二医院 X 光检查(第三〇一九号)。结果:"右肺自肺尖至前部第三肋骨稠重模糊,结核浸润,影片见该部胸膜加厚;余肺野正常。横隔角无粘连处。左肺透明正常。心及主动脉正常。"又于一九五〇年一月十三日赴吴江路天乐坊二号德国医学博士方子勤作 X 光透视检查,说是:"进行性右上肺结核,宜施气胸治疗。"又于一九五一年四月二十日赴上海市市立第二人民医院乙门诊号数三九三六〇。其病历治疗记录云:"在本月行人工气胸,一年半后,自动停止,已三个月半。"又于一九五一年六月十三日赴四川中路五九九号市立澄衷肺结核病防治院检查(第〇二二二四号)。久病不愈,心灰意懒。乃于一九五一年十二月二十八日前来求治。夫子为之处方立案云:

久病虚劳,羸瘦少气,吐血频作,乍寒乍热如疟状。两年来每况愈下。法当补不足,续绝伤。

方用:阿胶三钱　黄精五钱　天门冬五钱　麦门冬五钱　桑白皮三钱　生地黄五钱　熟地黄五钱　玉竹五钱　南沙参五钱　鲜茅根五钱　鲜石斛四钱　枇杷叶二钱

至一九五二年一月十五日夫子赠以柏龄膏丸,服至四月中旬,日益康复,后返乡休养。五月七月,一再来沪索药,见其笑容可掬,据云:壮健甚于未病前。夫子嘱其再赴医院,请专家检查,是否根绝。

附柏龄膏丸方《存心堂集验方》

治虚劳羸瘦,久咳,气喘,吐血,腰痛、四肢酸痛,大便或结或溏,体温或高或低,洒洒如疟状。补五藏,填骨髓,长肌肉,续绝伤。利丈夫,妇人肥健多子。

柏子仁一斤　天门冬一斤　生地黄二斤　潞党参一斤　五味子二斤

肉苁蓉_{八两}　白石英_{一斤}　生杜仲_{一斤(捣碎)}　菟丝子_{一斤}　枸杞子_{一斤}　石钟乳_{一斤}　葡萄干_{一斤}　山药_{一斤}　阿胶_{二斤(酒浸)}　甘草_{八两}

　　上药先取十五味,前一日,用清水浸透,先以武火浓煎,榨汁三次,滤净去滓,再将药汁倾于锅内,继以文火再煎至滴水成珠,并溶纳阿胶收膏,即"柏龄膏"也。再于膏内酌量加入藕粉,和匀为丸,每七分作一丸,可以久藏不坏。即"柏龄膏丸"也,服法:取一丸置杯内,入沸汤少许,蒸化,随津咽下。一法:取一丸置口中,缓缓嚼化,徐徐咽下,亦良,若病急者,可加至二丸三丸四丸。

编 辑 后 记

以上，编选刘老师近年治病方案凡三十余件，内容都是根据诊疗记录和病人所提供的材料写出。我们以认真负责的态度，来进行本书的编辑、付印和校刊工作。尽可能使它合于客观现实的逻辑，不以炫奇夸异的论调来编写。这是本书不同于前人医案的地方。

编辑过程，取材审慎。只取诊治在中华人民共和国成立以后的，并经多方面的诊断治疗而有记录可查考的严重病例；其他距离已久或未经多方面的诊断治疗而记录不全的病例，多不编入。全书文笔体裁，不太一致，因为这是集合刘师方案和病家的病情报告改写而成；各案的长短多少，都以原有的材料作决定。各案先后次第，大致以疾病归类。所有中文医药名词均依照新近规定。其有未经实验诊断的疾病名称，还是仍用中医的症象命名法。方案中所记载的一些直觉的证候诊断，便是不学中医的人看来，也都能够了解。

本来，中医的治病，是不必先有周密的诊断（实验诊断）。因为中医所掌握的是辨证用药，而不是针对病原体的用药；是全身的治疗，而不是像资本主义医药的患处就是病原的局限治疗。本书所举的病例，虽然力求诊断的详细正确，但这是为了便于客观的观察，而不能以为这是刘老师用药的依据。刘老师的用药，还是以他的老法，本草、经方的法——汤液经法。所举的证例中，多半是新的诊断，旧的治疗。有这两者配合起来，是有助于我们认识中医药的。没有新的诊断证明，便会以为旧方不能治新病；没有旧的治疗成功，便会以为此病已难于奏效。而这里正说明：旧方法是能够治疗新疾病的。

自第一届全国卫生会议，确定今后卫生工作以"预防为主""面向工农兵""团结中西医"为任务。积极的讲求治疗，正是为彻底的预防作好条件。刘老师所治，多数是地方病患，能做到面向劳动人民。本书的出版，对中西医交流合作方面，将必能有着推进作用。今天，中国医学界的争端是不再有了。当前所需要的,是要实事求是地讨论一些实际问题。三年多来,中西医间学习新学说和研究国药,已有很大成就,可是做得不够全面,像这结合于临床的报道编著,还很少见。本书用药,虽不像有人所提议的单味试验,但在这不多也不少的混合处方中,也可供作分析研究资料。刘师是不赞成单方治病和提取有效成分的办法。关于他的理论,可参阅前年出版的《华阳医说》;本书则着重在例举事实。《医说》与《医案》中间,有着理论与实践的联系。学术评价,《医案》则将高过《医说》,因为这会为更多人所领会、所接受,达到中国医药界的团结合作和交流经验的目的。这在刘老师的出版史中,是具有新的进步意义。

一九五四年"五四"中国青年节

学生李鼎敬跋

童子塾，即以「人之初，性本善」与「医之始，本岐黄」两书同时并读。越五年，读书成都府中学堂，期又入四川存古学堂。课余之暇，从外祖陈朝庆公学医，不辍。先后应四川全省一届中医考试，名列甲等第一，不以是自满，更要深进，谋业于蜀中大儒井研熊季平。得所传，至是，专以古医学鸣世。廖师，名平，为晚清一代经学大师兼研医，学问精深渊博，世罕其俦，康有为、梁启超辈皆受其训益，余杭章太炎亦盛称廖氏之学「佛有独到之处」，并以师礼师之。刘师以廖师治经之法以治医，学业大进。刘师一生医学屡变先后凡三变，盖缘寝馈日深完善也。刘师医学先在明消，再宗岐黄，故其中年著述理论老在《内经》。刘师曰「起五十而后，始跳出《内经》圈子，直溯汉魏以上百医」，以为「阴阳五行学说实为中医之玄理虚论，本非诊治的，而神农、伊尹、仲景者为汤液派之大成物，汤液家法，循途直立施。立论重后辨证，不问病之名，不问病之因，辨病者之能过「觉症辄以排病」，诚千不刊之言。汤液家法不讲脏腑经络，不讲阴阳五行，此后超胎腑学说实为中医朴素唯物辩证是高注论据!!

1976年，刘师来迁东下，先至渝，继之夏门，徐之宁，复至沪，侨居黄浦江边，思至沪上凡三十四年，1954年，刘师出席华东暨上海市中医代表会议，又先后成全国血吸虫病九人小组及上海广慈医院（今瑞金医院）徐汇医院之顾问中医。

刘师长子慎言，长女文如震京家学相，周元庆、陈正平、杨茂如、朱佐才、周济士、孟友松、李鼎、邱介天、计戊座、袁国耕、胡燕同、刘德传、王凯平、蠡阳春、卜禹京等百五十人，近人至音华、张锦人，婚绐仙等皆受其训益。

刘师著作已公诸于世者有《神农古本草经三品逸文考》《考次伊尹汤液经》《时疫解惑论》《伤寒论释礼训

神农古本草经

古醫海海叢書

神農古本草經

劉復

中華醫學會藏板

整理说明

　　此次整理，以吾师卞嵩京先生所藏、由中国古医学会出版的《神农古本草经》为底本。

　　全书目录、标题重新厘次订正；繁体字、异体字均改为通用规范汉字；部分药物名称，如"丹沙""白敛"等，保持原貌；原书凡出现"右方"处，均改为"上方"，以此类推。

　　所附《三品逸文考》条文，为保持原貌，仍沿用古字，不改一字，不移一条，悉遵原刊之旧。

杨强

2018 年 5 月

目录 [1]

---

① 中国古医学会《神农古本草经》原书目录。

目录
卷上 ①

---

① 为方便读者查阅,整理者重新制作卷上药物目录。

① 注：标明37种，实则36种。《本草经》原书称载药365种，实则360种。究其原因，盖年代久远，善本难觅，或传抄有误，或各自有据，存疑待考。

神农古本草经序

　　《神农古本草》三品，品各一卷，合三百六十五药。伊尹撰用《本草》以为《汤液》，仲景论广《汤液》以为《伤寒》。圣作贤述，源远流长。乃汉晋而后，为道家陶弘景所窜乱，陶氏其《神农》之罪人哉！《医官玄稿》论其集注渐成润色，《文献通考》斥其论证多作谬语，盖亦有所见而云然。唐慎微撰《经史证类大观本草》，所据者为陶本，而非古本；李时珍撰《本草纲目》，所据者为唐本而非陶本。至若缪希雍、卢之颐、刘若金、邹润菴辈，徒据唐本，以求经文，未免荒陋。而张隐菴、叶天士、陈修园、张山雷辈，未见《大观》，仅据《纲目》，则更失之远矣！惟清儒孙星衍、顾观光两氏辑本，知以《太平御览》为据，较之《纲目》诸本，有足多者。今读王壬秋先生校刊本，其题记云：求之六年，严生始从长安得明翻本，盖古本也。古本在兹，三品具备，终始贯通，原为完璧，然则题记所称"聊存梁以来之仿佛"一语，虽直指为陶氏以前，汉晋世传之古本，可也！尝考医学源流，古分二派：一曰炎帝神农，二曰黄帝轩辕。神农传本草，黄帝传针灸，家法不同，学派遂异。后汉张仲景，农伊家也，所广汤液，为集经方之大成。凡治经方者,以汤液为主;凡治汤液者,以本草为主。而本草致用,又以证候为重,与岐黄家法,针灸学派,专重藏府经络者不同。是以知《神农古本草》中,凡有固执藏府经络者,皆当属于岐黄。例如:赤芝,味苦,益心气;黑芝,味咸,益肾气;青芝,味酸,补肝气;白芝,味辛,益肺气;黄芝,味甘,益脾气。以五色五味,分配五藏,绝非神农家法。观其以"紫芝,味甘温,益精气"者,殿于五芝之后,是以紫芝为五芝之大主也。证以五云母,不言各随五色安五藏,更不以云华为五云母之大主,但言安五藏、益子精而已。然则五石脂各随五色补五藏,正与五芝各随五色益五藏,同属岐黄家言。不然,消石,味苦、寒,主五藏积热;石斛,味甘、平,主五藏虚劳,皆以一味而同主五藏者也。即如白芝,味辛益肺气,而沙参则以苦味益肺气也;再如黑芝,味咸益肾气,而玄参则以苦味补肾气也,石南则以辛味养肾气也。考《御览》引《神农本草别经》,有紫、白、青、赤、黄、黑六石英,于赤石英下,著录"味苦,补心气"五字;又引石硫黄、青、赤三品,于石硫青下,著录"主益肝气,明目"六字,是亦岐黄家五色五味入五藏之说。疑宋初太平兴国时,

《神农》异本，犹有存者。昔孔子没而微言绝，七十子丧而大义乖，故《春秋》分为五，《诗》分为四。我《神农本草》之有异本，盖犹是耳。又女菀主霍乱，按霍乱原为岐黄病名，非农伊家所宜有也。大枣助十二经，按十二经脉，原为针灸所重，非汤液家所宜言也，类如斯例，未可殚举。第此误尚在陶弘景前，大抵出于由岐黄而农伊之王叔和，或由汤液而针灸之皇甫谧，抑早出于吴普、李当之等，均未可知，但绝非华佗所为。以佗尚割治，非汤液之徒也。又古本三卷，初无目录，惟冠有《本说》一卷，后人改称《名例》，或称《序例》，或称《序录》，然试绎其义理，多与《汤液》经法不合。其开宗即以"上药一百二十种，多服久服不伤人"为说。按三品众药，具有"多服久服"之明文者，都一百五十余，除上品外，中品亦达二十以上，即下品之铅丹、莨菪子、翘根、蜀椒皆与焉。是知可"多服""久服"者，固不仅夫上品也，乃道家影射，妄倡神仙服饵之说，不知"顿服而量重者"谓之"多"，"不愈而连服者"谓之"久"，非谓终身服食之也。《本说》又言："上药为君主养命，中药为臣主养性，下药为佐使主治病。""宜用一君二臣三使五佐，又可一君三臣九佐使也。"若然，则《汤液经》之桂枝汤，仅用五药，似已违越此君臣佐使之法度矣，况桂枝、甘草、大枣俱上品，芍药、生姜俱中品，方制为三君二臣，更无下品佐使治病之药，似又违越此三品分主之法度矣。再如麻黄汤仅用四药，桂枝、甘草属上品，杏仁属下品，人皆知麻黄发表出汗，为本方治病之主药，乃中品而非下品也，然则所谓下药为佐使主治病者，岂其然乎？揆厥经义，不过三品分卷，而以缓药居上，重药居中，峻药居下。凡药皆毒，毒则疾病可愈，愈则性命可养，非必上品养命，中品养性，下品治病也。《本说》又言："疗寒以热药，疗热以寒药，饮食不消以吐下药。"按陆英，味苦、寒，主膝寒痛；王孙，味苦、平，亦主膝冷痛，非疗寒以寒药欤？麻黄，味苦、温，主温疟；羊踯躅，味辛、温，亦主温疟，非疗热以热药欤？至于术主消食，水苏主杀谷，孔公孽主伤食不化，滑石主荡胃中积聚，柴胡主肠胃中结气、饮食积聚，此数者非吐下药也，与消石、大黄、巴豆、甘遂、葶苈、狼毒等不同，然并能主饮食不化，何也？盖药各有味，即味以求性；性各有能，即能以求效。故药之治病，不必以理求，但求兹神农尝试之效能耳！例如桂枝利关节、芍药利小便、麻黄发表出汗、大黄通利水谷，即此效能，以为治病之基本原则，可也。不必于此基本原则之外，再求其理，否则非附会，即穿凿矣。至于"阴阳配合，子母兄弟""相须相使，相畏相恶"，亦皆徒托空言，难于征实。于以足知《本说》一卷，亦三国、两晋岐黄家言，其不可据为《神农本草》之定例也明矣！而孙、顾两氏，不知此义，且未见古本，沿袭前人之积误，误以《本说》为辑《神农本草》之大纲，两氏为长于考古之儒，而非医家，是又不必以医义相责也。夫神农为内圣外王之古儒，《本草》为格物致知之古经，与《灵枢》《素问》出于道家玄学者，固道不同不相为谋也。今欲昌明经方，发皇《汤液》，舍我《神农本草》三品，孰能与于斯？爰遵古本，付诸剞劂，不改一字，不移一条，悉仍壬秋先生原刊之旧，并取孙、顾辑本，钩考《遗文》，别附于三品之末，以备文质，学者其能循此以仰溯仲景《伤寒》、伊尹《汤液》之渊源乎！孔子曰：后生可畏，焉知来者之不如今也。复性至愚，愿与来学共之。

民国三十一年元旦，成都刘复民叔，撰于景伊草堂。

　　《梁七录》始载《神农本草》三卷,陶弘景云:"存四卷,是其本经",韩保升云:"上、中、下并序录,合四卷也"。陶列卷上,序药性之源本,论病名之形诊;卷中玉石草木三品;卷下虫兽果菜米食三品;有名未用三品;又加中、下目录各二卷,分为七卷,始改旧编矣。阮绪所录,盖用四卷本,而去其《本说》,以三品为三卷乎。《本草》之名,始《汉书》平帝纪、楼护传,《艺文志》以为《黄帝内外经》,故著录无《本草》书名也。此书自陶所见本,已多附益,以为张机、华佗所为。陶始以朱墨别之,然陶序已云:"朱墨杂书,则其传久矣。"汉诏言方术、本草,楼护诵医经、本草、方术数十万言,班固叙言。《黄帝内外经》本草石之寒温,原疾病之深浅,今所传有《黄帝内经》,乃原疾病之书,则《本草》其外经与?《淮南子》云:"神农尝百草,盖金石木果,灿然各别,唯草为难识,炎黄之传,唯别草而已。"后遂本之,以分百品,故曰《本草》。余读《尔雅》,释草名类,十不识八,因以为其草,亦皆药品。欲求《本草》正之,今世所传,唯嘉祐官本,尚有圈别,如陶朱墨之异,而湘蜀均无其书。求之六年,严生始从长安得明翻本,其圈颇杂糅移夺，略依例正，而以药品分卷，其言郡县，皆合汉名，而以吴郡为大吴，其药有禹余粮、王不留行，亦非周秦之文，其言铅锡，正合书礼，而与魏晋后反异，然则出于仲景、元化同时无疑也。其药无古名，更在《尔雅》之后，盖方家以今名改之，嘉祐本又大移改前后，悉不可复理，聊存梁以来之仿佛耳。于时岁在阏逢涒滩，秋七月，甲寅，王闿运题记。

凡三品，三百六十五种，除唐本退六种，不知少何种也。又三卷，多寡不均，皆仍之。甲子重校，再记。

汤液

神农本草卷上

本　说

　　上药一百二十种为君,主养命以应天,无毒,多服、久服不伤人,欲轻身益气、不老延年者,本上经;中药一百二十种为臣,主养性以应人,无毒、有毒,斟酌其宜,欲遏病、补虚羸者,本中经;下药一百二十五种为佐使,主治病以应地,多毒,不可久服,欲除寒热邪气、破积聚愈疾者,本下经。三品合三百六十五种,法三百六十五度,一度应一日,以成一岁。药有君臣佐使,以相宣摄合和,宜用一君二臣三使五佐,_{复按:孙本、顾本、唐本,并作"三佐五使"。}又可一君三臣九佐使也。药有阴阳配合,子母兄弟,根茎花实,草石骨肉。有单行者,有相须者,有相使者,有相畏者,有相恶者,有相反者,有相杀者,凡此七情,合和视之。_{复按:唐本作"合和时视之"。}当用相须相使者,_{复按:孙本、顾本、唐本,并作"当用相须相使者良"。}勿用相恶相反者。若有毒宜制,可用相畏相杀者,不尔勿合用也。药有酸、咸、甘、苦、辛五味,又有寒、热、温、凉四气,及有毒、无毒,阴干、暴干,采造时月,生熟土地所出,真伪陈新,并各有法。药性有宜丸者,宜散者,宜水煮者,宜酒渍者,宜膏煎者,亦有一物兼宜者,亦有不可入汤酒者,并随药性不得违越。欲疗病,先察其源,先候病机。五藏未虚,六府未竭,血脉未乱,精神未散,服药必活。若病已成,可得半愈,病势已过,命将难全。若用毒药疗病,先起如黍粟,病去即止,不去倍之,不去十之,取去为度。疗寒以热药,疗热以寒药,饮食不消以吐下药,鬼疰蛊毒以毒药,痈肿疮瘤以创药,风湿以风湿药,各随其所宜。病在胸膈以上者,先食后服药;病在心腹以下者,先服药而后食;病在四肢血脉者,宜空腹而在旦;病在骨髓者,宜饱满而在夜。夫大病之主,有中风、伤寒、寒热、温疟、中恶、霍乱、大腹水肿、肠澼下利、大小便不通、贲豚上气、咳逆、呕吐、黄疸、消渴、留饮、癖食、坚积、癥瘕、惊邪、癫痫、鬼疰、喉痹、齿痛、耳聋、目盲、金疮、踒折、痈肿、恶疮、痔瘘、瘿瘤,男子五劳七伤、虚乏羸瘦,女子带下崩中、血闭阴蚀,虫蛇蛊毒所伤。此大略宗兆,其间变动枝叶,各宜依端绪以取之。

复按：《本说》为岐黄家论本草之说也，非神农言，故义与三品不合。《汉书·艺文志》云："经方者，本草石之寒温，量疾病之浅深。"按"本草石"三字之下，当有"禽兽虫鱼等"，而未言及者，省文也。《论语·学而》："君子务本。"《集解》云："本，基也。"此云本草石禽兽虫鱼等之寒温，以为经方，犹言草石禽兽虫鱼等之寒温，为务经方之基本。余同学杨君回菴言："医家制方之于本草，犹儒家治经之于小学。"《甲乙经·序》云："伊尹撰用神农《本草》，以为《汤液》。"是也。若并石而省之，则成《本草》之名矣。汉代汤液经师，命神农三品以本草之名，其取义也，正与《艺文志》同。

附余

神农稽首再拜，问于太一，小子为众子之长，矜其饥寒劳苦，昼则弦矢逐狩，复按：蔡邕《月令章句》云：猎亦曰狩，狩兽也。顾观光曰：同兽。是。求食饮水，夜则岩穴饮处，居无处所。小子矜之，道时风雨，殖种五谷，去温燥隧，随逐寒暑，不忧饥寒风雨疾苦。抄本书钞，百五十八。

神农稽首再拜，问于太一，小子曰："凿井出泉，五味煎煮，口别生熟，后乃食咀，男女异利，子识其父。曾闻太古之时，人寿过百，无殂落之咎，独何气使然耶？"太一小子曰："天有九门，中道最良，日月行之，名曰国皇，字曰老人，出见南方，长生不死，众耀同光，神农乃从其尝药，以拯救人命。"《路史·炎帝纪注》；《御览》，七十八。

太一子曰："凡药上者养命，中药养性，下药养病。"复按：以上四句，《艺文类聚》引《本草经》同。神农乃作赭鞭钩銍，从六阴阳，与太一外复按：孙星衍曰："巡"字。五岳四渎，土地所生，草石骨肉，心皮毛羽，万千类，皆鞭问之。复按：孙星衍曰：赭鞭钩銍，当是"麦辨候制"之假音。鞭问之，即辨问之。得其所能主治，当其五味百七十余毒。《御览》，九百八十四。

上药令人身安命延，升天神仙，遨游上下，役使万灵，体生毛羽，行厨立至。《抱朴子内篇·十一》。

中药养性，下药除病，能令毒虫不加，猛兽不犯，恶气不行，众妖并

辟。_{同上。}

辟。同上。

药物有大毒，不可入口鼻耳目者，即杀人。一曰钩吻，二曰鸱，三曰阴命，四曰内童，五曰鸩。宋本《博物志·七》。

药种有五物：一曰狼毒，占斯解之；二曰巴豆，藿汁解之；三曰藜芦，汤解之；四曰天雄、乌头，大豆解之；五曰班茅，戎盐解之。毒菜害小儿，乳汁解，先食饮二升。同上。

五芝及饵、丹沙、玉札、曾青、雄黄、雌黄、云母、太一禹余粮，皆可单服之，皆令人飞行长生。《抱朴子内篇·十一》。

春夏为阳，秋冬为阴。文选《闲居赋》注。

春为阳，阳温生万物。文选《关中诗》注。

五味养精神，强魂魄；五石养髓，肌肉肥泽。诸药其味酸者，补肝、养心、除肾病；其味苦者，补心、养脾、除肝病；其味甘者，补脾、养肺、除心病；其味辛者，补肺、养肾、除脾病；其味咸者，补肾、养肝、除肺病。故五味应五行，四体应四时。夫人性生于四时，然后命于五行，以一补身不死，命神以母养子，长生延年，以子守母，除病究年。《御览》，九百八十四。

地有固活、女疏、铜芸、紫菀之族。《水经·涑水注》。

常山有草，名神护，置之门上，每夜叱人。《初学记·五》。

复按：上十三条，顾观光氏辑为《神农本草》之《逸文》。然尝考诸书所引，如《博物志》称《神农经》，《艺文类聚》称《本草经》，《梁七录》称《神农本草》，《隋书志》称《神农本草经》。据此足知陶氏所据者，亦世传异本之一。孙星衍氏以其皆经所无，或亦在《序录》中，为后人节去，不知文略相似，乃传本不同之故。然属于岐黄家言者居多。纵言之，亦无非《本说》之《逸文》而已，非必神农之言也。故总列于上，而别题曰《附余》，使不与《三品逸文》相乱焉。《三品逸文》，别详卷末《考异》。复兹续辑二十七条于后。

古者，民茹草饮水，采树木之实，食蠃蚌之肉，时多疾病毒伤之害，于是神农乃始教民播种五谷，相土地宜燥湿肥硗高下，尝百草之滋味，水泉之甘苦，令民知所辟就，当此之时，一日而遇七十毒。《淮南子·修务训》。

神农氏，以赭鞭鞭草木，始尝百草，始有医药。《史记·三皇本纪》补，《图书集成》五三九。

伏羲氏，尝味百药，而制九针，以拯夭枉。皇甫谧《帝王世纪·御览》七二一。

炎帝神农氏，始教天下耕种五谷而食之，以省杀生，尝味草木，宣药疗疾，以救夭伤，人民百姓日用而不知，著《本草》四卷。同上。

岐伯，黄帝臣也，帝使岐伯尝味草木，典主医病，《经方》《本草》《素问》之书，咸出焉。同上。

上通神农，著至教，拟于二皇。《黄帝内经·素问·著至教论》。

神农以为走禽，难以久养民，乃求可食之物，尝百草实，察咸苦之味，教民食谷。《贾谊书·御览》七十八。

神农尝百草，尝五谷，蒸民乃粒食。《陆景典略·御览》七十八。

神农食品一卷，五藏论一卷。《崇文总目》。

神农黄帝食禁七卷。《汉书·艺文志》。

黄帝内经十八卷，外经三十七卷。同上。

医不三世，不服其药。《礼记·曲礼下》。

三世者，一曰黄帝针灸，二曰神农本草，三曰素女脉诀。《孔疏》引旧说。

伊尹撰用神农《本草》，以为《汤液》。《甲乙经·序》。

医师掌医之政令，聚毒药以供医事。《周礼·医师》。

药之物，恒多毒。《周礼》郑注。

治合之齐复按：同"剂"，则存乎神农子义之术云。同上。

按：刘向云："扁鹊治赵太子暴疾尸厥之病，使子明炊汤，子仪脉神，子术按摩。"又《中经簿》云：子义《本草经》一卷，仪与义一人也。若然，子仪亦周末时人也，并不说神农。按张仲景《金匮》云："神农能尝百药，则炎帝者也，言此二人，能合和此术耳？"《周礼》贾疏。

方士使者副佐《本草》待诏七十余人，皆归家。《汉书·郊祀志》。

征天下通知逸经古记，天文历算，钟律小学，史篇，方术本草，及以《五经》《论语》《孝经》《尔雅》教授者，在所为驾一封轺传，遣诣京师，至者数千人。《汉书·平帝纪》。

楼护,字君卿,齐人,父世医也。护少随父,为医长安,出入贵戚家。护诵医经、本草、方术数十万言,长者咸爱重之。《汉书·楼护传》。

张机录本草药性,作《神农本草经》三卷。《历代名医图考》。

《神农本草》三卷。梁·阮孝绪《七录》。《神农本草经》三卷。《隋书·经籍志》。旧经止一卷,药三百六十五种。《文献通考》。

吴普,广陵人,华佗弟子,撰《本草》一卷。《蜀本草》注。

李当之,华佗弟子,修《神农旧经》,而世少行用。同上。

复按:据上续辑诸条,知炎帝教民耕种,故号神农。神农之前,伏羲已尝百药,而本草必系于神农者,正以民食之故。《墨子·贵义》篇云:上比之农,下比之药,是已。一日而遇七十毒,犹言药之所以别于果菜谷食者也。食以养生,药以治病,并皆神农之事。先君国材公尝谓"药食同源"者,以此《崇文总目》载神农食品一卷,当为食以养生之经。《周礼》所谓"食医",食医辨无毒者也。《艺文志》载《神农黄帝食禁》七卷,当为药以治病之经。《周礼》所谓"疾医",疾医掌有毒者也。盖药之物,恒多毒,毒为食所禁,禁则为药也。其系以"黄帝"二字者,当为重修后所加。是则《食禁》七卷,即师学相传之《神农本草》,无疑。自楼护诵后,始传于世。此云七卷,今止三卷,为古今分合之异。其言所出郡县,多东汉时制,北齐颜之推称由后人所羼。陶弘景以为张机、华佗辈所为。复则定为出于东汉张伯祖所集注,伯祖为仲景之师,《名医图考》称"张机录《本草》",可证也。又黄帝使岐伯尝味草木,必有论广本草撰用经方之事,若扁鹊、仓公、华佗、孙思邈辈,皆宗焉。然与神农嫡系之伊尹、仲景,号称汤液学派者,其精粗表里,固不可同日语。然则议者以黄帝、岐伯所传之经方本草,为《黄帝外经》之一,匙矣。夫岐黄所传,既与神农家法不合,是必列于经外别传焉?斯可已。

上神农本草卷上本说附余终

顾　经重道

镇江弟子　　　　　　校勘

杨良柏茂如

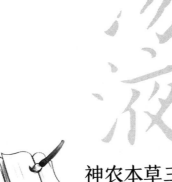

神农本草三卷　第一卷

蜀华阳刘复民叔学

上品九部　一百四十四种

玉石部
一十八种

丹沙：味甘，微寒。主身体五藏百病，养精神，安魂魄，益气，明目，杀精魅邪恶鬼。久服通神明不老，能化为汞。<small>生符陵山谷，采无时。</small>

云母：味甘，平。主身皮死肌，中风寒热，如在车船上，除邪气，安五藏，益子精，明目。久服轻身延年。　一名云珠<small>赤</small>　一名云华<small>五色</small>　一名云英<small>青</small>　一名云液<small>白</small>　一名云沙<small>黄</small>　一名磷石<small>正白</small>　<small>生太山山谷、齐卢山及琅邪北定山石间，二月采。</small>

玉泉：味甘，平。主五藏百病，柔筋强骨，安魂魄，长肌肉，益气。久服耐寒暑，不饥渴，不老神仙。人临死服五斤，死三年色不变。　一名玉札。<small>生蓝田山谷，采无时。</small>

石钟乳：味甘，温。主咳逆上气，明目，益精，安五藏，通百节，利九窍，下乳汁。<small>生少室山谷及太山，采无时。</small>

矾石：味酸，寒。主寒热泄利，白沃阴蚀，恶疮，目痛，坚骨齿。炼饵服之，轻身不老，增年。一名羽硇<small>生河西山谷及陇西、武都、石门，采无时。</small>

消石：味苦，寒。主五藏积热，胃胀闭，涤去蓄结饮食，推陈致新，除邪气。炼之如膏，久服轻身。<small>生益州山谷及武都、陇西、西羌，采无时。</small>

朴硝：味苦，寒。主百病，除寒热邪气，逐六府积聚，结固流癖，能化七十二种石。炼饵服之，轻身神仙。<small>生益州山谷有咸水之阳，采无时。</small>

滑石：味甘，寒。主身热泄澼，女子乳难，癃闭，利小便，荡胃中积聚寒热，益精气。久服轻身，耐饥长年。<small>生赭阳山谷及太山之阴，或掖北白山，或卷山，采无时。</small>

石胆：味酸，寒。主明目目痛，金创，诸痫痉，女子阴蚀痛，石淋寒热，崩中下血，诸邪毒气，令人有子。炼饵服之，不老。久服增寿神仙。能化铁为铜，成金银。　一名毕石。<small>生羌道山谷、羌里句青山，二月庚子辛丑日采。</small>

空青：味甘，寒。主眚目，耳聋，明目，利九窍，通血脉，养精神。久服轻身延年不老。能化铜、铁、铅、锡作金。<small>生益州山谷及越嶲山有铜处，铜精熏</small>

则生空青,其腹中空,三月中旬采,亦无时。

曾青:味酸,小寒。主目痛止泪,出风痹,利关节,通九窍,破结坚积聚。久服轻身不老,能化金铜。生蜀中山谷及越巂,采无时。

禹余粮:味甘,寒。主咳逆,寒热烦满,下赤白,血闭癥瘕,大热。炼饵服之,不饥轻身延年。生东海池泽及山岛中,或池泽中。

太一余粮:味甘,平。主咳逆上气,癥瘕,血闭漏下,除邪气。久服耐寒暑不饥,轻身飞行千里仙。 一名石脑。生太山山谷,九月采。

白石英:味甘,微温。主消渴,阴痿不足,咳逆,胸膈间久寒,益气,除风湿痹。久服轻身长年。生华阴山谷及太山,二月采,亦无时。

紫石英:味甘,温。主心腹咳逆邪气,补不足,女子风寒在子宫,绝孕十年无子。久服温中,轻身延年。生太山山谷,采无时。

青石、赤石、黄石、白石、黑石脂等:味甘,平。主黄疸,泄利肠澼脓血,阴蚀,下血赤白,邪气痈肿,疽痔恶疮,头疡疥瘙。久服补髓益气,肥健不饥,轻身延年。五石脂各随五色补五藏。生南山之阳山谷中。

白青:味甘,平。主明目,利九窍,耳聋,心下邪气,令人吐,杀诸毒三虫。久服通神明,轻身延年不老。生豫章山谷,采无时。

扁青:味甘,平。主目痛明目,折跌痈肿,金创不瘳,破积聚,解毒气,利精神。久服轻身不老。生朱崖山谷、武都、朱提,采无时。

草部上

三十八种

菖蒲:味辛,温。主风寒湿痹,咳逆上气,开心孔,补五藏,通九窍,明耳目,出音声。久服轻身,不忘,不迷惑,高志不老。 一名昌阳。生上洛池泽及蜀郡严道,五月、十二月采根。

菊花:味苦,平。主风头眩肿痛,目欲脱,泪出,皮肤死肌,恶风湿痹。久服利血气,轻身耐老延年。 一名节花。生雍州川泽及田野,正月采根,三月采叶,五月采茎,九月采花,十一月采实。

人参:味甘,微寒。主补五藏,安精神,定魂魄,止惊悸,除邪气,明

目,开心益智。久服轻身延年。 一名鬼盖。<small>生上党山谷及辽东,二月、八月上旬采根。</small>

天门冬:味苦,平。主诸暴风湿偏痹,强骨髓,杀三虫,去伏尸。久服轻身,益气延年。 一名颠勒。<small>生奉高山谷,二月、三月、七月、八月采根。</small>

甘草:味甘,平。主五藏六府寒热邪气,坚筋骨,长肌肉,倍力,金疮肿,解毒。久服轻身延年。 <small>生河西川谷积沙山及上郡,二月、八月除日采根。</small>

干地黄:味甘,寒。主折跌绝筋伤中,逐血痹,填骨髓,长肌肉。作汤除寒热积聚,除痹。生者尤良。久服轻身不老。 一名地髓。<small>生咸阳川泽,二月、八月采根。</small>

术:味苦,温。主风寒湿痹死肌,痉,疸,止汗,除热,消食,作煎饵。久服轻身延年不饥。 一名山蓟。<small>生郑山山谷、汉中南郑,二月、三月、八月、九月采根。</small>

菟丝子:味辛,平。主续绝伤,补不足,益气力,肥健。汁去面䵟。久服明目,轻身延年。 一名菟芦。<small>生朝鲜川泽田野蔓延草木之上,九月采实。</small>

牛膝:味苦,酸。主寒湿痿痹,四支拘挛,膝痛,不可屈伸,逐血气,伤热火烂,堕胎。久服轻身耐老。 一名百倍。<small>生河内川谷及临朐,二月、八月、十月采根。</small>

茺蔚子:味辛,微温。主明目益精,除水气。久服轻身。茎,主瘾疹痒,可作浴汤。 一名益母。<small>生海滨池泽,五月采。</small>

女萎:味甘,平。主中风暴热不能动摇,跌筋结肉,诸不足。久服去面黑䵟,好颜色,润泽,轻身不老。 一名玉竹。<small>生太山山谷及丘陵,立春后采。</small>

防葵:味辛,寒。主疝瘕肠泄,膀胱热结,溺不下,咳逆,温疟,癫痫,惊邪狂走。久服坚骨髓,益气轻身。 一名梨盖。<small>生临淄川谷及嵩高、太山、少室,三月三日采根。</small>

茈胡:味苦,平。主心腹,去肠胃中结气,饮食积聚,寒热邪气,推陈致新。久服轻身,明目益精。 一名地薰。<small>生弘农川谷及冤句,二月、八月采根。</small>

麦门冬:味甘,平。主心腹结气,伤中伤饱,胃络脉绝,羸瘦短气。久服轻身不老不饥。<small>生函谷川后谷及隄阪,二月、三月、八月、十月采。</small>

独活:味苦甘,平。主风寒所击,金创止痛,贲豚痫痓,女子疝瘕。

久服轻身耐老。　一名羌青。<small>生雍州川谷或陇西南安,二月、八月采根。</small>

车前子:味甘,寒。主气癃,止痛,利水道小便,除湿痹。久服轻身耐老。　一名当道。<small>生真定平泽、丘陵、阪道中,五月五日采。</small>

木香:味辛。主邪气,辟毒疫温鬼,强志,主淋露。久服不梦寤魇寐。<small>生永昌山谷。</small>

薯蓣:味甘,温。主伤中,补虚羸,除寒热邪气,补中,益气力,长肌肉。久服耳目聪明,轻身不饥延年。　一名山芋。<small>生嵩高山谷,二月、八月采根。</small>

薏苡仁:味甘,微寒。主筋急拘挛,不可屈伸,风湿痹,下气。久服轻身益气。其根下三虫。　一名解蠡。<small>生真定平泽及田野,八月采实,采根无时。</small>

泽泻:味甘,寒。主风寒湿痹,乳难,消水,养五藏,益气力,肥健。久服耳目聪明,不饥延年轻身,面生光,能行水上。　一名芒芋。<small>生汝南池泽,五月、八月采。</small>

远志:味苦,温。主咳逆伤中,补不足,除邪气,利九窍,益智慧,耳目聪明,不忘强志,倍力。久服轻身不老。　一名棘菀。<small>生太山及冤句川谷,四月采根叶。</small>

龙胆:味苦,寒。主骨间寒热,惊痫邪气,续绝伤,定五藏,杀虫毒。久服益智不忘,轻身耐老。　一名陵游。<small>生齐朐山谷及冤句,二月、八月、十一月、十二月采根。</small>

细辛:味辛,温。主咳逆,头痛脑动,百节拘挛,风湿痹痛死肌。久服明目,利九窍,轻身延年。　一名小辛。<small>生华阴山谷,二月、八月采根。</small>

石斛:味甘,平。主伤中,除痹,下气,补五藏虚劳羸瘦。久服厚肠胃,轻身延年。　一名林兰。<small>生六安山谷水傍石上,七月、八月采茎。</small>

巴戟天:味辛,微温。主大风邪气,阴痿不起,强筋骨,安五藏,补中增志益气。<small>生巴郡及下邳山谷,二月、八月采根。</small>

白英:味甘,寒。主寒热八疸,消渴,补中益气。久服轻身延年。　一名谷菜。<small>生益州山谷,春采叶、夏采茎、秋采花、冬采根。</small>

白蒿:味甘,平。主五藏邪气,风寒湿痹,补中益气,长毛发令黑。久服轻身,耳目聪明不老。<small>生中山川泽,二月采。</small>

赤箭：味辛，温。主杀鬼精物，蛊毒恶气。久服益气力，长阴肥健，轻身增年。　一名离母。_{生陈仓川谷、雍州及太山、少室，三月、四月、八月采根。}

菴䕡子：味苦，微寒。主五藏瘀血，腹中水气，胪胀留热，风寒湿痹，身体诸痛。久服轻身延年不老。_{生雍州川谷，亦生上党及道边，十月采实。}

薪蓂子：味辛，微温。主明目，目痛泪出，除痹，补五藏，益精光。久服轻身不老。　一名马辛。_{生咸阳川泽及道傍，四月、五月采。}

蓍实：味苦，平。主益气，充肌肤，明目，聪慧先知。久服不饥不老轻身。_{生少室山谷，八月、九月采实。}

赤芝：味苦，平。主胸中结，益心气，补中，增慧智，不忘。久食轻身不老，延年神仙。　一名丹芝。_{生霍山。}

黑芝：味咸，平。主癃，利水道，益肾气，通九窍，聪察。久食轻身不老，延年神仙。　一名玄芝。_{生常山。}

青芝：味酸，平。主明目，补肝气，安精魂，仁恕。久服轻身不老，延年神仙。　一名龙芝。_{生泰山。}

白芝：味辛，平。主咳逆上气，益肺气，通利口鼻，强志意勇悍，安魄。久食轻身不老，延年神仙。　一名玉芝。_{生华山。}

黄芝：味甘，平。主心腹五邪，益脾气，安神忠信和乐。久食轻身不老，延年神仙。　一名金芝。_{生嵩山。}

紫芝：味甘，温。主耳聋，利关节，保神，益精气，坚筋骨，好颜色。久服轻身不老延年。　一名木芝。_{生高夏山谷，六芝皆六月、八月采。}

卷柏：味辛，温。主五藏邪气，女子阴中寒热痛，癥瘕血闭绝子。久服轻身，和颜色。　一名万岁。_{生常山山谷石间，五月、七月采。}

草部下

三十七种

蓝实：味苦，寒。主解诸毒，杀蛊蚑疰鬼，螫毒。久服头不白，轻身。_{生河内平泽。}

芎䓖：味辛，温。主中风入脑头痛，寒痹，筋挛缓急，金疮，妇人血闭无子。其叶为蘪芜,味辛、温。主咳逆,定惊气,辟邪恶,除蛊毒鬼疰,去三虫。久服通神。　一名薇芜。<small>生武功川谷、斜谷西领,三月、四月采。</small>

黄连:味苦,寒。主热气目痛,眦伤泣出,明目,肠澼,腹痛下利,妇人阴中肿痛。久服令人不忘。<small>生巫阳川谷及蜀郡大山,二月、八月采。</small>

络石:味苦,温。主风热死肌痈伤,口干舌焦,痈肿不消,喉舌肿不通,水浆不下。久服轻身明目,润泽好颜色,不老延年。　一名石鲮。<small>生大山川谷或石山之阴,正月采。</small>

蒺藜子:味苦,温。主恶血,破癥结积聚,喉痹,乳难。久服长肌肉,明目轻身。　一名旁通。<small>生马翊平泽或道傍,七月、八月采实。</small>

黄耆:味甘,微温。主痈疽久败疮,排脓止痛,大风癞疾,五痔鼠瘘,补虚,小儿百病。　一名戴糁。<small>生蜀郡山谷、白水、汉中,二月、十月采。</small>

肉苁蓉:味甘,微温。主五劳七伤,补中,除茎中寒热痛,养五藏,强阴,益精气,多子,妇人癥瘕。久服轻身。<small>生河西山谷及代郡、汉中,二月、十月采。</small>

防风:味甘,温。主大风头眩痛,恶风风邪,目盲无所见,风行周身骨节疼痛,烦满。久服轻身。　一名铜芸。<small>生沙苑川泽及邯郸、琅邪、上蔡,二月、十月采根。</small>

蒲黄:味甘,平。主心腹膀胱寒热,利小便,止血,消瘀血。久服轻身,益气力,延年神仙。<small>生河东池泽,四月采。</small>

香蒲:味甘,平。主五藏心下邪气,口中烂臭,坚齿,明目,聪耳。久服轻身耐老。　一名睢。<small>生南海池泽。</small>

续断:味苦,微温。主伤寒,补不足,金疮痈伤,折跌,续筋骨,妇人乳难。久服益气力。　一名龙豆。<small>生常山山谷,七月、八月采。</small>

漏芦:味苦,寒。主皮肤热,恶疮疽痔,湿痹,下乳汁。久服轻身益气,耳目聪明,不老延年。　一名野兰。<small>生乔山山谷,八月采根。</small>

营实:味酸,温。主痈疽恶疮,结肉跌筋,败疮热气,阴蚀不瘳,利关节。久服轻身益气。　一名墙薇。<small>生零陵川谷及蜀郡,八月、九月采。</small>

天名精:味甘,寒。主瘀血,血瘕欲死,下血,止血。久服轻身耐老。　一名豕首。<small>生平原川泽,五月采。</small>

决明子：味咸，平。主青盲，目淫肤赤白膜，眼赤痛、泪出。久服益精光，轻身。生龙门川泽。石决明生豫章，十月十月采①。

丹参：味苦，微寒。主心腹邪气，肠鸣幽幽如走水，寒热积聚，破癥除瘕，止烦满，益气养血。 一名郄蝉草。生桐柏山川谷及太山，五月采根。

茜根：味苦，寒。主寒湿风痹，黄疸，补中。生乔山川谷，二月、三月采根。

飞廉：味苦，平。主骨节热，胫重酸疼。久服令人身轻。生河内川泽，正月采根，七月、八月采花。

五味子：味酸，温。主益气，咳逆上气，劳伤羸瘦，补不足，强阴，益男子精。生齐山山谷及代郡，八月采实。

旋花：味甘，温。主益气，去面皯黑色，媚好。其根，味辛，主腹中寒热邪气，利小便。久服不饥轻身。 一名筋根花。生豫州平泽，五月采。

兰草：味辛，平。主利水道，杀蛊毒，辟不祥。久服益气轻身不老，通神明。 一名水香。生大吴池泽，四月、五月采。

蛇床子：味苦，平。主妇人阴中肿痛，男子阴痿湿痒。久服轻身。生临淄川谷及田野，五月采实。

地肤子：味苦，寒。主膀胱热，利小便，补中，益精气。久服耳目聪明，轻身耐老。 一名地葵。生荆州平泽及田野，八月、十月采实。

景天：味苦，平。主大热大疮，身热烦，邪恶气。花，主女人漏下赤白，轻身明目。 一名慎火。生太山川谷，四月四日、七月七日采。

茵陈蒿：味苦，平。主风湿寒热，邪气热结黄疸。久服轻身益气耐老。生太山及丘陵坡岸上，五月及立秋采。

杜若：味辛，微温。主胸胁下逆气，温中，风入脑户，头肿痛，多涕泪出。久服益精，明目轻身。 一名土衡。生武陵川泽及冤句，二月、八月采根。

沙参：味苦，微寒。主血积，惊气，除寒热，补中，益肺气。久服利人。 一名知母。生河内川谷及冤句、般阳、续山，二月、八月采根。

白兔藿：味苦，平。主蛇虺蜂虿，猘狗菜肉，蛊毒鬼疰。 一名白葛。

---

① 整理者注："十月十月采"，原著如此。《唐本》，作"十月十日采"。详见本书204页。

生交州山谷。

徐长卿：味辛，温。主鬼物百精蛊毒，疫疾邪恶气，温疟。久服强悍轻身。　一名鬼督邮。生太山山谷及陇西，三月采。

石下长卿：味咸，平。主鬼疰精物，邪恶气，杀百精，蛊毒，狂易亡走，号哭悲伤恍惚。生陇西池泽、山谷。

石龙蒭：味苦，微寒。主心腹邪气，小便不利，淋闭，风湿，鬼疰恶毒。久服补虚羸，轻身，耳目聪明，延年。　一名龙须。生梁州山谷湿地，五月、七月采茎。

薇衔：味苦，平。主风湿痹历节痛，惊痫吐舌，悸气，贼风，鼠瘘，痈肿。生汉中川泽及邯郸，七月采茎叶。

云实：味辛，温。主泄痢肠澼，杀虫蛊毒，去邪恶结气，止痛，除寒热。花，主见鬼精物，多食令人狂走。久服轻身，通神明。生河间川谷，十月采。

王不留行：味苦。主金疮，止血逐痛，出刺，除风痹内寒。久服轻身，耐老增寿。生太山山谷，二月、八月采。

姑活：味甘，温。主大风邪气，湿痹寒痛。久服轻身，益寿耐老。　一名冬葵子。生河东。

屈草：味苦。主胸胁下痛，邪气肠间寒热，阴痹。久服轻身，益气耐老。生汉中川泽，五月采。

木部

一十九种

牡桂：味辛，温。主上气咳逆，结气，喉痹吐吸，利关节，补中益气。久服通神，轻身不老。生南海山谷。

菌桂：味辛，温。主百病，养精神，和颜色，为诸药先聘通使。久服轻身不老，面生光华，娟好，常如童子。生交趾、桂林山谷岩崖间，立秋采。

松脂：味苦，温。主疽，恶疮，头疡，白秃，疥瘙风气，安五藏，除热。久服轻身，不老延年。生太山山谷，六月采。

槐实：味苦，寒。主五内邪气热，止涎唾，补绝伤，五痔，火疮，妇人

乳瘕，子藏急痛。久服明目益气，头不白。_{以七月七日取之，生河南平泽。}

枸杞：味苦，寒。主五内邪气，热中消渴，风痹。久服坚筋骨，轻身不老。　一名地辅。_{生常山平泽及诸丘陵阪岸，冬采根、春夏采叶、秋采茎实。}

柏实：味甘，平。主惊悸，安五藏，益气，除风湿痹。久服令人润泽美色，耳目聪明，不饥不老，轻身延年。_{生太山山谷，叶四时各依方面采。}

茯苓：味甘，平。主胸胁逆气，忧恚，惊邪，恐悸，心下结痛，寒热烦满，咳逆，口焦舌干，利小便。久服安魂养神，不饥延年。　一名茯菟。_{生太山山谷大松下，二月、八月采。}

榆皮：味甘，平。主大小便不通，利水道，除邪气。久服轻身不饥。其实尤良。　一名零榆。_{生颖川山谷，二月采皮、八月采实。}

酸枣：味酸，平。主心腹寒热，邪结气聚，四支酸疼湿痹。久服安五藏，轻身延年。_{生河东川泽，八月采实。}

蘖木：味苦，寒。主五藏肠胃中结热，黄疸，肠痔，止泄痢，女子漏下赤白，阴伤蚀疮。　一名檀桓。_{生汉中山谷及永昌。}

干漆：味辛，温。主绝伤，补中，续筋骨，填髓脑，安五藏，五缓六急，风寒湿痹。生漆，去长虫。久服轻身耐老。_{生汉中川谷，夏至后采。}

五加皮：味辛，温。主心腹疝气腹痛，益气，疗躄，小儿不能行，疽疮？阴蚀。久服轻身耐老。　一名豺漆。_{生汉中川谷及冤句，五月、七月采茎，十月采根。}

蔓荆实：味苦，微寒。主筋骨间寒热湿痹拘挛，明目坚齿，利九窍，去白虫。久服轻身耐老。

辛夷：味辛，温。主五藏、身体寒热风，头脑痛，面䵟。久服下气，轻身明目，增年耐老。　一名侯桃。_{生汉中川谷，九月采实。}

桑上寄生：味苦，平。主腰痛，小儿背强，痈肿，安胎，充肌肤，坚发齿，长须眉。其实，明目，轻身通神。　一名茑。_{生弘农川谷桑树上，三月三日采茎叶。}

杜仲：味辛，平。主腰脊痛，补虚，益气精，坚筋骨，强志。久服轻身耐老。　一名木绵。_{生上虞山谷及上党、汉中，二月、五月、六月、九月采皮。}

女贞实：味苦，平。主补中，安五藏，养精神，除百疾。久服肥健，轻身不老。_{生武陵川谷，立冬采。}

木兰:味苦,寒。主身大热在皮肤中,去面热赤疱酒皶,恶风癫疾,阴下痒湿,明耳目。<small>生零陵山谷及太山,十二月采皮。</small>

蕤核:味甘,温。主心腹邪结气,明目,目赤痛伤泪出。久服轻身,益气不饥。<small>生函谷川谷及巴西。</small>

兽部

六种

龙骨:味甘,平。主心腹鬼疰,精物老魅,咳逆,泄痢脓血,女子漏下,癥瘕坚结,小儿热气惊痫。齿,主小儿、大人惊痫,癫疾狂走,心下结气,不能喘息,诸痉,杀精物。久服轻身,通神明,延年。<small>生晋地川谷及太山岩水岸土穴中死龙处,采无时。</small>

麝香:味辛,温。主辟恶气,杀鬼精物,温疟,蛊毒痫痉,去三虫。久服除邪,不梦寤魇寐。<small>生中台川谷及益州、雍州山中,春分取之。</small>

牛黄:味苦,平。主惊痫寒热,热盛狂痉,除邪逐鬼。久服轻身增年,令人不忘。<small>生晋地平泽,于牛得之。</small>

熊脂:味甘,微寒。主风痹不仁筋急,五藏腹中积聚,寒热羸瘦,头疡白秃,面皯疱。久服强志不饥,轻身长年。<small>生雍州山谷,十一月取。</small>

白胶:味甘,平。主伤中劳绝,腰痛,羸瘦,补中益气,妇人血闭无子,止痛安胎。久服轻身延年。<small>生云中,煮鹿角作之。</small>

阿胶:味甘,平。主心腹内崩劳极,洒洒如疟状,腰腹痛,四支酸疼,女子下血,安胎。久服轻身益气。 一名傅致胶。<small>生东平郡,煮牛皮作之。</small>

禽部

二种

丹雄鸡:味甘,微温。主女人崩中漏下赤白沃,补虚温中,止血通神,杀毒辟不祥。头,主杀鬼。<small>东门上者尤良。</small>肪,主耳聋。肠,主遗溺。肶胵裹黄皮,主泄利。屎白,主消渴,伤寒寒热。翮羽,主下血闭。鸡子,主除热,火疮,痫痉,可作虎魄神物。鸡白蠹,肥脂。<small>生朝鲜平泽。</small>

雁肪：味甘，平。主风挛拘急，偏枯，气不通利。久服益气不饥，轻身耐老。<small>生江南池泽。</small>

虫鱼部
一十种

石蜜：味甘，平。主心腹邪气，诸惊痫痓，安五藏，诸不足，益气补中，止痛，解毒，除众病，和百药。久服强志轻身，不饥不老。<small>生武都山谷、河源山谷及诸山石中。</small>

蜂子：味甘，平。主风头，除蛊毒，补虚羸伤中。久服令人光泽，好颜色，不老。大黄蜂子，主心腹胀满痛，轻身益气。土蜂子，主痈肿。　一名蜚零。<small>生武都山谷。</small>

蜜蜡：味甘，微温。主下利脓血，补中，续绝伤，金疮，益气，不饥耐老。<small>生武都山谷蜜房、木石间。</small>

牡蛎：味咸，平。主伤寒寒热，温疟洒洒，惊恚怒气，除拘缓，鼠瘘，女子带下赤白，除留。久服强骨节，杀邪鬼，延年。<small>生东海池泽，采无时。</small>

龟甲：味咸，平。主漏下赤白，破癥瘕痎疟，五痔阴蚀，湿痹，四支重，弱小儿囟不合。久服轻身不饥。　一名神屋。<small>生南海池泽及湖水中，采无时。</small>

桑螵蛸：味咸，平。主伤中，疝瘕，阴痿，益精生子，女子血闭，腰痛，通五淋，利小便水道。久服益气养神。　一名蚀肬生桑枝上。<small>二月、三月采，蒸之。</small>

海蛤：味苦，平。主咳逆上气，喘息烦满，胸痛寒热。<small>生东海。</small>

文蛤：主恶疮，蚀五痔。<small>生东海，取无时。</small>

蠡鱼：味甘，寒。主湿痹，面目浮肿，下大水。<small>生九江池泽，取无时。</small>

鲤鱼胆：味苦，寒。主目热赤痛，青盲明目。久服强悍，益志气。<small>生九江池泽，取无时。</small>

果部
六种

藕实茎：味甘，平。主补中养神，益气力，除百疾。久服轻身耐老，

不饥延年。　一名水芝丹。<small>生汝南池泽，八月采。</small>

橘柚：味辛，温。主胸中瘕热逆气，利水谷。久服去臭，下气通神，轻身长年。<small>生南山川谷及江南，十月采。</small>

大枣：味甘，平。主心腹邪气，安中养脾，助十二经，平胃气，通九窍，补少气少津液，身中不足，大惊，四支重，和百药。久服轻身长年。叶覆麻黄，能令出汗。<small>生河东平泽，八月采。</small>

葡萄：味甘，平。主筋骨湿痹，益气倍力，强志，令人肥健耐饥，忍风寒。久服轻身不老，延年。可作酒。<small>生陇西、五原、敦煌山谷。</small>

蓬虆：味酸，平。主安五藏，益精气，长阴令坚，强志倍力，有子。久服轻身不老。　一名覆盆。<small>生荆山平泽及冤句。</small>

鸡头实：味甘，平。主湿痹，腰脊膝痛，补中，除暴疾，益精气，强志，令耳目聪明。久服轻身不饥，耐老神仙。　一名雁喙。<small>生雷泽池泽，八月采。</small>

米谷部

三种

胡麻：味甘，平。主伤中虚羸，补五内，益气力，长肌肉，填髓脑。久服轻身不老。　一名巨胜。叶，名青蘘，味甘，寒。主五藏邪气，风寒湿痹，益气，补脑髓，坚筋骨。久服耳目聪明，不饥，不老增寿。

巨胜苗也。<small>旧在草部，《唐本》徙此，生上党川泽。</small>

麻蕡：味辛，平。主五劳七伤，利五藏，下血寒气。多食令见鬼狂走。久服通神明轻身。　一名麻勃。<small>此麻花上勃勃者。</small>麻子，味甘，平。主补中益气。久服肥健不老。<small>生太山川谷。</small>

菜部

五种

冬葵子：味甘，寒。主五藏六府寒热，羸瘦，五癃，利小便。久服坚骨长肌肉，轻身延年。<small>生少室山，十二月采之。</small>

苋实：味甘，寒。主青盲明目，除邪，利大小便，去寒热。久服益气力，

不饥轻身。_{生淮阳川泽及田中，十一月采。}

瓜蒂：味苦，寒。主大水，身面四支浮肿，下水，杀蛊毒，咳逆上气，及食诸果病在胸腹中，皆吐下之。_{生嵩高平泽，七月七日采。}

白瓜子：味甘，平。主令人悦泽，好颜色，益气不饥。久服轻身耐老。_{生嵩高平泽，冬瓜人也，八月采。}

苦菜：味苦，寒。主五藏邪气，厌谷胃痹。久服安心益气，聪察少卧，轻身耐老。_{生益州川谷山陵道傍，三月三日采。}

上神农本草上品一卷终

嘉兴　　　邹　俶宗道
　　弟子　　　　　　校勘
昆明　　　叶慧龄颖如

神农本草三卷　第二卷

蜀华阳刘复民叔学

中品九部　一百一十五种

石部
一十六种

雄黄：味苦,平。主寒热鼠瘘,恶疮疽痔,死肌,杀精物、恶鬼、邪气、百虫毒,胜五兵。炼食之,轻身神仙。　一名黄食石。生武都山谷、敦煌山之阳,采无时。

石硫黄：味酸,温。主妇人阴蚀,疽痔恶血,坚筋骨,除头秃。能化金银铜铁奇物。生东海牧羊山谷中及太山、河西山。

雌黄：味辛,平。主恶疮、头秃、痂疥,杀毒虫虱,身痒,邪气诸毒。炼之久服轻身增年不老。生武都山谷,与雄黄同山生,其阴山有金,金精熏则生雌黄,采无时。

水银：味辛,寒。主疥瘘痂疡,白秃,杀皮肤中虱,杀金银铜锡毒,镕化还复为丹。久服神仙不死。生符陵平土,出于丹沙。

石膏：味辛,微寒。主中风寒热,心下逆气惊喘,口干舌焦,不能息,腹中坚痛,除邪鬼,产乳,金疮。生齐山山谷及齐卢山、鲁蒙山,采无时。

磁石：味辛,咸。主周痹风湿,支节中痛,不可持物,洒洒酸消,除大热烦满及耳聋。　一名玄石。生太山川谷及慈山山阴有铁处则生其阳,采无时。

凝水石：味辛,寒。主身热,腹中积聚邪气,皮中如火烧,烦满,水饮之。久服不饥。生常山山谷,又中水县及邯郸。

阳起石：味咸,微温。主崩中漏下,破子藏血,癥瘕结气,寒热腹痛,无子,阴痿不起,补不足。久服不饥。　一名白石。生齐山山谷及琅邪或云山、阳起山,采无时。

孔公孽：味辛,温。主伤食不化,邪结气,恶疮疽,瘘痔,利九窍,下乳汁。殷孽,味辛,温。主烂伤瘀血,泄利寒热,鼠瘘,癥瘕结气。　一名姜石。钟乳根也。生赵国山谷,又梁山及南海,采无时。

铁精：平。主明目,化铜。

铁落：味辛,平。主风热,恶疮疡,疽、疮、痂疥,气在皮肤中。生牧羊平泽及祊城或析城,采无时。

铁:主坚肌,耐痛。

理石:味辛,寒。主身热,利胃,解烦,益精明目,破积聚,去三虫。　一名立制石。生汉中山谷及卢山,采无时。

长石:味辛,寒。主身热,四支寒厥,利小便,通血脉,明目,去翳眇,下三虫,杀蛊毒。久服不饥。　一名方石。生长子山谷及泰山、临淄,采无时。

肤青:味辛,平。主蛊毒,及蛇、菜、肉诸毒,恶疮。　一名推石。生益州川谷。

草部上

三十二种

干姜:味辛,温。主胸满,咳逆上气,温中,止血,出汗,逐风湿痹,肠澼下利。生者尤良。久服去臭气,通神明。生犍为川谷及荆州、扬州,九月采。

枲耳实:味苦,温。主风头寒痛,风湿周痹,四支拘挛痛,恶肉死肌。久服益气,耳目聪明,强志轻身。生安陆川谷及六安田野,实熟时采。

葛根:味甘,平。主消渴,身大热,呕吐,诸痹,起阴气,解诸毒。葛谷,主下利十岁已上。　一名鹿藿。生汶山川谷,五月采根。

栝楼根:味苦,寒。主消渴,身热烦满,大热,补虚安中,续绝伤。　一名地楼。生弘农川谷及山阴地,二月、八月采根。

苦参:味苦,寒。主心腹结气,癥瘕积聚,黄疸,溺有余沥,逐水,除痈肿,补中,明目止泪。　一名水槐,一名苦薏。生汝南山谷及田野,三月、八月、十月采根。

当归:味甘,温。主咳逆上气,温疟寒热,洒洒在皮肤中,妇人漏下绝子,诸恶疮疡,金疮。煮饮之。生陇西川谷,二月、八月采根。

麻黄:味苦,温。主中风,伤寒头痛,温疟,发表出汗,去邪热气,止咳逆上气,除寒热,破癥坚积聚。　一名龙沙。生晋地及河东,立秋采茎。

通草:味辛,平。主去恶虫,除脾胃寒热,通利九窍、血脉、关节,令人不忘。　一名附支。生石城山谷及山阳,正月采枝。

芍药:味苦,平。主邪气腹痛,除血痹,破坚积寒热疝瘕,止痛,利小便,益气。<small>生中岳川谷及丘陵,二月、八月采根。</small>

蠡实:味甘,平。主皮肤寒热,胃中热气,风寒湿痹,坚筋骨,令人嗜食。久服轻身。花叶,去白虫。 一名豕首。<small>生河东川谷,五月采实。</small>

瞿麦,味苦,寒。主关格,诸癃结,小便不通,出刺,决痈肿,明目去翳,破胎堕子,下闭血。<small>生太山川谷,立秋采实。</small>

玄参:味苦,微寒。主腹中寒热积聚,女子产乳余疾,补肾气,令人目明。<small>生河间川谷及冤句,三月、四月采根。</small>

秦艽:味苦,平。主寒热邪气,寒湿风痹,支节痛,下水利小便。<small>生飞鸟山谷,二月、八月采根。</small>

百合:味甘,平。主邪气,腹胀心痛,利大小便,补中益气。<small>生荆州川谷,二月、八月采根。</small>

知母:味苦,寒。主消渴热中,除邪气,支体浮肿,下水,补不足,益气。 一名沈燔。<small>生河内川谷,二月、八月采根。</small>

贝母:味辛,平。主伤寒烦热,淋沥,邪气疝瘕,喉痹,乳难,金疮,风痉。 一名空草。<small>生晋地,十月采根。</small>

白芷:味辛,温。主女人漏下赤白,血闭阴肿,寒热,风头侵目泪出,长肌肤润泽,可作面脂。 一名芳香。<small>生河东川谷下泽,二月、八月采根。</small>

淫羊藿:味辛,寒。主阴痿绝伤,茎中痛,利小便,益气力,强志。<small>生上郡、阳山山谷。</small>

黄芩:味苦,平。主诸热,黄疸,肠澼,泄利,逐水,下血闭,恶疮,疽蚀,火疡。 一名腐肠。<small>生秭归川谷及冤句,三月三日采根。</small>

狗脊:味苦,平。主腰背强,关机缓急,周痹寒湿,膝痛,颇利老人。 一名百枝。<small>生常山川谷,二月、八月采根。</small>

石龙芮:味苦,平。主风寒湿痹,心腹邪气,利关节,止烦满。久服轻身,明目,不老。 一名鲁果能。<small>生太山川泽石边,五月五日采子,二月、八月采皮。</small>

茅根:味甘,寒。主劳伤虚羸,补中益气,除瘀血,血闭寒热,利小便。 一名地菅。<small>生楚地山谷田野,六月采根。</small>

紫菀：味苦，温。主咳逆上气，胸中寒热结气，去蛊毒，痿蹷，安五藏。生房陵山谷及真定、邯郸，二月、三月采根。

紫草：味苦，寒。主心腹邪气，五疸，补中益气，利九窍，通水道。生砀山山谷及楚地，三月采根。

败酱：味苦，平。主暴热，火疮赤气，疥瘙，疽痔，马鞍热气。　一名鹿肠。生江夏川谷，八月采根。

白鲜：味苦，寒。主头风，黄疸，咳逆，淋沥，女子阴中肿痛，湿痹死肌，不可屈伸，起止行步。生上谷川谷及冤句，四月、五月采根。

酸酱：味酸，平。主热烦满，定志益气，利水道。生荆楚川泽及人家田园中，五月采。

紫参：味苦，寒。主心腹积聚，寒热邪气，通九窍，利大小便。　一名牡蒙。生河西及冤句山谷，三月采根。

藁本：味辛，温。主妇人疝瘕，阴中寒肿痛，腹中急，除风头痛，长肌肤，悦颜色。　一名鬼卿。生崇山山谷，正月、二月采根。

石韦：味苦，平。主劳热邪气，五癃闭不通，利小便水道。　一名石皮。生华阴山谷石上，二月采叶。

草薢：味苦，平。主腰背痛强，骨节风寒湿周痹，恶疮不瘳，热气。生真定山谷，二月、八月采根。

白薇：味咸，平。主暴中风，身热腹满，忽忽不知人，狂惑，邪气寒热酸疼，温疟洗洗，发作有时。生平原川谷，三月三日采根。

草部下

一十六种

水萍：味辛，寒。主暴热身痒，下水肿，胜酒，长须发，注消渴。生雷泽池泽，三月采。

王瓜：味苦，寒。主消渴，内痹瘀血，月闭，寒热酸疼，益气，愈聋。生鲁地平泽田野及人家垣墙间，三月采根。

地榆：味苦，微寒。主妇人乳痓痛，七伤带下病，止痛，除恶肉，止痛，^①疗金疮。生桐柏及冤句山谷，二月、八月采根。

海藻：味苦，寒。主瘿瘤气，颈下核，破散结气，痈肿，癥瘕坚气，腹中上下鸣，下十二水肿。生东海池泽，七月七日采。

泽兰：味苦，微温。主乳妇内衄，中风余疾，大腹水肿，身面四支浮肿，骨节中水，金疮，痈肿疮脓。　一名龙枣。生汝南诸大泽傍，三月三日采。

防己：味辛，平。主风寒温疟，热气诸痫，除邪，利大小便。　一名解离。生汉中川谷，二月、八月采根。

款冬花：味辛，温。主咳逆上气，善喘，喉痹，诸惊痫，寒热邪气。　一名菟奚。生常山山谷及上党水傍，十一月采花。

牡丹：味辛，寒。主寒热，中风瘛疭，痉，惊痫邪气，除癥坚，瘀血留舍肠胃，安五藏，疗痈疮。　一名鹿韭。生巴郡山谷及汉中，二月、八月采根。《唐本》注：夏生白花，秋实圆绿，冬实赤色。

马先蒿：味苦，平。主寒热鬼疰，中风湿痹，女子带下病，无子。生南阳川泽。

积雪草：味苦，寒。主大热，恶疮痈疽，浸淫赤熛，皮肤赤，身热。生荆州川谷。

女菀：味辛，温。主风寒洗洗，霍乱，泄利肠鸣，上下无常处，惊痫，寒热百病。生汉中川谷或山阳，正月、二月采。

王孙：味苦，平。主五藏邪气，寒湿痹，四支疼酸，膝冷痛。　一名牡蒙。生海西川谷及汝南城郭垣下。

蜀羊泉：味苦，微寒。主头秃，恶疮，热气疥瘙，痂癣虫。生蜀郡川谷。

爵床：味咸，寒。主腰脊痛，不得著床，俛仰艰难，除热，可作浴汤。生汉中川谷及田野。

别羁：味苦，微温。主风寒湿痹，身重，四支疼酸，寒历节痛。生蓝田川谷，二月、八月采。

---

① 整理者注："止痛，除恶肉，止痛，疗金疮"，原著如此。"止痛"文凡两见，《唐本》，作"止痛，除恶肉，止汗，疗金疮"。详见本书 210 页。

木部

一十七种

淮木:味苦,平。主久咳上气,伤中虚羸,女子阴蚀,漏下赤白沃。 一名百岁城中木。生晋阳平泽。

桑根白皮:味甘,寒。主伤中,五劳六极羸瘦,崩中脉绝,补益虚气。叶,主除寒热,出汗。桑耳,黑者,主女子漏下赤白汁,血病,癥瘕积聚,阴痛,阴阳寒热,无子。五木耳,名檽,益气不饥,轻身强志。生犍为山谷,采无时。

竹叶:味苦,平。主咳逆上气,溢筋急,恶疡,杀小虫。根,作汤,益气止渴,补虚下气。汁,主风痓。实,通神明,轻气益气。生益州。

吴茱萸:味辛,温。主温中下气,止痛,咳逆寒热,除湿,血痹,逐风邪,开腠理。根,杀三虫。 一名蔱。生上谷川及冤句,九月九日采。

栀子:味苦,寒。主五内邪气,胃中热气,面赤,酒炮皶鼻,白癞赤癞,疮疡。 一名木丹。生南阳川谷,九月采实。

芜荑:味辛,平。主五内邪气,散皮肤骨节中淫淫温行毒,去三虫,化食。 一名无姑。生晋山川谷,三月采实。

枳实:味苦,寒。主大风在皮肤中如麻豆苦痒,除寒热结,止利,长肌肉,利五藏,益气轻身。生河内川泽,九月、十月采。

厚朴:味苦,温。主中风,伤寒头痛,寒热惊悸,气血痹,死肌,去三虫。生交阯、冤句,三、九、十月采皮。

秦皮:味苦,微寒。主风寒湿痹,洗洗寒气,除热,目中青翳白膜。久服头不白,轻身。 一名石檀。生庐江川谷及冤句,二月、八月采皮。

秦椒:味辛,温。主风邪气,温中,除寒痹,坚齿发,明目。久服轻身,好颜色,耐老增年,通神。生太山川谷及秦岭上或琅邪,八月、九月采实。

山茱萸:味酸,平。主心下邪气寒热,温中,逐寒湿痹,去三虫。久服轻身。 一名蜀枣。生汉中山谷及琅邪冤句东海承县,九月、十月采实。

紫葳:味酸,微寒。主妇人产乳余疾,崩中,癥瘕血闭,寒热羸瘦,养胎。 一名陵苕。生西海川谷及山阳。

猪苓：味甘，平。主痎疟，解毒，蛊疰不祥，利水道。久服轻身耐老。
生衡山山谷及济阴、冤句，二月、八月采。

白棘：味辛，寒。主心腹痛，痈肿溃脓，止痛。生雍州川谷。

龙眼：味甘，平。主五藏邪气，安志，厌食。久服强魂聪明，轻身不老，通神明。　一名益智。生南海山谷。

卫矛：味苦，寒。主女子崩中下血，腹满汗出，除邪，杀鬼毒蛊疰。　一名鬼箭。生霍山山谷，八月采。

合欢：味甘，平。主安五藏，利心志，令人欢乐无忧。久服轻身明目，得所欲。生益州山谷。

松罗：味苦，平。主瞋怒邪气，止虚汗，头风，女子阴寒肿痛。　一名女萝。生熊耳山川谷松树上，五月采。

兽部

七种

白马茎：味咸，平。主伤中脉绝，阴不起，强志益气，长肌肉，肥健，生子。眼，主惊痫，腹满，疟疾，当杀用之。县蹄，主惊邪瘈疭，乳难，辟恶气，鬼毒蛊蛀不祥。生云中平泽。

鹿茸：味甘，温。主漏下恶血，寒热惊痫，益气强志，生齿不老。角，主恶疮痈肿，逐邪恶气，留血在阴中。

牛角鰓：下闭血，瘀血疼痛，女人带下血。髓，补中，填骨髓，久服增年。胆，可丸药。

羖羊角：味咸，温。主青盲明目，杀疥虫，止寒泄，辟恶鬼虎狼，止惊悸。久服安心，益气轻身。生河西川谷，取无时。

狗茎：味咸，平。主伤中，阴痿不起，令强热大生子，除女子带下十二疾。胆，主明目。六月上伏取。

羚羊角：味咸，寒。主明目，益气起阴，去恶血注下，辟蛊毒恶鬼不祥，安心气，常不魇寐。生城山川谷及华阴山，采无时。

犀角：味苦，寒。主百毒蛊疰，邪鬼瘴气，杀钩吻、鸩羽、蛇毒，除邪，不迷惑魇寐。久服轻身。生永昌山谷及益州。

禽部

三种

燕矢:味辛,平。主蛊毒鬼疰,逐不祥邪气,破五癃,利小便。生高山平谷。

伏翼:味咸,平。主目瞑明目,夜视有精光。久服令人喜乐,媚好无忧。生太山川谷,立夏后采。

天鼠矢:味辛,寒。主面痈肿,皮肤洗洗时痛,腹中血气,破寒热积聚,除惊悸。 一名石肝。生合浦山谷,十月、十二月取。

虫鱼部

一十六种

猬皮:味苦,平。主五痔,阴蚀下血,赤白五色,血汗不止,阴肿痛引腰背。酒煮杀之。生楚山川谷、田野,取无时。

露蜂房:味苦,平。主惊痫瘛疭,寒热邪气,癫疾,鬼精蛊毒,肠痔。火熬之良。生牂牁山谷,七月七日采。

鳖甲:味咸,平。主心腹癥瘕坚积寒热,去否,息肉,阴蚀,痔,恶肉。生丹阳池泽,取无时。

蟹:味咸,寒。主胸中邪气热结痛,㖞僻面肿,败漆,烧之致鼠。生伊洛池泽诸水中,取无时。

蚱蝉:味咸,寒。主小儿惊痫,夜啼,癫病,寒热。生杨柳上,五月采。

蛴螬:味咸,微温。主恶血血瘀痹气,破折血在胁下坚满痛,月闭,目中淫肤,青翳白膜。生河内平泽,取无时。

乌贼鱼骨:味咸,微温。主女子漏下赤白,经枯血闭,阴蚀肿痛,寒热癥瘕,无子。生东海池泽,取无时。

白僵蚕:味咸,平。主小儿惊痫,夜啼,去三虫,灭黑䵟,令人面色好。生颖川平泽,四月取自死者。

鮀鱼甲:味辛,微温。主心腹癥瘕伏坚,积聚寒热,女子崩中,下血五色,小腹阴中相引痛,疮疥死肌。生南海池泽,取无时。

樗鸡:味苦,平。主心腹邪气,阴痿,益精,强志,生子,好色,补中轻身。生河内川谷樗树上，七月采。

蛞蝓：味咸，寒。主贼风喎僻，轶筋及脱肛，惊痫挛缩。 一名陵蠡。
生太山池泽及阴地沙石下，八月取。

石龙子：味咸，寒。主五癃邪结气，破石淋下血，利小便水道。 一
名蜥蜴。生平阳川谷及荆山石间，五月取。

木寅：味苦，平。主目赤痛，眦伤泪出，淋血血闭，寒热酸嘶，无
子。 一名魂常。生汉中川泽，五月取。

蜚虻：味苦，微寒。主逐瘀血，破下血，积坚否，癥瘕寒热，通利血脉
及九窍。生江夏川谷，五月取。

蜚蠊：味咸，寒。主血瘀，癥坚寒热，破积聚，喉咽痹，内寒无子。生
晋阳川泽及人家屋间，立秋采。

䗪虫：味咸，寒。主心腹寒热洗洗，血积癥瘕，破坚，下血闭，生子大
良。 一名地鳖。生河东川泽及沙中，十月取。

果部

一种

梅实：味酸，平。主下气，除热烦满，安心，支体痛，偏枯不仁，死肌，
去青黑志，恶疾。生汉中川谷，五月采。

米谷部

二种

赤小豆：味甘，平。主下水，排痈肿脓血。

大豆黄卷：味甘，平。主湿痹，筋挛膝痛，涂痈肿。煮汁饮，杀鬼毒，
止痛。生太山平泽，九月采。

菜部

五种

蓼实：味辛，温。主明目，温中，耐风寒，下水气，面目浮肿，痈疡。

马蓼,去肠中蛭虫,轻身。_{生雷泽川泽。}

葱实:味辛,温。主明目,补中不足。其茎,可作汤,主伤寒寒热,出汗,中风,面目肿。

薤:味辛,温。主金疮疮败,轻身不饥耐老。_{生鲁山平泽。}

假苏:味辛,温。主寒热,鼠瘘,瘰疬,生疮,破结聚气,下瘀血。 一名姜芥。_{生汉中川泽。}

水苏:味辛,微温。主下气杀谷,除饮食,辟口臭,去毒。久服通神明,轻身耐老。_{生九真池泽,七月采。}

上神农本草中品一卷终

| 嘉兴 | 弟子 | 巢元珠曼麟 | 校勘 |
| 镇海 | | 夏 桢瑞祯 | |

汤液家法，辨证首重立法，立法面后候证。不问病之名，
不问病之因，辨病情之经过，凭证候以用药」，诚千古不
刊之言。汤液家法不讲脏腑经络，不讲阴阳五行，此等超
脏腑学说实为中医朴素唯物辨证最高理论境界。

1926年，刘师束装东下，先至渝，继之宁，复
至沪，侨居黄浦江滨，悬壶沪上凡三十四年。1954年，刘
师出席华东暨上海市中医代表会议，又先后应全国血吸虫
病九人小组及上海广慈医院（今瑞金医院），徐汇医院之
聘，顾问中医。

刘师长子慎言，长女文灿秉承家学，皆业医。弟子有张亦
相、周元庆、陈正平、黎晓生、杨茂如、朱佐才、周济
士、孟友松、李鼎、邱介天、叶茂烟、查国科、胡慈园、
刘德传、王凯平、詹阳春、卞高京等百五十人，近人姜春
华、张镜人、韩哲仙等皆受其训益。

刘师著作已公诸于世者有《神农古本草经三品逸文
考》《考次伊尹汤液经》《时疫解惑论》《伤寒论霍乱训
解》《素问痿论释难》《鲁楼医案》《华阳医说》等。

神农本草三卷　　第三卷

蜀华阳刘复民叔学

下品九部　一百六种

玉石部
一十二种

石灰：味辛，温。主疽疡疥瘙，热气恶疮，癞疾，死肌堕眉，杀痔虫，去黑子息肉。　一名垩灰。<small>生中山川谷。</small>

誉石：味辛，大热。主寒热鼠瘘，蚀疮，死肌，风痹，肠中坚。　一名青分石。<small>生汉中山谷及少室，采无时。</small>

铅丹：味辛，微寒。主吐逆胃反，惊痫癫疾，除热下气。炼化还成九光。久服通神明。<small>生蜀郡平泽。</small>

粉锡：味辛，寒。主伏尸，毒螫，杀三虫。　一名解锡。锡镜鼻，主女子血闭，癥瘕伏肠，绝孕。<small>生桂阳山谷。</small>

戎盐：味咸，寒。主明目，目痛，益气，坚肌骨，去毒蛊。大盐，令人吐。<small>生胡盐山及西羌北地酒泉、福禄城东南角，北海青、南海赤，十月采。大盐生邯郸及河东池泽。</small>

代赭：味苦，寒。主鬼疰，风，蛊毒，杀精物恶鬼，腹中邪气，女子赤沃漏下。　一名须丸。<small>生齐国山谷，采无时。</small>

卤咸：味苦，寒。主大热消渴，狂烦，除邪及下蛊毒，柔肌肤。<small>生河东盐池。</small>

白垩：味苦，温。主女子寒热癥瘕，月闭，积聚。<small>生邯郸山谷，采无时。</small>

冬灰：味辛，微温。主黑子，去疣，息肉，疽蚀，疥瘙。<small>生方谷川泽。</small>

青琅玕：味辛，平。主身痒，火疮痈伤，疥瘙，死肌。<small>生蜀郡平泽。</small>

草部上
三十种

附子：味辛，温。主风寒咳逆邪气，温中，金疮，破癥坚积聚，血瘕，寒湿踒躄，拘挛，膝痛，不能行步。<small>生犍为山谷，采广汉，冬月采为附子，春采为乌头。</small>

乌头：味辛，温。主中风，恶风，洗洗出汗，除寒湿痹，咳逆上气，破积聚寒热。其汁煎之，名射罔，杀禽兽。　一名乌喙。<small>生朗陵山谷，正月、二月采，</small>

长三寸以上为天雄。

天雄:味辛,温。主大风寒湿痹,历节痛,拘挛缓急,破积聚邪气,金疮,强筋骨,轻身健行。 一名白幕。生少室山谷,二月采根。

半夏:味辛,平。主伤寒寒热,心下坚,下气,喉咽肿痛,头眩,胸胀咳逆,肠鸣,止汗。生槐里川谷,五月、八月采根。

虎掌:味苦,温。主心痛,寒热,结气,积聚,伏梁,伤筋痿拘缓,利水道。生汉中山谷及冤句,二月、八月采。

鸢尾:味苦,平。主蛊毒邪气,鬼疰诸毒,破癥瘕积聚,去水,下三虫。生九疑山谷,五月采。陶云:是射干苗。

大黄:味苦,寒。主下瘀血,血闭,寒热,破癥瘕积聚,留饮宿食,荡涤肠胃,推陈致新,通利水谷,调中化食,安和五藏。生河西山谷及陇西,二月、八月采根。

葶苈:味辛,寒。主癥瘕积聚结气,饮食寒热,破坚逐邪,通利水道。 一名大室。生藁城平泽及田野,立夏后采实。

桔梗:味辛,微温。主胸胁痛如刀刺,腹满肠鸣幽幽,惊恐悸气。生嵩高山谷及冤句,二月、八月采根。

莨菪子:味苦,寒。主齿痛,出虫,肉痹拘急,使人健行,见鬼,多食令人狂走。久服轻身,走及奔马,强志益力通神。 一名横唐。生海滨川谷及雍州,五月采子。

皂荚:味苦,寒。主疥瘙痂痒,恶疮,留热在骨节间,明目。生华阴川泽。

旋复花:味咸,温。主结气胁下满,惊悸,除水,去五藏间寒热,补中下气。生平泽川谷,五月采花。

藜芦:味辛,寒。主蛊毒,咳逆,泄利肠澼,头疡,疥瘙,恶疮,杀诸虫毒,去死肌。生太山山谷,三月采根。

钩吻:味辛,温。主金疮,乳痓,中恶风,咳逆上气,水肿,杀鬼疰蛊毒。 一名野葛。生傅高山谷及会稽东野。

射干:味苦,平。主咳逆上气,喉痹咽痛,不得消息,散结气,腹中邪逆,食饮大热。 一名乌蒲。生南阳川谷、田野,三月三日采根。

蛇合：味苦，微寒。主惊痫，寒热邪气，除热金疮，疽，痔，鼠瘘，恶疮，头疡。　一名蛇衔。生益州山谷，八月采。

常山：味苦，寒。主伤寒寒热，热发温疟，鬼毒，胸中痰结吐逆。生益州川谷及汉中，八月采根。

蜀漆：味辛，平。主疟及咳逆寒热，腹中癥坚否结，积聚邪气，蛊毒鬼疰。生江林山川谷及蜀汉中，常山苗也，五月采叶。

甘遂：味苦，寒。主大腹疝瘕，腹痛，面目浮肿，留饮宿食，破坚癥积聚，利水谷道。　一名主田。生中山川谷，二月采根。

白敛：味苦，平。主痈肿疽疮，散结气，止痛，除热，目中赤，小儿惊痫，温疟，女子阴中肿痛。生衡山山谷，二月、八月采根。

青箱子：味苦，微寒。主邪气，皮肤中热，风瘙身痒，杀三虫。生平谷道傍，三月采茎叶，五月、六月采子。

雚菌：味咸，平。主心痛，温中，去长虫，白疭，蛲虫，蛇螫毒，癥瘕，诸虫。生东海池泽及勃海、章武，八月采。

白及：味苦，平。主痈肿，恶疮，败疽，伤阴死肌，胃中邪气，贼风鬼击，痱缓不收。　一名甘根。生北山川谷，又冤句及越山。

大戟：味苦，寒。主蛊毒，十二水，腹满急痛，积聚，中风，皮肤疼痛，吐逆。　一名邛钜。生常山，十二月采根。

泽漆：味苦，微寒。主皮肤热，大腹水气，四支、面目浮肿，丈夫阴气不足。生太山川泽，三月三日、七月七日采茎叶。

茵芋：味苦，温。主五藏邪气，心腹寒热，羸瘦如疟状，发作有时，诸关节风湿痹痛。生太山川谷，三月三日采叶。

贯众：味苦，微寒。主腹中邪热气，诸毒，杀三虫。　一名扁府。生玄山山谷及冤句、少室山，二月、八月采根。

莞花：味苦，寒。主伤寒温疟，下十二水，破积聚大坚癥瘕，荡涤肠胃中留癖饮食，寒热邪气，利水道。生咸阳川谷及河南中牟，六月采花。

牙子：味苦，寒。主邪气热气，疥瘙，恶疡，疮痔，去白虫。　一名狼牙。生淮南川谷及冤句，八月采根。

羊踯躅：味辛，温。主贼风在皮肤中淫淫痛，温疟，恶毒，诸痹。生太行山川谷及淮南山，三月采花。

草部下
一十九种

商陆：味辛，平。主水胀，疝瘕，痹，熨除痈肿，杀鬼精物。一名募根。生咸阳川谷。

羊蹄：味苦，寒。主头秃，疥瘙，除热，女子阴蚀。一名鬼目。生陈留川泽。

萹蓄：味苦，平。主浸淫疥瘙，疽痔，杀三虫。生东莱山谷，五月采。

狼毒：味辛，平。主咳逆上气，破积聚，饮食寒热，水气，恶疮，鼠瘘，疽蚀，鬼精蛊毒，杀飞鸟走兽。一名续毒。生秦亭山谷及奉高，二月、八月采根。

白头翁：味苦，温。主温疟，狂易寒热，癥瘕积聚，瘿气，逐血止痛，疗金疮。一名野丈人。生嵩山山谷及田野，四月采。

鬼臼：味辛，温。主杀蛊毒鬼疰精物，辟恶气不详，逐邪，解百毒。一名爵犀。生九真山谷及冤句，二月、八月采根。

羊桃：味苦，寒。主熛热身暴赤色，风水积聚，恶疡，除小儿热。一名羊肠。生山林川谷及田野，二月采。

连翘：味苦，平。主寒热，鼠瘘，瘰疬，痈肿，恶疮，瘿瘤，结热，蛊毒。一名异翘。生太山山谷，八月采。

翘根：味甘，寒。主下热气，益阴精，令人面悦好，明目。久服轻身耐老。

蔄茹：味辛，寒。主蚀恶肉，败疮死肌，杀疥虫，排脓恶血，除大风热气，善忘不乐。生代郡川谷，五月采根。

乌韭：味甘，寒。主皮肤往来寒热，利小肠、膀胱气。生山谷石上。

鹿藿：味苦，平。主蛊毒，女子腰腹痛不乐，肠痈，瘰疬疡气。生汶山山谷。

蚤休：味苦，微寒。主惊痫，摇头弄舌，热气在腹中，癫疾，痈疮，阴蚀,下三虫,去蛇毒。生山阳川谷及冤句。

石长生:味咸,微寒。主寒热,恶疮大热,辟鬼气不详。生咸阳山谷。

陆英:味苦,寒。主骨间诸痹,四支拘挛疼酸,膝寒痛,阴痿,短气不足,脚肿。生熊耳川谷及冤句,立秋采。

荩草:味苦,平。主久咳上气喘逆,久寒,惊悸,痂疥,白秃,疡气,杀皮肤小虫。生青衣川谷,九月、十月采。

牛扁:味苦,微寒。主身皮疮热气,可作浴汤,杀牛虱小虫,又疗牛病。生桂阳川谷。

夏枯草:味苦,寒。主寒热,瘰疬,鼠瘘,头疮,破癥,散瘿结气,脚肿湿痹,轻身。 一名乃东。生蜀郡川谷,四月采。

女青:味辛,平。主蛊毒,逐邪恶气,杀鬼,温疟,辟不详。 一名雀瓢。生朱崖,八月采。

木部

一十八种

巴豆:味辛,温。主伤寒,温疟寒热,破癥瘕结聚坚积,留饮痰癖,大腹水胀,荡练五藏六府,开通闭塞,利水谷道,去恶肉,除鬼毒蛊疰邪物,杀虫鱼。生巴郡川谷,八月采。

蜀椒:味辛,温。主邪气咳逆,温中,逐骨节皮肤死肌,寒湿痹痛,下气。久服之,头不白,轻身增年。生武都川谷及巴郡,八月采实。

皂荚:味辛,温。主风痹死肌,邪气,风头泪出,利九窍,杀精物。生雍州川谷及鲁邹县,九月、十月采荚。

柳华:味苦,寒。主风水,黄疸,面热黑。叶,主马疥痂疮。实,主溃痈,逐脓血。生琅邪川泽。

楝实:味苦,寒。主温疾伤寒,大热烦狂,杀三虫,疥疡,利小便水道。生荆山山谷。

郁李仁:味酸,平。主大腹水肿,面目、四支浮肿,利小便水道。根,主齿断肿,龋齿,坚齿。生高山川谷及丘陵上,五月、六月采根。

莽草:味辛,温。主风头痛肿,乳痈疝瘕,除结气,疥瘙,杀虫鱼。 一名葂。生上谷山谷及冤句,五月采叶。

雷丸:味苦,寒。主杀三虫,逐毒气,胃中热,利丈夫、女子。作摩膏,除小儿百病。生石城山谷及汉中土中,八月采根。

桐叶:味苦,寒。主恶蚀疮著阴。皮,主五痔,杀三虫。花,主傅猪疮,饲猪肥大三倍。生桐柏山谷。

梓白皮:味苦,寒。主热,去三虫。叶,捣傅猪疮,饲猪肥大三倍。生河内山谷。

石南:味辛,平。主养肾气,内伤阴衰,利筋骨皮毛。实,杀蛊毒,破积聚,逐风痹。生华阴山谷,二月、四月采叶,八月采实。

黄环:味苦,平。主蛊毒,鬼疰鬼魅,邪气在藏中,除咳逆寒热。生蜀郡山谷,三月采根。

溲疏:味辛,寒。主身皮肤中热,除邪气,止遗溺,可作浴汤。生熊耳川谷及田野、故丘、虚地,四月采。

鼠李:主寒热,瘰疬疮。生田野,采无时。

药实根:味辛,温。主邪气诸痹疼酸,续绝伤,补骨髓。 一名连木。生蜀郡山谷,采无时。

栾华:味苦,寒。主目痛泪出伤眦,消目肿。生汉中川谷,五月采。

蔓椒:味苦,温。主风寒湿痹,历节疼,除四支厥气,藤痛。生云中川谷及丘冢间,采茎根。

芫花:味辛,温。主咳逆上气,喉鸣喘,咽肿短气,蛊毒鬼疟,疝瘕痈肿,杀虫鱼。生淮源川谷,三月三日采花。

兽部

四种

豚卵:味甘,温。主惊痫癫疾,鬼疰蛊毒,除寒热,贲豚,五癃。悬蹄,主五痔,伏热在肠,肠痈内蚀。

麋脂:味辛,温。主痈肿,恶疮死肌,寒风湿痹,四支拘缓不收,风头肿气,通腠理。生南山山谷及淮海边,十月取。

　　鼺鼠:主堕胎,令产易。生山都平谷。

　　六畜毛蹄甲:味咸,平。主鬼疰蛊毒,寒热,惊痫,癫痉,狂走。骆驼毛尤良。

虫鱼部
　　一十七种

　　虾蟆:味辛,寒。主邪气,破癥坚血,痈肿阴疮,服之不患热病。生江湖池泽,五月五日取。

　　马刀:味辛,微寒。主漏下赤白寒热,破石淋,杀禽兽贼鼠。生江湖池泽及东海,取无时。

　　蛇蜕:味咸,平。主小儿百二十种惊痫瘈疭,癫疾,寒热,肠痔,蛊毒,蛇痫。火熬之良。　一名龙子衣。生荆州川谷及田野,五月五日、十五日取之。

　　白颈蚯蚓:味咸,寒。主蛇瘕,去三虫,伏尸鬼疰蛊毒,杀长虫,仍自化作水。生平土,三月取。

　　蜈蚣:味辛,温。主鬼疰蛊毒,啖诸蛇虫鱼毒,杀鬼物老精,温疟,去三虫。生大吴川谷、江南。

　　斑猫:味辛,寒。主寒热,鬼疰蛊毒,鼠瘘,恶疮,疽蚀死肌,破石癃。生河东川谷,八月取。

　　贝子:味咸,平。主目翳,鬼疰蛊毒,腹痛,下血,五癃,利水道。烧用之良。生东海池泽。

　　石蚕:味咸,寒。主五癃,破石淋,堕胎。肉,解结气,利水道。　一名沙虱。生江汉池泽。

　　雀瓮:味甘,平。主小儿惊痫,寒热结气,蛊毒鬼疰。　一名躁舍。生树枝间蛅蟖房也,八月取。

　　蜣螂:味咸,寒。主小儿惊痫瘈疭,腹胀寒热,大人癫疾狂易。火熬之良。生长沙池泽,五月五日取。

　　蝼蛄:味咸,寒。主产难,出肉中刺,溃痈肿,下哽噎,解毒,除恶疮。

夜出者良。_{生东城平泽,夏至取。}

马陆:味辛,温。主腹中大坚癥,破积聚,息肉恶疮,白秃。　一名百足。_{生玄菟川谷。}

地胆:味辛,寒。主鬼疰,寒热鼠瘘,恶疮死肌,破癥瘕,堕胎。　一名蚖青。_{生汶山川谷,八月取。}

鼠妇:味酸,温。主气癃不得小便,妇人月闭血瘕,痫痓,寒热,利水道。_{生魏郡平谷及人家地上,五月五日取。}

萤火:味辛,微温。主明目,小儿火疮,伤热气,蛊毒鬼疰,通神精。_{生阶地池泽,七月七日取。}

衣鱼:味咸,温。主妇人疝瘕,小便不利,小儿中风,项强背起,摩之。_{生咸阳平泽。}

彼子:味甘,温。主腹中邪气,去三虫,蛇螫,蛊毒,鬼疰,伏尸。_{生永昌山谷。}

果部
二种

桃核仁:味苦,平。主瘀血,血闭瘕,邪气,杀小虫。桃花,杀疰恶鬼,令人好颜色。桃凫,微温,主杀百鬼精物。桃毛,主下血瘕,寒热积聚,无子。桃蠹,杀鬼邪恶不祥。_{生太山川谷,七月采。}

杏核仁:味甘,温。主咳逆上气,雷鸣,喉痹,下气,产乳,金疮,寒心贲豚。_{生晋山川谷。}

米谷部
一种

腐婢:味辛,平。主痎疟寒热邪气,泄利,阴不起,病酒头痛。_{生汉中,小豆花也,七月采。}

菜部

  二种

苦瓠：味苦，寒。主大水，面目、四支浮肿，下水，令人吐。<small>生晋地川泽。</small>

水芹：味甘，平。主女子赤沃，止血，养精，保血脉，益气，令人肥健嗜食。<small>生南海池泽。</small>

人部

  一种

发髲：味苦，温。主五癃，关格不通，利小便水道，疗小儿痫，大人痓，仍自还神化。

上神农本草下品一卷终

镇江		殷	夏禹贡	
	弟子			校勘
南汇			周元庆兆民	

汤液

神农本草卷下

三品逸文考异

　　按本草例,《神农旧经》以朱书,《名医别录》以墨书。魏晋名医,因神农旧条而有增补者,以墨字嵌于朱字之间。王壬秋先生所谓"陶序已云:朱墨杂书,则其传久矣",固知朱书、墨书,不自陶氏始也。复意仲景以前为朱书,仲景以后为墨书。朱书为经,经无不正,以古圣人不苟著录也;墨书则不可靠者甚多。兹举经中之具有"堕胎"明文者以为例。按牛膝主逐血气、堕胎也,瞿麦主破胎、堕子也,石蚕主破石淋、堕胎也,地胆主破癥瘕、堕胎也,䗪鼠主堕胎、令人产易也,又《逸文》水银主杀皮肤中虱、堕胎、除热也。是六品者,为堕胎正药。计此之外,皆为误堕,如温病服温药,寒病服寒药,形气偏胜,胎难长养,若药能对证,即无此弊矣。乃墨书于桂、附子、半夏、桃仁,并以"堕胎"著录,后世本之,悬为禁忌。不知《金匮要略》妇人妊娠篇固已列为常用之药矣!其首条桂枝汤,用桂枝主"补中",所以益"六十日之妊娠"也;第三条附子汤,用附子主"温中",所以治"少腹如扇之胎胀"也;第六条干姜人参半夏丸,用半夏主"下气",所以治"胎前恶阻之呕吐"也;第二条桂枝茯苓丸,用桃仁主"瘀血",所以治"胎漏不止之癥痼害"也。据此足征,伊尹撰用《神农本草》,仲景论广《伊尹汤液》,弟子杜度所述《胎胪药录》,卫汎所撰《四逆三部厥经》《妇人胎藏经》《小儿颅囟方》,并闻风私淑托名撰著之《平脉辨证》,以及王叔和撰次仲景之《伤寒杂病论》《金匮要略方论》,皆以子义重修、楼护诵传、张伯祖集注之神农朱书为本。但朱书亦不尽为神农手订,三代秦汉,皆有附益。经、传同归,并作朱字,然绎其文辞,固判然若黑白之不同。迨墨书出,朱书多被移夺,且墨书亦有僭称经文者,后世校刊古本,不识此义,徒据朱、墨杂书,以定其进退。如唐慎微引陶本,升麻主文作墨书,目录亦作墨书,而校者遂退之。《太平御览》九百九十引作朱书,而校者因进之。进退由己,古本为之乱焉!又芎䓖味辛温,其叶蘪芜亦味辛温,原为两条,今并为一。证以附子味辛温，其母乌头，亦味辛温，品名独立，各自为条，则可悟芎䓖、蘪芜，同类并一之非也。铁落味辛平，而铁精则仅言平，与铁之不著性味者，原为一条，今分为三。证以龙骨味甘平，与其齿之不著味性者，品名相附，并为一条，则可悟铁、铁落、铁精，异用分三之非也。揆诸校者，臆度分并，无非欲强合三百六十五数而已。至于去古浸远，文字脱误，所在皆是。复生也晚，不能赞一辞，爰取《太平御览》《证类大观》，并孙、顾两氏辑本，以钩考之，核其朱墨，证其同异，以为来学治经者之一助。然《开宝》序云："朱字、墨字，无本得同，旧注、新注，其文互阙。"是则本卷所考之三品逸文，固不敢自许为翔实也。凡所征引，于孙星衍本曰《孙本》，于顾观光本曰《顾本》，于唐慎微本曰《唐本》，依此为例。余如李时珍、卢不远、张石顽、徐灵胎以及日本森立之采辑诸本，皆不可靠，概不征引。若近人所编纂之大、小辞典，不但数典忘祖，抑且违反经方，难于撰用，所谓"等而下之，不足观也已！"

○上品逸文_{男文救谨按，九十八种}

雲母　雲珠_赤○《唐本》，作"色多赤"三字，墨书。　雲華_{五色}○《唐本》，作"五色具"三字，墨书。　雲英_青○《唐本》，作"色多青"三字，墨书。　雲液_白○《唐本》，作"色多白"三字，墨书。　雲沙_黄○《唐本》，作"色青黄"三字，墨书。　磷石_{正白}○《唐本》，作"色正白"三字，墨书。

玉泉　久服耐寒暑，不飢渴，不老神仙。_{此十二字，《唐本》，墨书。}　一名玉札。《孙本》《顾本》，并作"玉札"。○查《御览》九八八，作"一名玉浓"。○《唐本》，"玉札"二字，朱书。

礜石　堅骨齒《孙本》，作"坚筋骨齿"。○查《御览》九八八，作"坚骨"二字。○《唐本》，"坚骨齿"三字，朱书。　煉餌服之查《御览》，作"炼饵久服"。○《唐本》，"炼饵服之"四字，朱书。

消石　《唐本》，有"一名芒消"四字，朱书。

朴硝　結固流癖《孙本》《顾本》，并作"结固留癖"。○查《御览》九八八，作"结癖"二字。○《唐本》，"结固留癖"四字，朱书。

石膽　久服增壽神仙此六字，《唐本》，墨书。　成金銀《孙本》《顾本》并注：《御览》九八七，引作"合成金银"。○《唐本》，"成金银"三字，朱书。

空青　盲目《孙本》《顾本》，并作"青盲"。○《唐本》，"青盲"二字，朱书。

曾青　結堅積聚《孙本》《顾本》，并作"癥坚积聚"。○《唐本》，"癥坚积聚"四字，朱书。

禹餘糧　下赤白《孙本》《顾本》并注：《御览》九八八，作"下利赤白"。○《唐本》，"下赤白"三字，朱书。　輕身上，《御览》有"久服"二字。○《唐本》无。

太乙餘糧　千里仙《孙本》《顾本》，并作"千里神仙"。○《唐本》，"千里神仙"四字，朱书。○《孙本》注：《御览》引作"千里若神仙"。

白石英　欬逆《孙本》《顾本》并注：《御览》九八七，引作"呕逆"。○《唐本》，"咳逆"二字，朱书。　除風濕痹《孙本》注：《御览》引作"阴湿痹"。○查《御览》九八七，作"除湿痹"。○《唐本》，"除风湿痹"四字，朱书。濕当作湿，痹当作痹。兹遵刊刻古本，不改一字之例，凡经中古字、今字、俗字、讹字，以及圈与分卷，皆一仍王壬秋先生原刻明翻本之旧，俾后来学者，得识庐山真面目也。复禀性拘谨，别辑《逸文》一卷，而不附入三品经文之间，正深惧此古本，因是而再乱焉尔！　輕身《孙本》注：《御览》引作"身轻健"。《唐本》，"轻身"二字，朱书。

紫石英　欬逆《孙本》《顾本》并注：《御览》九八七，引作"呕逆"。○《唐本》，"咳逆"二字，朱书。○查《御览》九八七，引《本草经》，除紫石英、白石英外，尚有青石英、赤石英、黄石英、黑石英四品，观于赤石英下，著录"味苦，补心气"五字，已足知与五芝、五石脂，各随五色补益五藏，同属岐黄家言，绝非神农三品之逸文，概不征引，疑宋初太平兴国时，《神农本草经》异本，犹有存者。据《唐本》矾石主文下，有"岐伯云：久服伤人骨"八字，作墨书正文，知岐黄家言，本作墨书。又据《唐本》白石英主文下，有黄、赤、青、黑四石英，亦并作墨书。又《御览》引《本草经》，石硫青、石硫赤，而《唐本》则列入有名未用，作墨书。墨书为陶氏所选之《名医》副品，然则《御览》所引者，为《本草别经》无疑。《别经》固以墨乱朱者，李昉等原非医家，未能抉择，编入《御览》，学者识之可也！

扁青　解毒氣《孙本》注：《御览》九八八，引作"辟毒"。《唐本》，"解毒气"三字，朱书。

菖蒲　高志不老《孙本》《顾本》，并作"延年"。《唐本》，"延年"二字，朱书；"高志不老"四字，墨书。

菊花　風頭眩《唐本》，作"风头头眩"四字，朱书。

人参　《唐本》，有"一名人衔"四字，朱书。　　二月、八月上旬采根。○《唐本》，作"二月、四月、八月上旬采根"十字。

牛膝　味苦，酸《孙本》《顾本》并注：《御览》九九二，作"味苦，辛"。○《唐本》，作"味苦、酸，平"。"味苦，平"三字，朱书；"酸"字，墨书。○长男文敏谨按，依前后文例，《唐本》，朱书，作"味苦，平"，是。　　主寒湿《孙本》注：《御览》，作"主伤寒湿"。　　耐老《孙本》注：《御览》，作"能老"。《唐本》，"主寒湿耐老"五字，朱书。

茺蔚子　通作茺蔚子。《唐本》，有"一名益明，一名大札"，八字，朱书。

女萎　一名玉竹《唐本》，墨书。

茈胡　通作柴胡。

独活　味苦、甘，平《孙本》《顾本》，并作"味苦，平"。○查与《御览》同。○《唐本》，"味苦、甘，平"，"甘"字作墨书。○长男文敏谨按，依前后文例，"甘"字当删，朱书作"味苦，平"，是。　《唐本》，有"一名羌活，一名护羌使者"十字，朱书。

木香　味辛查《御览》九九一，作"味辛，温"。○《唐本》，"温"字，墨书。　　魔寐下，《孙本》注：《御览》引云"轻身致神仙"。○《唐本》，"轻身致神仙"五字，墨书。

泽泻　《唐本》，有"一名水泻，一名鹄泻"八字，朱书。　　五月、八月采。○《唐本》，作"五月、六月、八月采根"。

远志　《唐本》，有"叶名小草"四字，朱书。　《唐本》，有"一名葽绕，一名细草"，八字，朱书。

龙胆　味苦，寒《孙本》《顾本》，并作"味苦，涩"。《唐本》，"味苦，寒"三字，朱书。　　杀虫毒《孙本》《顾本》，并作"杀蛊毒"。○《唐本》，"杀蛊毒"三字，朱书。

细辛　通作细辛。

石斛　羸瘦下，《孙本》《顾本》，并有"强阴"二字。○查与《御览》同。○《唐本》，"强阴"二字，朱书。

白英　一名谷菜。○《御览》九九一，作"谷菜，一名白英"。○《唐本》，"一名谷菜"四字，朱书。

白蒿　令黑下，《孙本》《顾本》，并有"疗心悬，少食常饥"七字。○《唐本》，此七字，朱书。

赤箭　《唐本》，有"一名鬼督邮"五字，朱书。

菥蓂子　《唐本》,有"一名薪蓂,一名大蕺"八字,朱书。

赤芝　增慧智《唐本》,作"增智慧",朱书。

黄芝　忠信《顾本》,作"中和"。《唐本》,"忠信"二字,朱书。

紫芝　益精氣《顾本》,作"益精"。○《唐本》,"益精气"三字,朱书。　久服《孙本》,作"久食"。○《唐本》,"久服"二字,朱书。

藍實　殺蟲蚑《唐本》,作"杀蛊蚑"。○三男文歗谨按,原注蚑,音其,小儿鬼也。

芎藭　其葉為蘼蕪《唐本》,作"其叶名"三字,有"芎䓖苗也"四字,又有"生雍州川泽及宛句"八字,并墨书。　三月、四月采。○《唐本》,作"三月、四月采根,四月、五月采叶"。

黄連　《唐本》,有"一名王连"四字,朱书。　"蜀郡大山"。○《唐本》,作"蜀郡太山"。○长男文敏谨按,《唐本》"太"字,疑误。

絡石　舌腫不通《孙本》《顾本》,并无"不通"二字。○《唐本》,"舌肿"二字,朱书。"不通"二字,墨书。　生大山川谷。《唐本》作"太山川谷"。○长男文敏谨按,《唐本》"太"字,是。

蒺藜子　《唐本》,有"一名屈人,一名止行,一名犲羽,一名升推"十六字,朱书。

肉蓯蓉　代郡汉中,二月、十月采。○《唐本》,作"代郡雁门,五月五日采"。

防風　骨節疼痛《孙本》《顾本》,并作"骨节疼痹",又并注:《御览》九九二,作"骨节疼痛"。○《唐本》,"骨节疼痹"四字,朱书。

續斷　癰傷《顾本》注:《御览》九八九,作"痈疡"。○《唐本》,"痈伤"二字,朱书。　乳難《孙本》注:《御览》,作"乳痈"。○《唐本》,"乳难"二字,朱书。《唐本》有"一名属折"四字,朱书。

漏蘆　味苦,寒《孙本》,作"味苦、咸,寒"。○《唐本》,"味苦、咸,寒","咸"字墨书。

營實　久服輕身益氣此六字,《唐本》,墨书。　《唐本》有"一名墙麻,一名牛棘"八字,朱书。

天名精　止血下,《孙本》《顾本》,并有"利小便"三字。○《唐本》,"利小便"下有"除小虫,去痹,除胸中结热,止烦渴"十三字,并朱书。　《唐本》,有"一名麦句姜,一名虾蟆蓝"十字,朱书。

決明子　益精光《孙本》注:《御览》引作"理目珠精"。○查《御览》九八八,作"理目殊精"。○《唐本》,"益精光"三字,朱书。　十月十月采。○《唐本》,作"十月十日采"。

丹參　養血《孙本》《顾本》,并无。○《唐本》,"养血"二字,墨书。

飛廉　《唐本》,有"一名飞轻"四字,朱书。

旋花 《唐本》，有"一名金沸"四字，朱书。○查唐氏引《唐本草·注》云：陶氏将旋蕾花名金沸，作此别名，非也。据此，足知陶氏朱书，不可靠者尚多，有如此例是已。又如蛇床子之辛甘、鬼白之微温、白头翁之无毒、羊桃之有毒、桑螵蛸之生桑枝上、伏翼之生太山川谷、丹雄鸡之东门上者尤良等，并作朱书，此为翻刻者，疏忽致误之例，于陶氏、唐氏无尤。

蘭草 生大吴池泽。○王壬秋先生题记云："其言郡县，皆合汉名，而以吴郡为大吴，惜其存疑不论，谨为申之。"按《本草汉注》，为东汉张伯祖所集，但汉注亦有属于仲景、杜度、卫汎辈所广者。"大吴"二字，为三国时，吴人之尊称，绝不是张伯祖原注撰用之名。考伯祖弟子仲景，官名羡，其困死长沙，在刘表前，而孙吴称帝，又在刘表后，固知改吴郡为大吴，亦必非仲景，而为杜度辈所为无疑。虽注疏同归，要亦可以辨识也。

蛇狀子 味苦，平《唐本》，作"味苦、辛、甘、平"五字，朱书。○长男文敏谨按，"辛、甘"二字，疑墨书。　**濕蛘**下，《孙本》《顾本》，并有"除痹气，利关节，癫痫，恶疮"。○《唐本》，此十字，朱书。　《唐本》，有"一名蛇粟，一名蛇米"八字，朱书。

景天 味苦，平《唐本》，作"味苦、酸、平"四字，朱书。○长男文敏谨按，"酸"字，疑墨书。　**大倉**《孙本》《顾本》，并作"火疮"。○《唐本》，"火疮"二字，朱书。　《唐本》，有"一名戒火"四字，朱书。

杜若 一名土衡《孙本》《顾本》，并作"一名杜蘅"。○《唐本》，"一名杜蘅"四字，朱书。

石下長卿 《孙本》，无此名。○《顾本》，作"一名徐长卿"。○《唐本》，"一名徐长卿"五字，朱书。　**蠱毒**下，《顾本》，有"老魅"二字。○《唐本》，"老魅"二字，朱书。　**狂易**《顾本》，作"注易"。○《唐本》，"注易"二字，朱书。　**嗁哭**《唐本》，作"啼哭"，朱书。

石龍芻 《唐本》，有"一名草续断"五字，朱书。

薇衔 《唐本》，有"一名麋衔"四字，朱书。　生汉中川泽及邯郸。○《唐本》，作"生汉中川泽及冤句、邯郸"，墨书。

雲實 除寒热《孙本》，作"除热"。○《唐本》，"除寒热"三字，朱书。

王不留行 味苦《孙本》《顾本》，并作"味苦，平"。○查与《御览》同。○《唐本》，"味苦"二字，朱书。"平"字，墨书。　**耐老**《孙本》注：《御览》，作"能老"。○《唐本》，"耐老"二字，朱书。

姑泧 通作姑活。

屈草　味苦《顾本》，作"味苦、微寒"。○查与《御览》同。○《唐本》，"味苦"二字，朱书。"微寒"二字，墨书。　　腸间《唐本》，"肠间"二字，朱书。○查与《御览》同。○《唐本》，"肠间"二字，朱书。

菌桂　娟好《孙本》《顾本》，并作"媚好"。○《唐本》，"媚好"二字，朱书。

松脂　《唐本》，有"一名松膏，一名松肪"八字，朱书。

槐實　久服明目，益气，头不白《孙本》《顾本》，并无此九字。○《唐本》，此九字，墨书。

枸杞　風痹《孙本》《顾本》，并作"周痹"。○《唐本》，"周痹"二字，朱书。　　不老《孙本》注：《御览》九百九十，作"耐老"。○《唐本》，"不老"二字，朱书。　《唐本》，有"一名杞根，一名地骨，一名枸忌"十二字，朱书。

柏實　除風濕痹《孙本》，作"除湿痹"。○《唐本》，"除风湿痹"四字，朱书。　　潤澤《孙本》，作"悦泽"。○《唐本》，"润泽"二字，朱书。　生太山山谷。○谷下，《唐本》，有"柏叶尤良"四字，墨书。○受业邹宗道谨按，"柏叶尤良"四字，确为汉注逸文，不然，其下之"叶四时各依方面采"八字，何所根据耶？

茯苓　一名茯菟《唐本》，墨书。

蘗木　蘗通作檗。陰傷《顾本》，作"阴阳伤"。○《孙本》，作"阴阳"。○《唐本》，"阴伤"二字，朱书。

五加皮　味辛，温《唐本》，"味辛"二字，朱书。"温"字，墨书。　　久服輕身耐老《孙本》《顾本》，并无此六字。○《唐本》，此六字，墨书。

蔓荆實　濕痹《孙本》，无"湿"字。○《唐本》，"湿痹"二字，朱书。　　耐老下，《孙本》《顾本》，并有"小荆实亦等"五字。○《唐本》，此五字，朱书。

辛夷　寒熱《孙本》，无"热"字。○《唐本》，"寒热"二字，朱书。　《唐本》有"一名辛矧，一名房木"八字，朱书。

桑上寄生　一名蔦《唐本》，墨书。○三男文歓谨按，"蔦"原注音"弔"。郭璞曰：寄生树也。　《唐本》，有"一名寄屑，一名寓木"八字，朱书。

杜仲　補虚，益氣精《孙本》《顾本》，并作"补中，益精气"。○《唐本》，"补中，益精气"五字，朱书。　　強志下，《孙本》《顾本》，并有"除阴下痒湿，小便余沥"。《唐本》，此九字，朱书。　　一名木綿《唐本》，墨书。○《唐本》，又有"一名思仙"四字，朱书。

木蘭　《唐本》,有"一名林兰"四字,朱书。

蕤核　邪結氣《孙本》,作"邪气"。○《唐本》,"邪结气"三字,朱书。

麝香　痤《唐本》,作"痓"字,朱书。

牛黃　久服輕身增年,令人不忘《孙本》《顾本》,并无此十字。○《唐本》,此十字,墨书。

熊脂　面皯皰《孙本》,作"面皯"二字。○《唐本》,"面皯皰"三字,朱书。　長年《孙本》《顾本》,并无此二字。○《唐本》,此二字,墨书。

白膠　《唐本》,有"一名鹿角胶"五字,朱书。

丹雄雞　通神,杀毒,辟不祥《唐本》,此七字,墨书。　東門上者尤良。○《唐本》,此六字,作正文,朱书。　肪,主耳聾。肠,主遗溺《唐本》,此八字,墨书。　肶胵裹黄皮下,《唐本》,有"微寒"二字,朱书。　翮羽上,《孙本》《顾本》,并有"黑雌鸡,主风寒湿痹,五缓六急,安胎"十四字。○《唐本》,此十四字,朱书。　雞白蠹,肥脂《孙本》,作"鸡白囊,肥脂"。○《顾本》,作"鸡白蠹,肥脂"。○《唐本》,"鸡白蠹,肥脂"五字,朱书。

雁肪　久服下,《御览》九八八,有"长发"二字。○《唐本》,作"长毛发须眉"五字,墨书。《唐本》,有"一名鹜肪"四字,朱书。

石蜜　《唐本》,有"一名石饴"四字,朱书。

蜂子　大黃蜂子　土蜂子《孙本》《顾本》,并作"蜂子,大黄蜂子,土蜂子"。查与《唐本》《御览》同。　名蜚零《孙本》《顾本》,并作"一名蜚零"。○《唐本》,"一名蜚零"四字,朱书。

牡蠣　除留《孙本》《顾本》,并无此二字。○《唐本》,作"除留热在关节"六字,墨书。　殺邪鬼《孙本》,作"杀邪气"。○《唐本》,"杀邪鬼"三字,朱书。《唐本》,有"一名蛎蛤"四字,朱书。

龜甲　顖不合《唐本》,作"顋不合"。○三男文敭谨按,原注"囟",音"信"。

桑螵蛸　久服益氣養神《孙本》《顾本》,并无此六字。○《唐本》,此六字,墨书。　生桑枝上此四字,《唐本》,亦作正文,朱书。○又汉注"采蒸之"三字,《唐本》,亦作正文,朱书。而不知此七字,皆非《神农本草经》文也。

海蛤　《唐本》,有"一名魁蛤"四字,朱书。

文蛤　蝕《孙本》《顾本》并注:《御览》,作"除阴蚀"。○《唐本》,"蚀"字,朱书。　五痔下，《孙本》注：《御览》，作"大孔出血"。〇《唐本》，墨书。〇查《御览》九四二，"大孔出血"作"九孔出血"，"大"是而"九"非也。又如上品白石英，主风湿痹，《御览》作"除湿痹"，而《孙本》则误为"阴湿痹"也；决明子主益精光，《孙本》作"理目珠精"，而《御览》则误为"理目殊精"也；中品白薇主温疟，而《唐本》误作"溢疟"；蛴螬主血瘀，而《孙本》误作"血瘴"；下品藋菌主长虫，而《唐本》误作"长患"；石长生主大热，而《御览》误作"火热"；蔓椒主膝痛，而《古本》误作"藤痛"，此皆校刊者疏忽致讹之例。是以学者当求精本而读焉，则庶乎其不差矣！　《唐本》，"五痔"二字，朱书。

　　蠡魚　《唐本》，有"一名鲖鱼"四字，朱书。

　　鯉魚膽　益志氣下，《唐本》，有"骨主女子带下赤白，齿主石淋"十二字，惟"骨、齿"二字，朱书。

　　橘柚　輕身長年《孙本》《顾本》，并无此四字。〇《唐本》，此四字，墨书。　《唐本》，有"一名橘皮"四字，朱书。

　　葡萄　久服《孙本》《顾本》，并作"久食"。〇《唐本》，"久食"二字，朱书。

　　蓬蘽　味酸，平《唐本》，作"味酸、咸，平"，朱书。〇长男文敏谨按，"咸"字，疑墨书。

　　雞頭實　雁喙下，《孙本》《顾本》，并有"实"字。〇《唐本》，"雁喙实"三字，朱书。

　　胡麻　五内《孙本》《顾本》并注：《御览》九八九，作五藏。〇《唐本》，"五内"二字，朱书。　葉名青蘘"叶名"二字，与下文"巨胜苗"同义，当为重出，疑校刊古本者，欲拟芎藭其叶为藤芜之例，以便并为一条，不知胡麻味甘平，青蘘味甘寒，品名独立，原为二条也。　　巨胜苗也此四字，与中品孔公蘖，主文下之钟乳根也；及下品婢腐，主文下之小豆花也，同为汉注，当作小字。又"旧在草部，《唐本》徙此"八字为校刊古本者，附识之语。〇次男文政谨按，此八字，非古本文，例当删除。

　　麻蕡　令見鬼《孙本》，作"令人见鬼"。〇《唐本》，"令人见鬼"四字，朱书。　　麻子　久服肥健不老下，《孙本》《顾本》，并有"神仙"二字。〇《唐本》，"久服神仙"四字，墨书。"肥健不老"四字，朱书。

　　莧實　青盲下，《唐本》，有"白瞖"二字，朱书。　《唐本》，有"一名马苋"四字，朱书。

　　白瓜子　《孙本》，作"瓜子"。〇《唐本》，"白瓜子"三字，朱书。　《唐本》，有"一名水芝"四字，朱书。

　　苦菜　《唐本》，有"一名荼草，一名选"七字，朱书。

○**中品逸文**男文敉谨，按七十三种

雄黃 味苦,平《孙本》,作"味苦,平、寒"。○《唐本》,"味苦,平、寒"四字,朱书。○长男文敏谨按,"寒"字,疑墨书。

水銀 疹《孙本》《顾本》,并作"疥"。○《唐本》,"疥"字,朱书。 虱下,《孙本》《顾本》,并有"堕胎除热"四字。○《唐本》,此四字,朱书。

磁石 味辛、咸《孙本》《顾本》,并作"味辛,寒"。○查与《御览》同。○《唐本》,作"味辛、咸,寒"。"味辛,寒"三字,朱书,"咸"字,墨书。 洒洒《孙本》《顾本》,并作"洗洗"。○《唐本》,"洗洗"二字,朱书。 酸消《唐本》,作"酸痟"。

凝水石 《唐本》,有"一名白水石"五字,朱书。

陽起石 味咸《御览》九八七,作"味酸"。○《唐本》,"味咸"二字,朱书。 破子藏血《孙本》《顾本》,并作"破子藏中血"。○查《御览》,作"藏中血"。○《唐本》,"破子藏中血"五字,朱书。 陰痿不起,補不足《孙本》注:《御览》引作"阴阳不合,补不足,拘挛"。○查《御览》,"拘挛"作"内挛"。○《唐本》,"阴痿不起,补不足"七字,朱书。 久服不飢《孙本》《顾本》,并无此四字。○《唐本》,此四字,墨书。

孔公孽 殷孽《顾本》,引作二条。查与《唐本》同。 孽《御览》九八七,作"蘖"。《唐本》,作"孽",朱书。

膚青 蠱《顾本》,作"虫"字。○《唐本》,"蛊"字,朱书。 一名推石《唐本》,墨书。

枲耳实 味苦,溫《孙本》《顾本》,并作"味甘,温"。○《唐本》,作"味苦、甘,温","苦"字,墨书。"味甘,温"三字,朱书。 《唐本》,有"一名胡枲,一名地葵"八字,朱书。

葛根 一名鹿藿《唐本》,墨书。○《唐本》,又有"一名鸡齐根"五字,朱书。

當歸 洒洒《顾本》,作"洗洗"。○《孙本》,作"洗"。○《唐本》,"洗"字,朱书。 《唐本》,有"一名乾归"四字,朱书。

通草 《御览》九二二,引作"蓪草"。○《唐本》,"通草"二字,朱书。 關節《孙本》,作"关结"。○《唐本》,"关节"二字,朱书。

蠡實 《唐本》,有"一名剧草,一名三坚"八字,朱书。

瞿麥 下閉血《顾本》,无"下"字。○《唐本》,"下闭血"三字,朱书。 《唐本》,有"一名巨句麦"五字,朱书。

玄參 《唐本》,有"一名重台"四字,朱书。

秦艽　　生飞鸟山谷。〇《唐本》，作"生飞鸟山谷"，墨书。

知母　　一名沈燔《唐本》，墨书。　《唐本》，又有"一名蚳母，一名连母，一名野蓼，一名地参，一名水参，一名水浚，一名货母，一名蝭母"三十二字，朱书。

白芷　　《孙本》，作"白茝"。〇《唐本》，"一名白茝"四字，墨书。

淫羊藿　　絶陽《孙本》《顾本》，并作"绝伤"。〇《唐本》，"绝伤"二字，朱书。　陰痿下，《御览》九九二，有"伤中"二字。〇查《唐本》，作"绝伤，茎中痛"。〇"茎中痛"三字，与《古本》同。　《唐本》，有"一名刚前"四字，朱书。

狗脊　　關機《顾本》，作"机关"。〇《唐本》，"关机"二字，朱书。

石龍芮　　《唐本》，有"一名地椹"四字，朱书。

茅根　　利小便下，《孙本》《顾本》，并有"其苗主下水"五字。〇《唐本》，此五字，朱书。　一名地菅《唐本》，墨书。〇《唐本》，又有"一名兰根，一名茹根"八字，朱书。

紫草　　《唐本》，有"一名紫丹，一名紫芙"八字，朱书。

酸酱　　水道下，《孙本》《顾本》，并有"产难，吞其实立产"七字。〇《唐本》，此七字，朱书。　《唐本》，"酸酱"作"酸浆"，又"一名醋浆"。

紫参　　味苦，寒《孙本》《顾本》，并作"味苦、辛，寒"。〇查《御览》九九一，作"味苦，寒"。〇《唐本》，"味苦、辛，寒"四字，朱书。

藁本　　《唐本》，有"一名地新"四字，朱书。

白薇　　味鹹，平《孙本》《顾本》，并作"味苦，平"。〇《唐本》，作"味苦、咸，平"，"咸"字，墨书。"味苦，平"三字，朱书。　腹滿《孙本》《顾本》，并作"肢满"。〇《唐本》，"肢满"二字，朱书。　溫瘧《唐本》，作"溢疟"，朱书。

水萍　　下水腫《孙本》《顾本》，并作"下水气"。〇《唐本》，"下水气"三字，朱书。注消渴《顾本》，作"止消渴"。〇《孙本》，无"注"字。"渴"字下，《顾本》《孙本》，并有"久服轻身"四字。〇《唐本》，作"止消渴，久服轻身"七字，朱书。　《唐本》，有"一名水花"四字，朱书。

王瓜　　《唐本》，有"一名土瓜"四字，朱书。

地榆　　止痛，除惡肉，止痛，療金創"止痛"文凡两见，旧于前"止痛"二字，外加墨筐子，存疑。〇《孙本》《顾本》，并作"止痛，除恶肉，止汗，疗金疮"。〇《唐本》，"止痛，除恶肉，止汗，疗金疮"十字，朱书。

海藻　　《唐本》，有"一名落首"四字，朱书。

澤蘭　内衄《孙本》注:《御览》,作"衄血"。○《顾本》注:《御览》,作"血衄"。○查《御览》九百九十,作"衄血"。《唐本》,"内衄"二字,朱书。　《唐本》,有"一名虎兰"四字,朱书。

款冬花　《唐本》,有"一名橐吾,一名虎须,一名颗东"十二字,朱书。

牡丹　《唐本》,有"一名鼠姑"四字,朱书。○次男文政谨按,汉注后,附有《唐本》注:夏生白花,秋实圆绿,冬实赤色"十五字,非古本文,例当删除。

馬先蒿　味苦,平《孙本》,作"味平"。○《唐本》,作"味苦,平","苦"字,墨书。"味,平"二字,朱书。　《唐本》,有"一名马屎蒿"五字,朱书。

積雪草　生荆州川谷。○《唐本》,作"生荆州山谷"。

女菀　百病《孙本》《顾本》,并作"百疾"。○《唐本》,"百疾"二字,朱书。

王孫　一名牡蒙《孙本》《顾本》《唐本》,并无。

蜀羊泉　癣蟲下,《顾本》,有"疗龋齿"三字。○《唐本》,此三字,墨书。

爵牀　脊《顾本》,作"背"字。○《唐本》,"脊"字,朱书。

別羈　《孙本》,作"别羇"。○《顾本》,作"别羈"。○《唐本》,"别羈"二字,朱书。　寒歷節痛《孙本》,作"寒邪历节痛"。○《唐本》,"寒邪历节痛"五字,朱书。

桑根白皮　補益虛氣《孙本》《顾本》,并作"补虚益气"。○《唐本》,"补虚益气"四字,朱书。　五木耳名檽采无时。○《唐本》作"六月多雨时采"六字,墨书。○三男文歔谨按,原注"檽",音软。　受业张亦相谨按,《唐本》引《唐本草·注》云:楮耳,人常食,槐耳用疗痔,榆、柳、桑耳,此为五耳。软者并堪吃。　受业季介民谨按,《神农旧经》才三卷,至梁陶弘景,进《名医别录》而注释之,分为七卷。唐显庆中、苏恭又摭其差谬,表请刊定,乃命司空英国公李世勣等,与恭参考得失,广为二十卷,世谓之《唐本草》。伪蜀孟昶,亦尝命其学士韩保升,以《唐本图经》,参比为书,稍或增广,世谓之《蜀本草》。唐慎微云:自汉迄今,甫千岁,其间三经撰著者是也。惟三书世少传本,不易获读耳!

竹葉　實　輕氣益氣《孙本》《顾本》,并作"轻身益气"。○《唐本》,"轻身益气"四字,朱书。

吳茱萸　一名藙生上谷川。○《唐本》,作"一名藙",朱书。生上谷川谷。○查《御览》九九一,作"一名藙"。○三男文歔谨按,"藙",原注音毅。　根,殺三蟲下,《御览》,有"久服轻身"四字。○《唐本》,无。

栀子　酒炮《孙本》,作"酒泡"。○《顾本》,作"酒皰"。○《唐本》,"酒皰"二字,朱书。

蕪荑　味辛，平《孙本》，作"味辛"。○查与《御览》同。○《唐本》，作"味辛，平"。"味辛"二字，朱书。"平"字，墨书。　散皮膚骨節中淫淫溫行毒《唐本》，此十一字，朱书。○查《御览》九九二，作"散腹中嗢嗢息"六字。　去三蟲《御览》，作"逐寸白"。○《唐本》，"去三虫"三字，朱书。

厚朴　三、九、十月采皮。○《唐本》，作"三月、九月采皮"。

秦皮　一名石檀《唐本》，墨书。

紫葳　味酸，微寒《御览》九九二，作"味咸，微寒"。○《唐本》，"味酸，微寒"四字，朱书。　一名陵苕《唐本》，墨书。

猪苓　《唐本》，有"一名狠猪屎"五字，朱书。

白棘　《唐本》，有"一名棘针"四字，朱书。

合歡　利心志《御览》九百六十，作"和心气"。○《唐本》，"利心志"三字，朱书。

白馬莖　陰不起《顾本》，作"阴不足"。○《唐本》，"阴不起"三字，朱书。眼　当殺用之此四字，《唐本》，墨书。　縣蹄《唐本》，作"悬蹄"。　蠱蛀《唐本》，作"蛊疰"。

鹿茸　《唐本》，有"七月采"三字，墨书。

狗莖　《孙本》《顾本》，并作"牡狗阴茎"。○《唐本》，此四字，朱书。　膽，主明目《唐本》，此四字，墨书。《唐本》，有"一名狗精"四字，朱书。

羚羊角　《孙本》，作"麢羊角"。○查《御览》九八八，作"灵羊角"。○《唐本》，"羚羊角"三字，朱书。　不魘寐下，《唐本》，有"久服强筋骨轻身"七字，朱书。

鷰矢　《孙本》，作"燕屎"。○《顾本》，作"燕屎"。《唐本》作"鷰屎"，朱书。

伏翼　《唐本》，有"一名蝙蝠"四字，朱书。　生太山川谷。○《唐本》，作正文，朱书。

天鼠矢　《孙本》，作"天鼠屎"。○《顾本》，作"天鼠屎"。《唐本》，"天鼠屎"三字，朱书。　腹中《孙本》，作"肠中"。○《唐本》，"腹中"二字，朱书。　一名石肝《唐本》，墨书。

蝟皮　血汗《孙本》《顾本》，并作"血汁"。○《唐本》，"血汁"二字，朱书。

露蜂房　《孙本》《顾本》《唐本》《御览》，并作"露蜂房"。《唐本》，有"一名蜂肠"四字，朱书。

蠍　味鹹，寒《唐本》，"味咸"二字，朱书。"寒"字，墨书。

蚱蟬　味鹹，寒《唐本》，味咸、甘，寒。"味咸"二字，朱书。"甘，寒"二字，墨书。　生杨柳上。○《唐本》，作正文，朱书。

蟛蟹　血瘀《孙本》注：《御览》，作"血痹"。○查《御览》，作"血痹"。○《唐本》，"血瘀"二字，朱书。○受业邓志锐谨按，据升麻"辟温疾障邪毒蛊"七字，《御览》作"瘴邪"，《唐本》作"障气"，疑"瘴"与"障"通，此云"血瘴"，即瘀痹之意欤。《唐本》，有"一名蟥蟛"四字，朱书。

烏賊魚骨　經枯《孙本》《顾本》，并作"经汁"。○《唐本》，"经汁"二字，朱书。

白殭蠶　味鹹,平《孙本》，作"味咸"。○《唐本》，作味"咸、辛，平"。"味咸"二字，朱书。"辛，平"二字，墨书。　**面色好**下，《孙本》《顾本》，并有"男子阴疡病"五字。○《唐本》，此五字，朱书。

木蝱　淋血《孙本》《顾本》，并作"瘀血"。○《唐本》，"瘀血"二字，朱书。

蜚蠊　主血瘀《孙本》注：《御览》引云"逐下血"。○《唐本》，"主血瘀"三字，朱书。

梅實　惡疾《顾本》，作"恶肉"。○《唐本》，"恶疾"二字，朱书。

赤小豆　《孙本》《顾本》，并附在大豆黄卷条。○《唐本》目录注：元附大豆黄卷条下，今分条。　**味甘,平**《唐本》，作"味甘、酸，平"四字，墨书。

大豆黃卷　塗癰腫,煮汁飲,殺鬼毒,止痛"涂"字上，《孙本》《顾本》，并有"生大豆"三字。○《唐本》同，此十四字，朱书。

薤　《孙本》，附葱实条下。○《顾本》，葱、薤分为二条。○查与《唐本》同。○受业张亦相谨按，葱、薤虽属同类，但物异而效用又别，故《本经》当作二条，陶氏僭合，孙氏和之，不如顾氏知宗经也。

假蘇　下瘀血下，《孙本》《顾本》，并有"除湿痹"三字。○《唐本》，此三字，朱书。　**一名薑芥**《唐本》，墨书。《唐本》，有"一名鼠蓂"四字，朱书。

水蘇　去毒下，《孙本》《顾本》，并有"辟恶"二字。○《唐本》，作"辟恶气"三字，朱书。

○下品逸文男文救谨按，七十六种

石灰　一名堊灰《孙本》《顾本》，并作"一名恶灰"。○《唐本》，"一名恶灰"四字，朱书。

礜石　通作"礜石"　**味辛,大熱**经中言大热者，止此一品。○受业陈品福谨按，上品曾青，味酸，小寒。经中言小寒者，亦止此一品。大热者，温之极也。而小寒则犹言微寒而已。若曰无寒而平，则大非也。　**腸中堅**《孙本》《顾本》，并作"腹中坚"。○《孙本》注：《御览》引云"除热，杀百兽"。○《唐本》，作"腹中坚，邪气，除热"七字，朱书。"杀百兽"三字，墨书。《唐本》有"一名立制石，一名固羊石"十字，朱书。　青分石，《御览》，作"青介石"。

　　鉛丹　《孙本》《顾本》，并作"铅丹"。○《唐本》，"鉛丹"二字，朱书。　　吐逆《孙本》，作"上逆"，并注《御览》引作"吐下"，云"久服成仙"。○查《御览》九八五，作"人服成仙"。○《唐本》，"吐逆"二字，朱书。"人服成仙"四字，《唐本》，无。

　　戎鹽　味鹹，寒《孙本》《顾本》，并无此三字。○《唐本》，此三字，墨书。　　堅肌骨《唐本》，作"紧肌骨"，朱书。

　　代赭　鬼疰風，腹中邪氣《孙本》《顾本》，并作"鬼疰贼风，腹中毒邪气"。○《唐本》，此九字，朱书。

　　鹵鹹　《孙本》，作"卤盐"。○《顾本》，作"卤咸"。○《唐本》，"卤咸"二字，朱书。○查《御览》，作"卤咸"，同。

　　白堊　積聚下，《唐本》，有"阴肿痛，漏下，无子"七字，朱书。《御览》九八八，白堊即白善土也。○《唐本》，作"一名白善"四字，墨书。

　　冬灰　《唐本》，有"一名藜灰"四字，朱书。

　　青琅玕　《唐本》，有"一名石珠"四字，朱书。

　　附子　踒躄《顾本》注：《御览》九百九十，作"痹躄"。○查《御览》，"痹躄"作"痹癖"。○《唐本》"踒躄"二字，朱书。　"生犍为"下，《御览》，有"为百药之长"五字。○查《唐本》，作"为百药长"四字，墨书。

　　烏頭　射网《唐本》，作"射罔"，朱书。　　一名烏喙《唐本》，作"一名乌喙"，朱书。○三男文敎谨按，"喙"原注音"讳"。《唐本》，有"一名奚毒，一名即子"八字，朱书。《御览》九百九十，"一名叶毒，一名蒴"。○《唐本》，此七字，无。

　　天雄　強筋骨《唐本》，作"强节骨"三字，朱书。《御览》九百九十，"轻身健行"下，有"长阴气，强志，令人武勇，力作不倦"十三字。《唐本》，此十三字，墨书。　生少皇山谷。○《唐本》，作"生少室山谷"五字，墨书。○受业顾重道谨按，《本经》郡县无少皇，而言少室者不一而足，足知《唐本》言天雄生少室，为不误也。　受业郑友良谨按，附子，《广雅》曰："蒴奚"，《淮南》曰："奚毒"。又《说文》以"蒴"为"乌头"，蜀语以"蒴"为"侧子"，读《广雅》蒴奚与附子，蒴子与乌头，骈列一条，可以证附子三物，同种互名之缘起也。

　　半夏　《唐本》，有"一名地文，一名水玉"八字，朱书。

　　蔄尾　《孙本》《顾本》，并作"鸢尾"。○《唐本》，"鸢尾"二字，朱书。○受业陆敬仪谨按，

《汉注》后附有"陶云是射干苗"六字，与前牡丹条下，附《唐本》注十五字，同为校刊者，附识之语，其非古本旧有，至为明显，文政世兄，力主删除，信然。

大黄　通利水穀下，《孙本》注：《御览》有"道"字。〇《唐本》无。〇受业王允和谨按，查巴豆、甘遂，"利水谷"下，并有"道"字，疑《御览》"道"字，为古本逸文。

葶藶　逐邪，通利水道《孙本》，无此六字。〇《唐本》，此六字，朱书。《唐本》，有"一名大适"四字，朱书。

桔梗　二月、八月采根。〇《唐本》，作"二月采根"。

皁荚　《孙本》《顾本》，并作"草蒿"。〇《唐本》，"草蒿"二字，朱书。　恶創下，《孙本》《顾本》，并有"杀虱"二字。〇《唐本》，"杀虱"二字，朱书。《唐本》，有"一名青蒿，一名方溃"八字，朱书。

旋复花　《唐本》，有"一名金沸草，一名盛椹"九字，朱书。

藜蘆　疥瘙《顾本》，作"疥疮"。〇《唐本》，"疥瘙"二字，朱书。《唐本》，有"一名葱苒"四字，朱书。

射干　《唐本》，有"一名乌扇"四字，朱书。

蛇合　《孙本》注：原注云"是蛇含"。〇《顾本》注：《唐本草》注云"合字乃是含字"。陶见误本，宜改为含。含、衔义同，见《古本草》也。〇《唐本》，作"蛇全"，朱书。并墨书注，"合是含字"，附图作兴州"蛇含"，并引《唐本草》注云："全字乃是含字"。〇受业关仁溥谨按，"合、全"均误，当从《唐本草》，作"蛇含"二字为宜。　疽《孙本》《顾本》，并作"疽"。〇《唐本》，"疽"字，朱书。

常山　《孙本》，作"恒山"，并注"旧作常山"。《御览》，作"恒山"，是。〇《唐本》，"常山"二字，朱书。《唐本》，有"一名互草"四字，朱书。

甘遂　腹痛坚癥《孙本》《顾本》，并作"腹满癥坚"。〇查《御览》九九三，"腹满"作"胀满"。《唐本》，"腹满癥坚"四字，朱书。

白斂　《唐本》，有"一名菟核，一名白草"八字，朱书。

青箱子　《孙本》《顾本》，并作"青葙子"。〇《唐本》，"青葙子"三字，朱书。　殺三蟲下，《孙本》《顾本》，并有"子名草决明，疗唇口青，一名草蒿，一名萋蒿"十七字。〇《唐本》，此十七字，朱书。

藋菌　長蟲《唐本》，作"长患"，朱书。《唐本》，有"一名藋芦"四字，朱书。〇三男文歡谨按，"藋"原注音"完"。

白芨　《唐本》，有"一名连及草"五字，朱书。

大戟　《孙本》《顾本》《唐本》，并作"大戟"。　腹满《孙本》，作"肿满"。○《唐本》，"肿满"二字，朱书。

泽漆　《御览》九九二曰："大戟苗"。○《唐本》，作"大戟苗也"，墨书。

茵芋　如疟状《唐本》，"如"字，墨书。

贯众　一名扁府《御览》九百九十，作"一名扁符"。○《唐本》，作"一名扁符"，朱书。《唐本》，有"一名贯节，一名贯渠，一名百头，一名虎卷"十六字，朱书。

牙子　味苦，寒《唐本》，作"味苦、酸、寒"四字，朱书。

羊踯躅　《孙本》，作"羊蹢躅"。○《唐本》，"羊踯躅"三字，朱书。

商陆　一名荡根《唐本》，作"一名荡根"，朱书。　《唐本》，有"一名夜呼"四字，朱书。

羊蹄　《唐本》，有"一名东方宿，一名连虫陆"十字，朱书。

萹蓄　味苦，平《孙本》，作"味辛，平"。○《唐本》，"味苦，平"三字，朱书。

狼毒　蛊毒《唐本》，作"虫毒"，朱书。

白头翁　味苦，温下，《唐本》，有"无毒"二字，朱书。○次男文政谨按，"无毒"二字，当为墨书，非古本逸文。　狂易查《御览》九百九十，作"狂易"。○《唐本》，"狂易"二字，朱书。○三男文歊谨按，"易"原注音"羊"。○受业朱佐才谨按，上品"石下长卿"下，"狂易"二字，《唐本》朱书，作注"易"，疑两条必有一误。《唐本》，有"一名胡王使者"六字，朱书。　疗金创《顾本》，无"疗"字。○《唐本》，作"疗金疮"三字，朱书。

鬼臼　味辛，温下，《唐本》有"微温"二字，朱书。○次男文政谨按，"微温"二字，当为墨书。　不详《孙本》《顾本》《唐本》，并作"不祥"。《唐本》，有"一名马目毒公，一名九臼"十字，朱书。

羊桃　味苦，寒下，《唐本》，有"有毒"二字，朱书。○次男文政谨按，"有毒"二字，当为墨书。恶疡《唐本》，作"恶疮"二字，朱书。《唐本》，有"一名鬼桃"四字，朱书。

连翘　《唐本》，有"一名兰华，一名折根，一名轵，一名三廉"十五字，朱书。

翘根　《唐本》，作"藤根"。　味甘，寒《孙本》注：《御览》作"味苦，平"。○查《御览》九九一，作"味苦，生平泽"。○《唐本》，作"味甘，寒、平"四字，朱书。墨书云："生嵩高平泽，二月、八月采"。○长男文敏谨按，"味甘，寒、平"之"平"字，当为墨书。

蔄茹　《孙本》，作"兰茹"，注《御览》作"间是"。○《唐本》，"蔄茹"二字，朱书。　味辛，寒《唐本》,作"味辛、酸,寒"四字,朱书。

鹿藿　瘰癧《孙本》《顾本》,并作"瘰疬"。○孙注:《御览》作"瘰历"。○《唐本》,"瘰疬",朱书。

石長生　大熱《孙本》,作"火热"。○查与《御览》同。○《唐本》,"大热"二字,朱书。　辟鬼氣不詳《孙本》《顾本》,并作"辟鬼气不祥"。孙注:《御览》,作"辟恶气不祥鬼毒"○《唐本》,"辟鬼气不祥"五字,朱书。　《唐本》,有"一名丹草"四字,朱书。

夏枯草　味苦,寒《孙本》《顾本》,并作"味苦、辛,寒"。○《唐本》,"味苦、辛,寒"四字,朱书。○长男文敏谨按,"味苦、辛,寒"之"辛"字,疑墨书。　《唐本》,有"一名夕句,一名乃东"八字,朱书。

女青　不詳《孙本》《顾本》《唐本》,并作"不祥"。　雀瓢《孙本》注:《御览》,作"雀翻"。○《唐本》,"雀瓢"二字,朱书。

巴豆　鬼毒蠱疰邪物《孙本》注:《御览》,作"鬼毒邪注"。○《唐本》,"鬼毒蛊疰邪物"六字,朱书。　《唐本》,有"一名巴椒"四字,朱书。

皁莢　味辛,温《孙本》《顾本》,并作"味辛、咸,温"。○《唐本》,"味辛、咸,温"四字,朱书。

柳華　膿血下,《孙本》《顾本》,并有"子汁疗渴"四字。○《唐本》,此四字,朱书。《唐本》,有"一名柳絮"四字,朱书。

郁李仁　仁《唐本》,作"人"。　《唐本》,有"一名爵李"四字,朱书。

莽草　乳癰《顾本》,作"乳肿"。○《唐本》,"乳痈"二字,朱书。　疥瘙下,《孙本》注:《御览》,有"疽疮"二字。○《唐本》,无。　一名蓇《孙本》《顾本》,并无。○《唐本》,"一名蓇"三字,墨书。

雷丸　《孙本》注:《御览》,作"雷公丸"。○《唐本》,"雷丸"二字,朱书。　利丈夫、女子《孙本》《顾本》,并作"利丈夫,不利女子"。○《唐本》,此七字,朱书。

石南　味辛,平《孙本》,作"味苦,平"。○《唐本》,"味辛、苦,平"四字,朱书。○长男文敏谨按,"苦"字,疑墨书。　蠱《唐本》,作"虫"字,朱书。《唐本》,有"一名鬼目"四字,朱书。

黃環　《唐本》,有"一名凌泉,一名大就"八字,朱书。

藥實根　《唐本》,有"一名连木"四字,朱书。

蔓椒　味苦,温《孙本》,作"味苦"。○《唐本》,"味苦,温"三字,朱书。　藤痛《孙本》《顾本》《唐本》,并作"膝痛"。　《唐本》,有"一名豕椒"四字,朱书。

芫花　《唐本》,有"一名去水"四字,朱书。

豚卵　味甘,温《孙本》,作"味苦,温"。○《唐本》,"味甘,温"三字,朱书。　五癃下,《孙本》《顾本》,并有"邪气挛缩"四字。○《唐本》,此四字,朱书。　《唐本》,有"一名豚颠"四字,朱书。

麋脂　寒风《孙本》,作"风寒"。○《唐本》,"寒风"二字,朱书。　《唐本》,有"一名宫脂"四字,朱书。

鼺鼠　《孙本》,作"鼯鼠"○《唐本》,"鼺鼠"二字,朱书。　令产易《孙本》,作"令人产易"。○《唐本》,"令产易"三字,朱书。

六畜毛蹄甲　痓《孙本》《顾本》,并作"痓"。○《唐本》,"痓"字,朱书。　受业陈正平谨按,《唐本》引陶弘景注云:"六畜,谓马、牛、羊、狗、猪、鸡也,骡、驴亦其类,骆驼方家并少用"。

马刀　漏下赤白《御览》九九三,上有"补中"二字,下有"留"字。○《唐本》,无"补中留"三字。

蛇蜕　蛊《孙本》《顾本》,并作"虫"。○《唐本》,"虫"字,朱书。《唐本》,有"一名蛇符,一名龙子单衣,一名弓皮"十四字,朱书。

白颈蚯蚓　《孙本》,无"白颈"二字,"蚯"作"邱"。○《唐本》,"白颈蚯蚓"四字,朱书。

蜈蚣　《孙本》,作"吴蚣"。○《唐本》,"蜈蚣"二字,朱书。

斑猫　《孙本》,作"班苗"。○《唐本》,"斑猫"二字,朱书。　癥《唐本》,作"癥",朱书。《唐本》,有"一名龙尾"四字,朱书。

石蚕　肉《孙本》,作"内"。○《唐本》,"肉"字,朱书。　利水道下,《孙本》《顾本》,并有"除热"二字。○《唐本》,"除热"二字,朱书。

蛴螬　《唐本》,有"一名蛞蝼"四字,朱书。

蝼蛄　出肉中刺　哽噎《孙本》注:《御览》,作"刺在肉中　哽咽"。○《唐本》,"出肉中刺,哽噎"六字,朱书。《唐本》,有"一名蟪蛄,一名天蝼,一名𪏰"十一字,朱书。

鼠妇　血瘕《孙本》,作"血癥"。○《唐本》,"血瘕"二字,朱书。　《唐本》,有"一名负蟠,一名蚜蝛"八字,朱书。

萤火　通神精《孙本》,作"通神"。○《唐本》,"通神精"三字,朱书。　《唐本》,有"一名夜光"四字,朱书。

衣鱼　不利《孙本》注:《御览》,作"泄利"。○查《御览》九四六,作"不利"。○《唐本》,"不利"二字,朱书。　中风《顾本》注:《御览》九四六,作"头中风"。○《孙本》注:《御览》,

作"头风"。○查《御览》《孙本》，逸"中"字。○《唐本》，"中风"二字，朱书。 《御览》白鱼，一名"衣鱼"。○《唐本》，"一名白鱼"四字，朱书。○受业郑友良谨按，"白鱼衣，书中虫也"，《尔雅》曰"蟫"音"淫"，《广雅》曰"蛃"音"丙"。

桃核仁 邪氣《孙本》，无"气"字。○《唐本》，"邪气"二字，朱书。 **桃梟**《唐本》，作"桃枭"，朱书。 **桃毛** 积聚《孙本》，作"积寒"。○《唐本》，"积聚"二字，朱书。

水靳 肥健《孙本》，无"肥"字。○《唐本》，"肥健"二字，朱书。《唐本》，有"一名水英"四字，朱书。

复按，上逸文一卷，据《孙本》《顾本》，尚有升麻、粟米、黍米、水蛭、蠮螉等五药，查《唐本》，或作朱书，或作墨书，要非兹《古本》之所原有，故不备录。惟升麻，《御览》九百九十，引有"《本草经》曰"四字，则《神农旧经》，固有此也。《孙本》又据吴普有"神农甘"三字，增入上品，云：升麻，味甘、辛，《唐本》作"味甘、苦，平"。主解百毒，《御览》作"辟百毒"。杀百精老物殃鬼，辟温疾，《御览》作"辟温疫"。障邪《御览》作"瘴邪"。○《唐本》作"瘴气邪气"。毒蛊，《唐本》作"蛊毒"。久服不夭。谨综神农三品众药，重实用不尚玄理，重效能不务广博，用无不宏，效无不特，不比附阴阳八卦，不纠缠六气五行，无一溢言，无一冗字，为汤液学派格物致知之药经。医之始，始于药，大哉神农，医门元圣！复尝议以元旦为元圣神农之祀日者以此。凡我汤液学子，共当礼拜。井研廖师季平曰："阴阳五行，古为专家，乃治平学说。自《难经》纠缠五行，以政治法，移之医学，此为大误。"按《难经》为针灸家书，其尚五行，犹可说也。若汤液家，则断断乎不可撰用。兹读《神农古本草经》，固无五行学说，即《伊尹汤液》，仲景《伤寒》，杜度《药录》，亦并无只字涉及，是可证古医两大学派，未能苟同焉！

吾师民叔先生，讲学行道，一以古医为本，有朋自远方来习者，日益众。始知后世医家，不分学派，用黄帝轩辕论，注炎帝神农经，方圆特异，不能苟同。此所以每况愈下，日趋末途，而有道之士，所由致力古医也。今时医家，知陋说之难通，乃舍己以耘人，效颦西法，亦步亦趋，反诋我

《神农本草》为幼稚，为迷信，为无特效药。呜呼！本草三品，果无特效乎哉？试观经中具有治疟明文者，凡二十余品，而尤以习用之麻黄、当归、常山、猪苓、龟甲、巴豆为最著。按麻黄，味苦、温，主疟之当发表出汗者；当归，味甘、温，主疟之当行血逐痹者；常山，味苦、寒，主疟之当吐痰结者；猪苓，味甘、平，主疟之当利水道者；龟甲，味咸、平，主疟之当坚筋骨者；巴豆，味辛、温，主疟之当破坚积者。药不固执，但求其宜，合宜而用，即有特效，此之谓汤液法也。今医追求西法，公认金鸡纳霜，为治疟疾定而不一之特效药，服而愈则已，服而不愈，则束手技穷。吾师尝斥其治百病而法无别，用一药而赅诸治，斯为单方流亚，徒自暴其粗拙，至哉言也！苟欲观摩经方治病之法，请从兹《神农本草》始。上海真茹弟子孟金嵩友松校竟附识。

　　夫子仍尊经书院光绪乙酉刊王壬秋先生校《神农本草》，并增辑附余逸文，合刊上、中、下三卷，衔曰《神农古本草经》。稿成，余承命覆校，辄撷金山《顾观光辑本》、阳湖《孙星衍辑本》、武昌《柯逢时刊》、唐慎微纂《经史证类大观本草》，旁参歙鲍崇城校《太平御览》，黾勉考核，揆王本加圈别者，凡一百一十二种，其间上下文字，非关衍漏，即涉舛误，似嘉祐本识，俟决疑焉。而四家品数，犹多互殊。若升麻、粟米，《唐本》墨书，《王本》《顾本》无，独《孙本》据吴普增升麻入上品，粟米、黍米入中品，《唐本》退彼子。又据唐苏恭退姑活、别羁、石下长卿、翘根、屈草、淮木，《王本》《顾本》存此七种，《孙本》存六种，少石下长卿，《王本》无蟅蠋、水蛭，而《孙本》《顾本》《唐本》并有之。《顾本》据李时珍《本经目录》，以胡麻并青蘘，赤小豆并大豆。移《王本》上品入中品者，有石胆、白青、扁青、茈胡、芎䓖、茜根、白菀藋、薇衔、蘗木、五加皮、木兰、牛黄、丹雄鸡、海蛤、文蛤、蠡鱼、营实、雁肪、鲤鱼胆等十九种。入下品者，有石下长卿、姑活、屈草、瓜蒂等四种。移中品入下品者，有孔公孽、殷孽、铁精、铁落、铁、别羁、淮木、松萝、燕矢、伏翼、天鼠矢、猬皮、蟹、蛴螬、樗鸡、蛞蝓、木虻、蜚虻、蜚蠊、䗪虫，大豆黄卷等二十一种。移下品入中品者，有翘根、豚卵、麋脂、彼子、桃核仁、杏核仁、水芹、发髲等八种。三品之数，合乎《本说》。《孙本》得上品一四一种，中品一一三种，下品一零二种，未详一种。盖以《王本》以六芝、粉锡、锡镜鼻、戎盐、大盐、卤咸、铁精、铁落、铁、赤小豆、大豆、葱实、蕳当十八种者，并作六种，又移青蘘、假苏、芫华入草，橘柚入木，伏翼入禽，与旧不合。又以《王本》中品草部别羁，木部淮木并入上品草部。下品草部翘根，入中品草部，为其差别。至若彼子，《王本》列下品虫鱼，《顾本》列中品木部，《孙本》未详，与蟚蜥、水蛭、升麻、粟米、黍米及《唐本》退七种，以系四家品数之异。然条目前后分合，文字增损出入，当各自有据，则皂白谁属，折中固无由矣。故夫子悉仍其旧，逸文守阙，存古人大体以备穷经之士，共悟之。受业镇海张亦相稼新谨识。

我国医药，每下愈况，传至今日，而医者更舍本逐末，立异炫新，窃西医皮毛，树改良标帜，学者复震其奇而慕其易，盲从附和，出主入奴，风气所趋，而医不能愈病，药不能尽用，中医之精义，几荡然无存矣！吾师刘民叔先生有鉴于此，以为欲矫彼歧趋，匡此正轨，非提倡古医不可。于是既创中国古医学会于前，复刊《古医汤液丛书》于后。此《神农古本草》，即其丛书之冠也，书既成，吾师嘱加圈别，全书共三卷：上卷为本说，中卷分三篇，为《神农本草》原文，下卷为逸文。余所圈者乃上、下二卷，中卷则仍旧，以其原有圈别故耳。惟其圈非句读之圈，或为前贤记疑志异之用，读者善自玩之可也，呜呼！《神农本草》失其真本也久矣！今吾师所订原文之外，更附逸文，考异精微，引证详实，虽非真本，要亦不远矣。以之为天下后世法，可预卜焉。圈校既竣，爰不揣议陋，附识数言于卷末，以作书后。中华民国三十一年元月十五日受业镇江杨良柏茂如敬识于歇浦旅次。

上神农本草卷下逸文考异终

| 峨嵋 | | 贾尚龄松浦 | |
| 勤县 | 弟子 | 陈本荣品福 | 校勘 |

《黄》两书同时开读。越五年，读书成都府中学堂，嗣又入四川存古学堂，从外祖彭朝庆公学医不辍。先后从川蜀名医8人，1915年9月应四川全省名

一届中医考试，名列甲等第一，不以是自满，更事沪海，借业于蜀中大儒井研廖季平，得所传。至是，专以古医学鸣世。廖师，名平，为晚清一代经学大师兼

研医，学问精深渊博，世学其传。廖有为、梁启超当受其训迪。余抗李大炎亦盛邪厚氏之学（有独到之处），并以师礼师之，刘师以廖师治经之法以治

医，学业大进。刘蔚一生医学意蕴先后凡三变，盖随家直理目隆兑窗短。十而后，始熟出《内经》圈子，自谓汉说以上古医。以为一阴阳五行学说实为中医之至理要论

术。而柄农、伊尹、仲景者力汤液派之大成也。

臻羡家珍、辨证首重立法、立法随从疗济。

不问病之因、附赠儒之病过、抵证候从疗济。刘师曰：「进五

肝胆学说实为中医朴素唯物辨证最高理论说明，不讲阴证五行，此考超

至沪，侨居黄浦江上。避秦沪上凡二十四年。1951年刘

师出席华东暨上海市中医代表会议，又先后成全国血吸生

病九人小组及上海广益医院（今瑞金医院）徐汇医院之

聘，顾问中医。

刘师长子俊言，长女文仙亲承家学，医业愈，弟子有张乔

相、周元庆、陈正平、黎陈生、杨茂如、朱佐才、周济

上、孟友松、李鼎、邱介天、叶戊阳、盛国祥、胡新田、

刘德传、王凯平、曲阳者，十余京零百五十人，远人笃者

华、张饶人，皆哲仙废当受其训迪。

刘师著作已公诸于世者有《神农古本草经三保逸文

考》《老次伊尹汤液经》《时疫解惑论》《伤寒论审礼训

考次汤液经

杨绍伊

刘民叔　考次

楊紹伊夫子考次

湯液經

弟子李鼎敬署

劉氏一錢閣
曾福臻鑴傳

弟子李鼎錄稿

戊子年冬初版海門沈旦校字

整理说明

　　《汤液经》为杨绍伊先生(1888—1948)与刘民叔先生共同考次而成。刘师与杨师同为近代四川经学大师廖季平先生(1852—1932)入室弟子,均以廖师治经学之法以治医,医术、理论均臻上乘。上世纪四十年代,两师历时七年,于传本《伤寒论》,逐条逐方,证本求源,校勘考订,成书八卷。于是,世之读伤寒者,于方脉有定识,于据注有定本,其功实在王叔和之上。判千古相承之误,宣群经未传之蕴,断千秋未定之案,开诸家未解之惑,刘师、杨师诚当之无愧。

　　《汤液经》于1948年,由刘师夫人曾瑞茹出资,镌版刊印,传之于世。刘师曰:"一钱阁者,一钱也,不为牟利,但为传播古医也。"

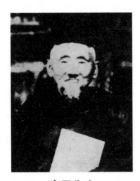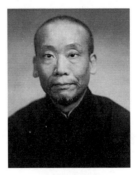

廖平先生　　　　杨绍伊先生
（1852—1932）　　（1888—1948）

　　此次整理，以吾师卞嵩京先生所藏、刘氏一钱阁曾瑞茹镌传的《汤液经》为底本。

　　文中条文，首行缩进 2 个字符者为伊尹经文，缩进 3 个字符者为仲景条文，缩进 4 个字符者为后人所附。

　　全书目录、标题重新厘次订正；繁体字、异体字均改为通用规范汉字；原书凡出现"右方"处，均改为"上方"，以此类推。

杨强

2018年5月

目录

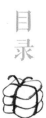

229

考次《汤液经》序

医家典籍,向推仲景书,为汤液家鼻祖。仲景之前,未有传书。惟皇甫士安《甲乙经·序》云:"伊尹以元圣之才,撰用神农《本草》以为《汤液》,汉张仲景论广《汤液》为十数卷,用之多验。"① 据士安言,则仲景前尚有任圣创作之《汤液经》,仲景书本为《广汤液论》,乃就《汤液经》而论广之者。《汤液经》初无十数卷,仲景广之为十数卷,故云"论广《汤液》为十数卷",非全十数卷尽出其手也。兹再即士安语而详之:夫仲景书,既称为"论广汤液",是其所作,必为本平生经验,就任圣原经,依其篇节,广其未尽;据其义法,著其变通。所论广者,必即以之附于伊经各条之后,必非自为统纪,别立科门,而各自成书。以各自为书,非惟不得云广,且亦难见则柯,势又必将全经义法,重为敷说。而仲景书中,从未见称引一语,知是就《汤液经》而广附之者。若然,则《汤液经》全文,则在仲景书中,一字未遗矣。

仲景书读之,触目即见其有显然不同之处。即一以六经之名作条论之题首,一以"伤寒"二字作条论之题首。再读之,又得其有显然不同之处。即凡以六经名题首者,悉为书中主条;凡以"伤寒"二字题首者,

---

① 整理者注:现通行版本为:伊尹以亚圣之才,撰用神农《本草》以为《汤液》……仲景论广伊尹《汤液》为十数卷,用之多验。

悉属篇中广论。而仲景即自谓其所作为论"伤寒卒病",于是知以"伤寒"二字题首者,为仲景所广;以六经名题首者,为任圣之经。标帜分明,不相混窃。孰经孰传,读者自明。于以知士安之言,果不虚妄。

《汤液经》后世无传本,惟班固《汉书·艺文志》载"《汤液经法》三十二卷",未著撰人姓名,今其书亦不传。然即其名,以测其为书,知为汤液经家,宪章《汤液经》而作之者。汤液经家述论之著录者,莫古于此。其书名为《汤液经法》,知《汤液经》原文,必悉具书中,无所抉择。于是知东汉时,《汤液经》尚岿然独存。

《汤液经》为方技家言,不通行民间,惟汤液经家授受相承。非执业此经者,不能得有其书;医师而异派者,无从得睹其书。汉世岐黄家言最盛,汤液经学最微,以是传者盖寡。尝谓医学之有农尹、岐黄二派,犹道学之有羲孔、黄老二派。岐黄之说,不如农尹之学之切实精纯;黄老之言,不及羲孔之道之本末一贯。岐黄学派,秦汉以来,流别甚多,著录亦广。汉志所载《五藏六府痹十二病方》三十卷、《五藏六府疝十六病方》四十卷、《五藏六府瘅十二病方》四十卷、《风寒热十六病方》二十六卷、《五藏伤中十一病方》三十一卷、《客疾五藏狂颠病方》十七卷,胥属岐黄家言。知者,以汤液家以六经统百病,岐黄家以五藏六府统百病。而热病客疾,亦皆岐黄家之词。故知凡此诸属,皆岐黄家言也。农尹之学,则稽诸载记,汤液家外无别派,《汤液经法》外无二书。足证此学,在当时孤微已极。幸仲景去班氏未远,得执业此经,而为之论广,任圣之经,赖以弗坠。此其传经之功,实较论广之功,尤为殊重,而绝惠伟,可贵可谢者也!《名医录》云:"仲景受术于同郡张伯祖。"《医说》引《张仲景方论·序》云:"张伯祖,南阳人,性志沉简,笃好方术,诊处精审,疗皆十全,为当时所重。同郡张仲景异而师之,因有大誉。"据此,则伯祖实为《汤液经》传经大师。

或曰:仲景书开端即首揭中风、伤寒、温病,全书所论,悉不外此三端。是以三阳三阴篇中,屡有特为标出之中风条,与伤寒条所标出之伤寒条,即论所首揭之伤寒病,非作者有两人也?予叩之曰:篇中屡有特为标出之中风条与伤寒条,何以全书无一特为标出之温病条?又案所标出之中风条，"中风"二字之上，悉冠有六经之名，如在太阳篇者，必题云"太阳中风"；在太阴篇者，必题云"太阴中风"。何以所标出之伤寒条，无一上冠有六经名者？既云标出之伤寒条，为论伤寒病，则是凡以"伤寒"二字题首者，决无有论涉中风与温病者矣。然检《辨太阳病》中篇有云："伤寒发汗已解，半日许复烦，脉浮数者，可更发汗，宜桂枝汤主之。"今案此条证论，首称"发汗已解，半日许复烦"，据其句中所云之"复"字，知未发汗前必烦。考本篇论"烦"之条有云："太阳中风，脉浮紧，发热恶寒，身疼痛，不汗出而烦躁者，大青龙汤主之。"证以是条所论，则属烦躁而应服发汗药者，实为中风证。其"发汗已解，半日许复烦"下称云："脉浮数者，可更发汗。"而《辨太阳病》末篇有云："太阳病，脉浮而动数。浮则为风，数则为热，动则为痛，数则为虚。头痛发热，微盗汗出，而反恶寒者，表未解也。"证以是条所论，则脉浮数而应解表者，亦为中风证。其"脉浮数者，可更发汗"下云："宜桂枝汤主之。"而《辨太阳病》首篇有云："太阳中风，阳浮而阴弱。阳浮者热自发，阴弱者汗自出。啬啬恶寒，淅淅恶风，翕翕发热，鼻鸣干呕者，桂枝汤主之。"又《辨太阳病》中篇有云："太阳病，发热汗出者，此为荣弱卫强，故使汗出。欲攻邪风者，宜桂枝汤主之。"据是二条所论，则属桂枝汤证者，亦为中风证。以上诸证，证明"发汗已解，半日许复烦，脉浮数者，可更发汗，宜桂枝汤主之"全条所论，字字皆属中风。何以此条论首，不题之为"中风"，而幻题之云为"伤寒"？

又《阳明篇》有云："伤寒，若吐若下后不解，不大便五六日，上至十余日，日晡所发潮热，不恶寒，独语如见鬼状。若剧者，发则不识人，循衣摸床，惕而不安，微喘直视。脉弦者生，涩者死。微者但发热，谵语者，大承气汤主之。"据此条文中所云之"若吐若下后不解"，知其未曾服发汗药；据其所云之"不恶寒"，知其病本不恶寒，非因服发汗药而恶寒乃解者；据其所主之大承气汤，知非不可下之风温症，而为发热不恶寒之温病。何以此条亦幻题云"伤寒"？如此之类，篇中尚多，究作何解？于是难者哑然。

愚徐为之解曰:兹即广论之故也。任圣《汤液经》,以六经名题首,统论中风、伤寒、温病;仲景《广论》,以"伤寒"二字题首,统论中风、伤寒、温病。是以篇中以"伤寒"二字题首之条,有论中风者,有论温病者。任圣以六经名题首,统论中风、伤寒、温病,理出当然;仲景以"伤寒"二字题首,统论中风、伤寒、温病,例援旧惯。《难经·五十八难》云:"伤寒有五:有中风,有伤寒,有湿温,有热病,有温病。"据此之云,足见中风、伤寒、温病三端,旧医统谓为"伤寒"。仲景之作,欲不淆于伊经,舍易题首,无由辨识。而易题之辞,求如六经名之能统中风、伤寒、温病三端者,实舍"伤寒"二字之沿习语,无有可取。故遂假之以作标帜,藉以别于任圣之经。篇中论首,"伤寒"二字之上,悉未冠有六经名者,即职是之故。若谓此二大标帜为出一人之手,岂有既已以六经名题首,统论中风、伤寒、温病,又复别以"伤寒"二字题首,统论中风、伤寒、温病者?若谓以"伤寒"二字题首之条,为专论伤寒病,则明标题云"伤寒",而所论者乃中风;明标题为"伤寒",而所论者乃温病。作者并不发热谵语,何至颠倒若是? 至仲景之所以必以"伤寒"二字题首者,以前此经师所广,悉仍以六经名题首。篇中辞句较异者皆是,遂致与任圣之经混同无别故也。<small>以六经名题首增广诸条,疑即出《汤液经法》,惜无文以据明之。</small>至伊经之所以不标出温病者,以温病与中风、伤寒之区分甚显,不必标出而已易明故也。其所以必标出中风者,以中风与伤寒之辨甚微,必须标出而畔岸乃见也。其所以不标出伤寒者,以已标出中风,而为伤寒者,自可见也。

又任圣之经,于中风、伤寒、温病三端,惟标出中风一门。仲景之于伊经,亦尚左尚右,亦步亦趋,其《广论》中有如是之一条云:"伤寒中风,医反下之,其人下利日数十行,谷不化,腹中雷鸣,心下痞坚而满,干呕心烦不得安。医见心下痞,谓病不尽,复下之,其痞益甚。此非结热,但以胃中虚,客气上逆,故使坚也。甘草泻心汤主之。"此条论首之"伤寒中风"四字,即仿伊经之标题云"太阳中风""阳明中风"者。其上之"伤寒"二字,为中风、伤寒、温病三端之总括语;其下之"中风"二字,乃为实指三端中之中风证。故此条所论证象,悉是中风误下,而非伤寒。若以之解作伤寒病与中风病，则是伤寒、中风证象方治，一是浑同，无有别异者矣。于是难者涣然。

然犹曰：《商书》灏灏，佶屈聱牙。此则文从字顺，不类《伊训》，何也？愚语之曰：齐人传经，每以齐语易故言。故齐诗、齐论，多有异文。墨子引书，亦喜以时语变古语。《史记·五帝三王本纪》所援载虞、夏、商、周之典谟训誓，其原文之古语，史迁每以训释之字更之。致与《尚书》所载，语则同而词迥别。盖周秦两汉，传学之风尚，类喜以今字易古字，以时语变古语。故《逸周书》亦文从字顺，非伪作也，传之者以训释之字更之之故也。《汤液经》传自汉师，自不能别于风气之外。此经之文从字顺，与墨子引书、史公纪古、齐诗齐论之有异文，《逸周书》之文从字顺同故。皆传经之师，以今字易古字，以时语变古语，以训释之字，更原文之所致。如"圊"者，厕也，今字也。古文字少，假借"清"为之。凡《脉经》本中，诸言"必有清血""必清脓血"，字皆作"清"。而"三阳三阴篇"本，则有作"圊脓血"者矣，此则为其以今字易古字者也。又何休《公羊解诂》文十三年传注云："'所'犹'时'，齐人语也。""所"即古语，"时"即今语也。凡《千金翼方》本中，诸言"日晡所发热""日晡所发潮热"，语皆作"所"，而《脉经》本，则有作"日晡时"者矣，此则为其以时语变古语者也。又颜师古《汉书·高帝纪》注云："若，及也。"《脉经》第九卷《平热入血室篇·妇人伤寒章》，"无犯胃气若上二焦，必当自愈。"《千金翼方》本，作"无犯胃气及上二焦，必当自愈。"此即为其以训释之字更原文之证也。又古人传学，悉由口授，后师说之，每多随意举文，不遵原次，或增其字句，或减其字句，或改易其字句。故有一条两举，而彼此异词者，亦多折节错出，失次失类者。此等情实，试举《脉经》第七卷校之，逐页可见。斯亦《汤液经》文，与《伊训》《太甲》离其肖貌之又一大因也。即以《尚书》证之：《尚书》传自孔门，历秦至汉，年数未多，已有今文、古文之大异。《汤液经》由商初以至汉末，经岁几及二千，其间师师相承，其词其句，不知其几经改易。若硁硁然执《伊训》《太甲》之文，以比拟求信，恐果得原文原本，亦将因不通其句读，与不识其字之故,又必攻其为伪作者矣。且篇中去旧貌未远者,亦尚有。如《脉经》第七卷《可发汗篇》:"太阳中风,阳浮而阴濡弱。浮者热自发,濡弱者汗自出,啬啬恶寒,淅淅恶风,翕翕发热,鼻鸣干呕,属桂枝汤证。"此条之文,与《商书》《商颂》,形貌即甚相近。其方质廉厉之气,比诸东汉之逸靡,西京之宏肆,秦书之谯谯,周书之谔谔,显有时代之别。以仲景之善于属辞,极力模拟,亦仅得其肖貌,而神弈骨骏之概,不逮远甚。即此证之,其真为伊圣之作,固无疑矣。又此条"三阳三阴篇"本,作"太阳中风,阳浮而阴弱,阳浮者热自发,阴弱者汗自出,啬啬恶寒,淅淅恶风,翕翕发热,鼻鸣干呕者,桂枝汤主之。"此增减其一二字,而文气顿觉近时。察乎此,即得《汤液》经文,所以不类《伊训》之实矣。至是,难者唯唯。

《广论》之惑已明,再辨叔和撰次。《甲乙经·序》又云:"近世太医令王叔和,撰次仲景遗论甚精。"案今本仲景书卷端,即题云:"王叔和撰次"。以士安言解之:所谓"撰次"者,即撰集仲景遗论,以之次入仲景书中是也。若然,则今本仲景书,为任圣之《汤液经》、张仲景之《广论》、王叔和之《仲景遗论撰》,三种集合而成。求之叔和撰次书,见《辨太阳病》首篇。其篇末二条之前条云:"伤寒脉浮,自汗出,小便数,心烦,微恶寒,脚挛急,反与桂枝汤,欲攻其表,此误也。得之便厥,咽中干,烦躁,吐逆者,作甘草干姜汤与之,以复其阳。若厥愈足温者,更作芍药甘草汤与之,其脚即伸。若胃气不和谵语者,少与调胃承气汤。若重发汗,复加烧针者,四逆汤主之。"其后条云:"问曰:证象阳旦,按法治之而增剧,厥逆,咽中干,两胫拘急,而谵语。师曰:言夜半手足当温,两脚当伸。后如师言。何以知此? 答曰:寸口脉浮而大,浮则为风,大则为虚。风则生微热,虚则两胫挛。病形象桂枝,因加附子参其间,增桂令汗出。附子温经,亡阳故也。厥逆,咽中干,烦躁,阳明内结,谵语烦乱,更饮甘草干姜汤。夜半阳气还,两足当热,胫尚微拘急,重与芍药甘草汤,尔乃胫伸。以承气汤微溏,则止其谵语,故知病可愈。"此二条,证治悉同。前条首题"伤寒"二字,自是仲景自为;后条"问曰""答曰"之语,必出仲景弟子记录。以"问曰"若是仲景,则书中必不复有前条;"答曰"为是仲景,则其语自属遗论。再证以前条为《脉经》中撰次本所有,后条为《脉经》中撰次本所无。既有此取舍之印迹,更见其属撰次之显然。据是以推,《辨脉》《平脉》二篇,皆属问答,则二篇悉是弟子之书。惟《辨脉法》之答语称"答曰",《平脉法》之答语称"师曰",有此显异。又二篇辞气,亦多不类,必作者本非一人。以其俱为脉论之遗,故并撰而骈次书首。再推之,《霍乱篇》之问答二,合三条;《阳明篇》之问答五,合八条;《太阳末篇》之问答一,合六条,皆与《辨脉法篇》《太阳首篇》者,同出一手。

兹又有可论者。据成本《阳明篇》篇首之问答一,合三条。其"问曰""答曰"并载在首条。假使去其首条不录,节取后之二条,则无由见其为问答之语,即无由订之为遗论。次中此类,不得谓无。如《辨太阳病》中篇,"病发热头痛,脉反沉。若不差,身体疼痛,当救其里,宜四逆汤。"一条,《脉经》录此,"病发热"上,有"师曰"二字。又同篇"病人脉数,数为热,当消谷引食,而反吐者,此以发汗,令阳气微,膈气虚,脉乃数也。数为客热,不能消谷,以胃中虚冷故也。"《金匮》录此,"病人脉数"上,有"问曰"二字;"此以发汗"句,作"师曰:因发其汗"六字。如此之类,因或削去"问曰""师曰",后遂无由知其为遗论。然亦有最易知者,即此等条文,既未以六经名题首,亦未以"伤寒"二字题首。推之凡未冠有六经之名,未冠以"伤寒"二字者,其语必属遗论。

兹举《少阴篇》以证之。《少阴病篇》全篇,总四十五条。中以"少阴病"三字冠首者,居四十四条。其一无题首之条,据《千金翼方》本,则本与上条共为一条而不分拆。如是则是《少阴病篇》全篇,无有一条不以"少阴病"三字题首者。以是篇之条条必以"少阴病"三字冠首论之,知凡属《汤液经》文,无不以六经名题首。以一若不题,则陷人莫知其于六经谁属,而致差误故也。推之仲景《广论》,一若不题,则致使人惘然,莫知其经、传谁属。知仲景自著,亦必悉以"伤寒"二字题首。若然,则凡无题首之条,谓非遗论莫属矣。

然亦有例外者。如成本《辨太阳病》首篇,"太阳病发热而渴,不恶寒者,为温病。"此为有题首者也。其下云:"若发汗已,身灼热者,名曰风温。"是条即无题首。以此与上本为一条,因后人分之为二,遂致后者失去题首。篇中此类尚多,除之则无非遗论。

又有类似以六经名题首,实非《汤液经》文,为属仲景遗论,不可不详为辨别者。如《厥阴篇》之首条云:"厥阴之为病,消渴,气上撞心,心中疼热,饥而不欲食,食即吐,下之不肯止。"此条论首,"厥阴之为病"句,即为类似以六经名题首者也。知其非为《汤液经》文者,以《脉经》第八卷《消渴篇》载此文,"厥阴之为病"上,有"师曰"二字。以此语例推之,知《太阳篇》之首条云:"太阳之为病,头痛项强而恶寒。"《阳明篇》之首条云:"阳明之为病,胃家实也。"《少阳篇》之首条云:"少阳之为病,口苦咽干目眩也。"《太阴篇》之首条云:"太阴之为病,腹满而吐,食不下,自利益甚,时腹自痛,若下之,必胸下结坚。"《少阴篇》之首条云:"少阴之为病,脉微细,但欲寐。"与《厥阴篇》之首条"厥阴之为病"条,皆出一人之作,皆属仲景遗论,皆由叔和撰次。

叔和非惟撰次"三阳三阴篇"已也。即仲景序中,"撰用《素问九卷》《八十一难》《阴阳大论》《胎胪药录》,并《平脉辨证》"五句,与"若能寻余所集,则思过半矣",至"夫欲视死别生,实为难矣"一节,悉出其撰次。知者以此篇序文,读其前半,韵虽不高而清,调虽不古而雅,非骈非散,的是建安。"天布五行",与"省疾问病"二段,则笔调句律,节款声响,均属晋音。试以《伤寒例》中辞句,滴血验之,即知其是一家骨肉。更证以《千金方》序文,中引"当今居世之士,曾不留神医药",至"彼何荣势之云哉"一节,称"张仲景曰"。而绪论中引"天布五行,以运万类",至"夫欲视死别生,实为难矣"一节,不称"张仲景曰",即知其语,非出自仲景之口。再以文律格之,"勤求古训,博采众方",在文法中为浑说;"撰用《素问九卷》"等五句,在文法中为详举。凡浑说者不详举,详举者不浑说。原文当是:"感往昔之沦丧,伤横夭之莫救,乃勤求古训,博采众方,为《伤寒卒病论》合十六卷。"此本辞自足而体且简。若欲详举,则当云:"感往昔之沦丧,伤横夭之莫救,乃撰用《素问九卷》《八十一难》《阴阳大论》《胎胪药录》,并《平脉辨证》,为《伤寒卒病论》合十六卷。"不当浑说后，又详举也。且仲景为医中之汤液家，汤液家举书，不举《汤液经》而举《素问》；不数伊尹而数岐黄，何异家乘中，不系祖祢而谱谍东邻也！至其下之"按寸不及尺，握手不及足，人迎、趺阳三部不参"云云，殊不知三部九候，乃针灸家脉法，非汤液家脉法。针家刺在全身，势不能不遍体考脉；汤液家重在现证，脉则但候其表里寒热，藏府虚实，荣卫盛衰，以决其治之可汗不可汗、可下不可下而已矣。故诊一部亦已可定，不必遍体摩挲。以汤液家而用针灸家骂汤液家之语骂人，仲景纵亦精于针灸脉法，何至遽愦眊而矛盾若是？

　　且《素问九卷》《八十一难》《阴阳大论》三书，"三阳三阴篇"中，无一语道及。《辨脉》《平脉》之"答曰""师曰"类，又非仲景自作。其《伤寒例》一篇，为叔和之作，篇中已有明文。而《伤寒例》即首引《阴阳大论》，篇中之语，亦即悉出此三书。是三书乃叔和撰用之书，非仲景博采之书也。再以叔和撰次者证之：叔和撰次之篇，有《平脉法》一篇。此撰用之书，有《平脉辨证》一种。此撰用之《平脉辨证》，即《平脉法》出处之注脚。《平脉法》既为出于《平脉辨证》，则《平脉辨证》必非仲景所博采。又"三阳三阴篇"中，叔和撰次之可考见者，除"问曰""答曰"之《辨脉法》类，与"问曰""师曰"之《平脉法》类外，无第三类。此撰用之书，除《素问九卷》《八十一难》《阴阳大论》三书，为撰用《伤寒例》之书外，亦惟《胎胪药录》《平脉辨证》二种。《平脉法》之"问曰""师曰"类，既为出于《平脉辨证》，则《辨脉法》之"问曰""答曰"类，必为出于《胎胪药录》无疑。由是言之，叔和之作伪，实欲自见其所撰用之书。下之二段，为自述其渊源所自而已。惟其如是，今遂得知叔和之学，是岐黄而不是农尹，决非仲景衣钵弟子。

　　虽然，叔和之学，虽非出自仲景，然于仲景书致力颇勤。其生平于仲景《伤寒论》曾撰次三次；《遗论》《余论》，亦撰次两次。其初撰之《伤寒论》，载在《脉经》第七卷；《遗论》《余论》，载在《脉经》第八、第九两卷。今之《金匮要略》，《遗论》《余论》之再撰本也；今之《伤寒论》，再撰、三撰合刻本也。其再撰本，即"诸可不可"八篇是也。三撰本，即"三阳三阴篇"是也。明其为如此者，以叔和于"诸可不可篇"首自言之。叔和于"诸可不可篇"首序云："夫以为疾病至急，仓卒寻按，要者难得，故重集诸可不可方治。比之'三阴三阳篇'中，此易见也。又时有不止是三阳三阴，出在诸可不可中也。"其所云"比之'三阴三阳篇'"中之"比"字，作"次"字解，比，次也。见《仪礼·少牢馈食礼注》《周礼·世妇注》《汉书·瑕邱[①]江公传注》。"之"字作"诸"字解。言"夫以为疾病至急，仓卒寻按，要者难得。因复类合诸可不可方治，次诸'三阴三阳篇'中，此易按寻，而见其要也。又时有不止是三阳三阴，出在诸可不可中也。"叔和自谓其所撰次之作为如是。故知"诸可不可"八篇，为叔和再撰本。其"三阳三阴篇"，为叔和自即其初撰、再撰二本，于"诸可不可"门中，取其以"太阳病"三字冠首者，举而悉次为《太阳篇》；以"阳明病"三字冠首者，举而悉次为《阳明篇》；以"少阴病"三字冠首者，举而悉次为《少阴篇》。随以"伤寒"二字题首之条，与其所撰之遗论，各从证类，依次比附其间。惟余不止是三阳三阴之五十八条，犹留守于"诸可不可篇"内，未次入"三阳三阴篇"中。三撰本之成，大略为如此。

　　或曰：不然也。叔和此序之意，言"夫以为疾病至急，仓卒寻按，'三阳三阴篇'中，殊难得其要领，因重集'诸可不可'方治，较诸'三阳三阴篇'中，此易按寻而见其要也。"愚曰：若如所释，则是后撰者为正集，先撰者可不必存也。既云因"三阳三阴篇"，难见其要，乃复撰"诸可不可篇"。则"诸可不可篇"撰就之后，自应废去"三阳三阴篇"，而不之存。即欲存之，亦理宜以之附于"诸可不可篇"后。今既未以"诸可不可篇"居于正位，列之于前，而仅存之于副附之地，则斯释也，恐未为能合事实者也。兹请举证，以申吾说。如《辨太阳病·上篇》云："太阳病，头痛发热，汗出恶风者，桂枝汤主之。"此条之文，《脉经》本以之入《可汗篇》。其下云："太阳病，发汗，遂漏不止，其人恶风，小便难，四肢微急，难以屈伸，桂枝加附子汤主之。"此条之文，《脉经》本以之入《汗后篇》。又其

---

① 整理者注：似应为瑕丘。

下云:"太阳病,下之后,脉促胸满者,桂枝去芍药汤主之。若微恶寒,去芍药方中加附子汤主之。"此条之文,《脉经》本以之入《汗吐下后篇》。又其下云:"太阳病,发热恶寒,热多寒少,脉微弱者,则无阳也,不可发汗,宜桂枝二麻黄一汤。"此条之文,《脉经》本以之入《不可汗篇》。如此四条,同为太阳病桂枝汤方加减症。而"诸可不可"本,以之分属四篇,遇有急病,仓卒寻按,请问是易见其要?难见其要?今悉以之次入《太阳篇》,同条共贯之列,遇疾病至急,仓卒寻按,请问是易见其要?难见其要?叔和此序,如是解之,请问孰说谁通?难者语塞。

已乃返辙回轮,寻绪研讨。窃思三撰本之以"三阳三阴篇"分门,既为改组部居之作,则初撰、再撰之以"诸可不可"分门,必为就原书篇目撰次之作。因初撰、再撰,意止注于撰条,未暇计及篇目,故二篇皆同以"可""不可"分门,以其未变原书篇目之旧之故也。惟初撰意在博收,未谋甄别。凡出弟子籍中所载,虽异端杂说,咸并录之。故《脉经》所次中,多《内经》与他书之文。再撰已在今《伤寒论》中,知是为叔和初先起意,专集张氏一家之言之作。夫既立意专存一家之言,则势又不得不独择遗论,揖退各家。即即初撰,详加鉴别而重订之,去其初所取之《内经》杂说,以成之者。叔和三作,比较雅纯,推其既为改遵张氏家法,则其于原书门类,必亦未便轻易。于是知再撰之"汗、吐、下"与"发汗后"及"发汗吐下后"八篇,必为仲景《广论》篇门之旧,亦必即为《汤液经》篇门之旧。是故《汤液经》条文,每条皆以六经名题首,以其篇门,为诸"可"与"不可",不于每条皆冠六经之名,则致使人莫知其于六经谁属,而滋迷惑。设《汤液经》原本分门为"三阳三阴篇"者,则其凡在《太阳篇》之条,夫人而知其为论太阳病;凡在《阳明篇》之条,夫人而知其为论阳明病。不必每条皆冠六经之名。以故知以"诸可不可"分门者,为《汤液经》篇门之旧。叔和初撰、再撰之作,大略亦为如此。迨再撰书成,后始觉察,若即取论首标题之六经病名,分类成篇。同经之病,皆在一处。遇有急病,仓卒寻按,必更易见其要,于是乃更有三撰"三阳三阴篇"之作。继复觉察"三阳三阴篇",虽易案寻而见其要,然于古人

"可""不可"诸大法,则又反为所掩晦,而未易警觉。于是又以其再撰之"诸可不可"本,附刻于"三阳三阴篇"后。一以见不止是"三阳三阴"之五十八条,一以存古法于后世,俾与"三阳三阴篇"成一经一纬。叔和以二、三两撰,合刻之意,大略亦必为如此。此撰出后,大行于世,代有传本,至宋成无己所刻之注本行,而各本皆亡。案:无己之注,愚甚疑之。因《明理论》《药方论》二书,同为无己所撰,而二篇之文,远较《论注》为拙劣故也。愚疑《论注》为宋以前人所撰,因兵燹播迁,人亡物失,无己得之,经岁既久,见河山易号,地是人非,竟于晚年,潜以己名,冒而刻之。更复剽窃注意,加以敷衍,成《明理论》《药方论》二书。而冒窃证物,不知不觉遂由己手亲造以立。试以二篇之文,与《论注》之语,比勘验之,其迹自见,且甚彰也。林校本亦然,林校本中之《编录》,为宋以前人治《伤寒论》者之所为。高继冲于兵燹中得之,于开宝中进之。林校言其文理舛错,未尝考正,果其书出继冲己手编录,早已考正,绝无舛错,因其文理有舛错,可以决其必系得自传抄。又因开宝入宋,年仅数岁,故又从可决其必非宋代之物云。此注作者,因不识叔和合刻之意,举凡"诸可不可"八篇,同于"三阳三阴篇"之数百余条,尽以为复出而削除之。致"诸可不可"八篇,遂有"有其名而无其书者"二篇,余篇亦仅存不止是三阳三阴之孤论五十八条。而再撰本,遂亡于毒手。幸叔和《脉经》犹存,后之校者,复于《不可汗》《可汗》二篇,详据宋版高进本,备注出其所削去之文,再撰本因得留一半身遗照,以至于今。《汤液经》原本,亦因得据之以略可考见。斯则殆有鬼神为之呵护而致然者也。

抑又思,叔和言"重集'诸可与不可'方治,比之'三阴三阳篇'中"。细绎其语气,似"三阳三阴篇",亦为《汤液经》中所有者。盖因其言"次诸'三阴三阳篇'中",知叔和再撰本亦有"三阳三阴篇"。因其言"复类合'诸可与不可'方治,次诸'三阴三阳篇'中",知再撰本之"三阳三阴篇"无方治之条。叔和再撰本篇目,既为本诸仲景《广论》,而《广论》篇目,又为全出自《汤液经》,则《汤液经》中,自亦必有此无方治条之"三阳三阴篇"。今叔和再撰本,已非完本,不可复案,乃惟就初撰、三撰二本,而详校之。见三撰本之"三阳三阴篇"中,凡属载在篇首,总论六经证形,而不言方治之若干条文,如《辨太阳病篇》:"太阳病,发热、汗出、恶风、脉缓者,名为中风。"自此至"太阳病欲解时,从巳至未上。"数条,以及其余五经篇中,凡属类此之条文,《脉经》第七卷"诸可不可"门中悉无之。于是知《汤液经》中,确有此"三阳三阴篇"。此等条文,即载在"三阳三阴篇"中,专明六经证形,而不及方治。其方治之条,悉载在"诸可不可篇"。又知此无方治条之"三阳三阴篇",必列在"诸可不可篇"前。以此等条文所论,全属开宗明义,而叔和三撰,亦以此等条文,列之于各篇之前之故也。至是乃详知叔和之言"重集'诸可与不可'方治,比之'三阴三阳篇'中"者,即言为"复取后之'诸可与不可'方治,次于前之'三阴三阳篇'中"是也。允若是,则《汤液经》篇目,得此一语而更以明矣。

又案:仲景书称为《论广汤液》,而仲景所广者,自谓其为"伤寒"、为"卒病",则《汤液经》中,自亦必有伤寒、有卒病。因思《汤液经》中之"诸可不可篇",为论中风、伤寒、温病、风温四种,即《太阳篇》篇首题论之所揭示者也。此四种,旧医通谓为"伤寒",仲景之所谓《伤寒论》,必即谓"诸可不可篇",《卒病论》必即谓《痉、湿、暍》等篇。又因见叔和初撰之"诸可不可篇",未载有《痉、湿、暍》之文,而三撰亦未以之次入"三阳三阴篇"中,知《痉、湿、暍》三门,其原本自为一篇,不在"诸可不可篇"内,即不在《汤液经》中之《伤寒论》内。"痉、湿、暍"三门为卒病,既不在"诸可不可篇"内,则他之卒病,必亦如《痉、湿、暍》之例,在"诸可不可篇"外,独立自成一篇。如《金匮·水气病篇》有《汤液经》太阳病一条,论风水、皮水、黄汗、肺胀,_{肺,原作脾,误。}此亦"卒病论"也。而"诸可不可篇"亦无其文。益以此据证明,《汤液经》中,凡属卒病,皆不在"诸可不可篇"内,更属必确而无可疑。于是又知《汤液经》篇目,"诸可不可"八篇外,尚有"卒病"等篇。

继又思《汤液经》中,凡属卒病,皆在"诸可不可"篇外,独立自为一篇,固矣。然以《金匮》篇目订之,如消渴,如黄疸,如奔豚腹满,如呕吐哕下利,皆"卒病论"也。卒病宜在"诸可不可篇"外,"诸可不可篇"内不应有其文。今之"诸可不可篇"内,列有其文者,此则必有其故。因是，又取叔和撰次诸篇而详案之。乃悟今之"诸可不可篇"内，有论消渴、黄疸、呕吐、下利诸文者，为叔和自卒病门中，撰而次入之之故。必其然者，以叔和于《痉、湿、暍》篇首亲言之。叔和于其三撰之《痉、湿、暍》篇首序云："伤寒所致，太阳痉、湿、暍三种，宜应别论。以为与伤寒相似，故此见之。"此序之意，言凡属卒病，皆为因伤寒所致。惟有痉、湿、暍三种，与伤寒相似，却各自不同。宜应别论，不宜次入"三阳三阴篇"，及"诸可不可篇"内，故以之见于"三阳三阴篇"前。余之卒病，虽云卒病，实即伤寒，宜以之次入"三阳三阴篇"，及"诸可不可篇"内，不必别论。叔和语意为如是，故知"诸可不可篇"，诸言消渴、黄疸、呕吐、下利诸文，其原本不在"诸可不可篇"内，为叔和认其为本是伤寒，而自"卒病论"中，撰而次之于"诸可不可篇"中者。今之《金匮》中，其消渴、黄疸、呕吐、下利诸门条文，多有见于"诸可不可篇"中者，即其提次之蛛丝马迹。此不惟可以证明《汤液经》中，凡属卒病，皆不在"诸可不可篇"内，即《汤液经》中之"诸可不可篇"，为专论中风、伤寒、温病、风温四种，不杂卒病一条，亦因之得以证实而无疑矣。

　　叔和提次"卒病论"文，更有一甚显明之证。《金匮·惊悸篇》有条云："火邪者，桂枝去芍药加蜀漆龙骨牡蛎救逆汤主之。"今案《惊悸篇》全篇，共只三条。此条为其第二条。其第一条为"寸口脉动而弱，动则为惊，弱则为悸。"第三条为"心下悸者，半夏麻黄丸主之。"此证之所以显明者，因此篇标目为"惊悸"，而此条言"火邪"。火邪条厕惊悸论中，不当疑于错简。又此篇标目为"惊悸"，而篇中有惊之论文，无惊之方治，显见其必有遗文。又此条证论，秃然只"火邪者"三字，显然上端有脱节。惟一之故，由此条本为《汤液经》"太阳病，以火熏之，不得汗，其人必躁。到经不解，必有清血，名为火邪。"条之下半条，因抄者自"火邪者"以下，提行别录之，一条遂成二条。又因《汤液经》此条为论火邪方治，《广论》于此下，遂广有"伤寒脉浮，而医以火迫劫之，亡阳惊狂，起卧不安，属桂枝去芍药加蜀漆龙骨牡蛎救逆汤"一条，"伤寒，加温针必惊"一条。又因《广论》此二条，皆为论广伤火而惊。《遗论》于此下，遂又广"寸口脉动而弱,动则为惊,弱则为悸"一条,《遗论》尚有论惊一条,论悸一条,存《脉经》第八卷惊悸门中。而即取其论文中之"惊悸"二字,编目立篇。所以惊悸门中有论"火邪者"之条。至王叔和初撰时,提取《汤液经》"太阳病,以火熏之"条之上半条,与《广论》论惊之二条,共次入"诸可不可篇"中之《不可火篇》内。复于原篇之内,抹杀其既提去之条,至今此篇遂失惊证方治,惟余莫头莫脑有如错简之"火邪者,桂枝去芍药加蜀漆龙骨牡蛎救逆汤主之"之下半条。然而正亦幸其遗有此半条,于是乎原书之本样如何,王叔和当年如何撰次,一一皆可因兹遗迹而案得其实。既又持之以观,于是乎"诸可不可篇"之所以屬入有论"心下悸者"数条,此篇之所以徒然只"心下悸者,半夏麻黄丸主之"一条,皆得豁焉而昭晰乎其故矣。

叔和所以必以"卒病论"撰而次入于"诸可不可篇"中者,此则为其撰作终始一贯之意。即欲"仓卒寻按,易见其要"是也。初撰欲"易见其要",故以"卒病论"并入"诸可不可篇"。此虽欲"易见其要",犹未彻底"易见其要"。三撰又以"诸可不可篇",并为太阳、阳明、少阴、厥阴四篇,此之欲"易见其要",乃得彻底"易见其要"。唯有"痉、湿、暍"三门,因其非是伤寒,自始至终无放处,故别见之。此即"三阳三阴篇"前有《痉、湿、暍》一篇之由来也。"三阳三阴篇"后,有《霍乱》一篇者,此亦由并"卒病论"于《伤寒论》中之故。案叔和初撰,已以"霍乱病,热多欲饮水,属五苓散"一条,次入《可水篇》,是初撰尚认霍乱为系属伤寒者也。三撰则别论之,不以之次入"三阳三阴篇"中者,因其论文中,有"本是霍乱,今是伤寒"一语,故又疑其非是伤寒。疑之,故不敢轻以之次入"三阳三阴篇"内,而谨以之附于"三阳三阴篇"末。此即"三阳三阴篇"末有《霍乱》一篇之由来也。

复又思,叔和初撰、再撰,皆以"可、不可"分门,而再撰唯汗、吐、下三门。初撰于汗、吐、下外,多出可温与灸、刺、水、火各门者,此中亦必其有故。因是,复取《脉经》第七卷"诸可不可篇"而详研之。见前半汗、吐、下三门中,其方治条之言属某汤证者,百有七条,言宜某汤者六条;

后半可温、灸、刺、水、火各门中，言宜某汤者九条，言属某汤证者二条。

《脉经》第七卷篇目，为《病不可发汗证第一》《病可发汗证第二》《病发汗以后证第三》《病不可吐证第四》《病可吐证第五》《病不可下证第六》《病可下证第七》《病发汗吐下以后证第八》《病可温证第九》《病不可灸证第十》《病可灸证第十一》《病不可刺证第十二》《病可刺证第十三》《病不可水证第十四》《病可水证第十五》《病不可火证第十六》《病可火证第十七》《热病阴阳交并少阴厥逆阴阳竭尽生死证第十八》《重实重虚阴阳相附生死证第十九》《热病生死期日证第二十》《热病十逆死日证第二十一》《热病五藏气绝死日证第二十二》《热病至脉死日证第二十三》《热病损脉死日证第二十四》，共二十四篇。

又取"三阳三阴篇"本校之，见《脉经》本中，诸言宜某汤者，"三阳三阴篇"本，亦皆言宜某汤；诸言属某汤证者，"三阳三阴篇"本，则统皆或言宜某汤，或言某汤主之。于是知，言属某汤证者为一本，言宜某汤与某汤主之者为一本。因思叔和初撰、再撰，皆为就原书篇目撰次之作。此之汗、吐、下三门中，多言属某汤证，则其所据撰之言属某汤证本，篇目必有汗、吐、下三门。可温、灸、刺、水、火各门中，多言宜某汤，则其所据撰之言宜某汤本，篇目必有可经灸、刺、水、火各门。而灸、刺、水、火各门中，有言属某汤证二条者。察此二条，一为霍乱条，一为惊狂条。知此二条为叔和自言属某汤证本之卒病门中，撰而次之于此者，非其本篇之文。除此二条，无别言属某汤证者。因是又知言属某汤证本，无可温、灸、刺、水、火各门。其汗、吐、下三门中，有言宜某汤六条者，为叔和所得之言属某汤证本有阙文。由叔和自言宜某汤本中，撰而补次之者，又因之知言宜某汤本，亦有汗、吐、下三门。如是，则是言属某汤证本，其篇目惟汗、吐、下三门；言宜某汤本，其篇目既有汗、吐、下三门，复多可温、灸、刺、水、火各门。又因见此卷前半汗、吐、下三门，其中条文悉为《汤液经》《广论》及《遗论》之文，后半可温、灸、刺、水、火各门中，《内经》之文约居其半。以《金匮》"问曰""师曰"类，多杂岐黄家言证之，知多可温、灸、刺、水、火各门之言宜某汤本，必为《平脉辨证》。多可温、灸、刺、水、火各门之言宜某汤本，既为《平脉辨证》，则惟汗、吐、下三门之言属某汤证本，必为《胎胪药录》无疑。由是又因之以得知叔和撰次，惟据《胎胪药录》《平脉辨证》二书。《广论》原本,殆未之见。故叔和不识以六经名题首者,为任圣之经,以"伤寒"二字题首者,为仲景所广。此亦为叔和之学非出自仲景之门之证。

叔和所以未得见《广论》原本者,此其故,孙思邈已言之。《千金方》云:"江南诸师,秘仲景要方不传。"此语即道明所以未得见之故。夫以生于西晋之王叔和,去建安之年未久,且犹未得见原书,足征仲景《广论》,遭此一秘,始终未传于世而遂亡。幸有《胎胪药录》纪其梗概,此孤危欲绝之汤液经论,赖以弗坠。此其功,自不在高堂生、伏生下。据其篇中载有《广论》之文,知为出自仲景亲授,名《胎胪药录》者。"胎",始也;"胪",传也。意殆谓为《广论》始传之书也。其书之篇目,今已考知为"卒病论"外,惟汗、吐、下三门。又因见言属某汤证文,与"问曰""答曰"及凡"伤寒"二字题首之诸条中,未尝有杂岐黄家言者,足证仲景《广论》与《胎胪药录》二书,皆严守《汤液经》家法。其书且严守家法,则其于篇目,必不致私以己意,妄立异同。其所立之汗、吐、下三门,与夫"卒病"诸篇之目,必为《胎胪药录》全本乎《广论》,《广论》全出自《汤液经》。

《平脉辨证》之师,亦为张机仲景。《脉经》第五卷载《张仲景论脉篇》,其文即《平脉法》之首章,其明证也。惟《平脉辨证》之师,不止仲景一人。其"卒病论"中之"师曰",多有其岐黄家师之说。故其篇目增灸刺各门,篇中载《内经》之说,知为非专师仲景者。以仲景《广论》与《胎胪药录》二论中,除采用灸刺法外,未尝见杂有岐黄一语故也。

至是然后乃今始详知《汤液经》经文,其原大抵不过只数十余条;后师广之,成百七十九条;仲景又广之,成二百八十条;《胎胪药录》又广之,《平脉辨证》又广之,叔和起而撰次之,复得增多百九十七条。今又新增三十八条,全《汤液经》共五百一十五条。叔和之初撰为合《胎胪药录》《平脉辨证》二书,而并其"卒病论"于"诸可不可篇",故其篇目有可温、灸、刺、水、火各门。再撰为取初撰而去其杂说,既去杂说,则"不可刺"等门遂成废墟,故篇目不得不改从《胎胪药录》,惟汗、吐、下三门。三撰又取其撰就之"诸可不可篇"方治,次入"三阳三阴篇"中,定其名为《伤寒论》,而成今之"三阳三阴篇"本。至《平脉辨证》诸卒病门中,所杂厕之驳而不驯之论,叔和似见其不类,疑为非出仲景,以故削而委之于"诸可不可篇"及"三阳三阴篇"外。既复惜之,恐其散亡也,又起而合次之于《胎胪药录》余论中,而并存之。此即"三阳三阴篇"本外,又有《金匮要略》,《脉经》"诸可不可篇"外,又有《平脉证》诸篇之由来,亦即皇甫士安称其"撰次遗撰甚精"之由来也。叔和撰次之作,大抵为如是。

叔和之撰次既明,《汤液经》书即出。析而观之,《汤液经》文辞质实,记序简显,发语霜临,行气风迈,殷商文格,此属一家。全经百七十九条,而汗、吐、下、利、温之诸法具详;主方二十有二,<small>主方二十二,方名见后表。</small>而中风、伤寒、温病、卒病之治法咸备。允非神明全智者不能作,容尚多有致遗者,是则当问诸江南诸师也。

仲景《广论》,蹴蹴有循,发微穷变,补益实多。其论厥诸条,大《易》之遗象也。

叔和撰次,其书实不可废。盖因其撰次,然后《汤液经》一表二里之法以明。所谓一表,太阳是也;二里,阳明、少阴是也。《汤液经》虽分六经属病,实止"一表二里三门",即惟立方治于太阳、阳明、少阴三经中是也。缘少阳、太阴、厥阴三经无专病。少阳之表里病,皆为与太阳、阳明并病,其方治已悉见太阳、阳明二经,故少阳本经中,除惟出中风方治一条以示例外,别无方治之条。太阴、厥阴亦然,其病也必为与少阴合病。凡少阴病,论中诸言"下利清谷""下利腹痛",皆为与太阴并病之文;诸言"下利厥逆""下利便脓血",皆为与厥阴并病之文;"既吐且利,手足厥逆,脉微欲绝",则为三阴合病之文。是以太阴、厥阴病论中,亦除惟出中风方治一条以示例外,别无方治之条。原夫病之出路,惟在汗孔与二便。太阳主表,兼司小便;阳明司大便;少阴出路,亦是二便。《白虎通》云:"肾之为言泻也,以窍泻也。"所谓窍,即前阴。<small>西学谓肾为泌尿器,与《白虎通》之说合。</small>又云:"小肠大肠,心之府也。"肠为胃纪,心为支体主,故两府也。小肠、大肠,为心之府。心有热则移邪于府,泻其府以救其藏,此少阴病所以有承气证。而《汤液经》方治,所以皆在太阳、阳明、少阴三经中,自其出路以导之之道也。桂枝、麻黄、栀豉、白虎,发汗方药也;承气、抵当、十枣,下血、下水、下燥屎方药也;五苓、黄芩,利小便方药也;附子、干姜诸剂,虽云温里,其病之去,亦由汗孔。《本经》于干姜、乌头下俱云"出汗"。冬采为附子,春采为乌头。乌头出汗,附子必亦出汗可知,此《本经》互见例也。今夫风寒之客于表也,阻塞荣卫气行之路,使人恶风、恶寒、头痛、腰痛、骨节疼痛,故不得不用桂枝、麻黄、柴胡诸药以攻其表,发其汗,祛其邪,使由汗孔而出。风热之舍于表也,使人头目昏眩,神不清明,又常自汗出,身重难以转侧,口舌不仁,语言难出,治以豆豉、石膏,清表热,解温毒,令邪气与汗气,共并由毛窍败泄而出。若夫寒邪之中于里也,设外表无病,则出路畅通,惟用附子、干姜诸剂,自里以温蒸之,邪气自由汗孔而去。温蒸其内,其外未有不微有汗气出者,是亦一汗解剂也。瓜蒂吐药,《本经》又言"下水"之。水邪之在上焦者,涌之使从胃口吐出;在中、下焦者,导之使自大肠泻下。犹巴豆之病,在膈上吐,在膈下利,其出路则适皆在阳明也。又养阴之药,多用地黄。凡服地黄者,大便无不快利,以故阴虚便秘必用之。《本经》言地黄"逐血痹",又曰"除寒热积聚,除痹。"曰"除"、曰"逐",去由大便可知。《金匮》百合地黄汤下云:"大便当如漆",即其去由大便之证。用是观之,治病之法,无论其为温补、为养阴,为汗、为吐,为下、为利,病之去路,无一不在汗孔与二便。所以《汤液经》立"一表二里"之法,约方治在太阳、阳明、少阴三经中,不多出岐途①以迷人。此等理法,非经叔和撰次,无由见之。而叔和尤有特识之处,即分太阳为三篇,次太阳本经论文于上篇;次太阳、阳明与太阳、少阳及太阳、少阴二经合病之表病论文,暨表里并病之文于中篇;次太阳、少阳二经合病之里病论文于下篇。如斯识别,非精谙于《汤液经》理法者,不易得之。惟其次《广论》论厥诸条于《厥阴篇》,是其小失。盖厥阴无专病,《广论》诸条所论,皆为与少阴并

---

① 整理者注:原书为"岐途",古"岐"通"歧",有"歧途"的用法,今人则习惯用"歧途"。

病。三阴合病之文，依《汤液经》之法，当次入《少阴篇》，以符一表二里之制。矧仲景之作，号为《论广汤液》，如此重要之少阴病论中，独无《广论》一条，岂有此理！叔和未察，不得谓非千虑之失也。

尝论"伊尹以割烹要汤"，与岐伯之事正同。《广雅·释言》云："要，约也。"高诱《淮南·坠形训》注云："要，正也。"谓以医家养性全形之道，约正汤之身也。《吕览·本味》篇载"伊尹以至味说汤"，乃后人依声附合之作，不足凭信。厥后华佗得任圣之割，《抱朴子·至理》篇云："淳于能解颅以理脑，元化能刳腹以涤肠。"仓公、华佗，盖皆得任圣割治之传者。仲景传任圣之烹。《抱朴子》云："仲景穿胸以纳赤饼。"有据此谓仲景通割道者，其实不然，仲景如通割道，其学必传。"穿胸以纳赤饼"，即用赤饼以开胸也，赤饼当是陷胸丸之类。与岐黄针灸，分职造化。惜华佗性恶恶，去声，忌也。各技，致任圣割道失传，其遭戮死，或天所假手也。后世针灸之学亦微，独汤液经学，历世愈久，而愈益尊显，斯非得道之大者，乃可大可久也与。

兹即叔和撰次之书而厘订之，复其旧名曰《汤液经》，篇目亦改从《汤液经》之旧，仍以仲景之《广论》《遗论》附于下。其为《广论》者，低格写；其为《遗论》者，又低格写。其间字句，则谨遵《脉经》本，其《脉经》所无之条，则从《千金翼方》本。以此二本未遭羼乱，较"三阳三阴篇"本之经手过多，为近可信故也。顾今分卷分目，归类序次，必未能尽符原本之制。以无原本可考，谨取便读者，易寻端绪计，姑定之如是。希博雅君子，得其正而订焉。

中华民国三十七年戊子孟春月，古益杨师尹谨述，时年六十有一。

《汤液经》经方二十二主方表

太阳						阳明	少阳	少阴		
太阳	太阳阳明	太阳少阴	太阳少阳	太阳阳明	三阳	阳明	太阳阳明	太阳少阳	少阴	太阴	厥阴

| 桂枝 | 麻黄 | 葛根 | 小青 | 柴胡 | 栀豉 | 白虎 | 承气 | 抵当 | 茵陈 | 十枣 | 白散 | 瓜蒂 | 黄芩 | 连胶 | 猪苓 | 四逆 | 玄武 | 吴萸 | 桃花 | 龙牡救逆 | 防己地黄 |

汗	下	吐	利	温
中风	风温	温病	伤寒
表	里

253

张仲景论广《汤液经》序

论曰：予每览越人入虢之诊，观齐侯之色，未尝不慨然叹其才秀也。怪当今居世之士，曾不留神医药，精究方术，上以疗君亲之疾，下以救贫贱之厄，中以保身长全，以养其生，但竞逐荣势，企踵权豪，孜孜汲汲，惟名利是务，崇饰其末，忽弃其本，华其外而悴其内，皮之不存，毛将安附焉？卒然遭邪风之气，婴非常之疾，患及祸至，而方震栗，降志屈节，钦望巫祝，告穷归天，束手受败，赍百年之寿命，持至贵之重器，委付凡医，恣其所措，咄嗟呜呼！厥身已毙，神明消灭，变为异物，幽潜重泉，徒为啼泣。痛夫！举世昏迷，莫能觉悟，不惜其命，若是轻生，彼何荣势之云哉！而进不能爱人知人，退不能爱身知己，遇灾值祸，身居厄地，蒙蒙昧昧，蠢若游魂。哀乎！趋世之士，驰竞浮华，不固根本，忘躯徇物，危若冰谷，至于是也。余宗族素多，向余二百，建安纪年以来，犹未十稔，其死亡者，三分有二，伤寒十居其七。感往昔之沦丧，伤横夭之莫救，乃勤求古训，《汤液经》之训。博采众方，《汤液经》之方。为《伤寒卒病论**》。** 卒与倅，古字通。倅，七内切，音淬，副也。《礼记·燕义》云：“庶子官职，诸侯、卿、大夫、士之庶子之卒。”郑注云：“卒，读为倅。”又《周礼》：“诸子掌国子之倅。”注云：“故书倅为卒。”郑司农云：“卒，读为‘物有副倅’之‘倅’。”《礼记·文王世子》：“掌国于之倅。”《释文》云：“倅，副也”。此序云为《伤寒卒病论》者，言为伤寒与伤寒之副病论也。《金匮·藏府经络先后病脉证》篇云：“夫病固疾，加以卒病，当先治其卒病，后乃治其固疾也。”此卒病即谓副病，足证仲景所云之“卒”字，当如郑司农云，读为“物有副倅”之“倅”也。**合十六卷，虽未能尽愈诸疾，庶可以见病知源。孔子云：“生而知之者上，学则亚之，多闻博识，知之次也。”余宿尚方术，请事斯语。**

汤液家法，辨证首置立法，立法而后顾证。不问病之名，不问病之因，辨病情之经过，凭证候以用药），诚千古不刊之言。汤液家法不讲脏腑经络，不讲阴阳五行，此等超脏腑学说实为中医朴素唯物辨证最高理论境界。

1926年，刘师束装东下，先至渝，继之夏口，续之宁，复至沪，侨居黄浦江滨。悬壶沪上凡三十四年。1954年，刘师出席华东暨上海市中医代表会议，又先后应全国血吸虫病九人小组及上海广慈医院（今瑞金医院）、徐汇医院之聘，顾问中医。

刘师长子慎言，长女文灿秉承家学，皆业医。弟子有张亦相、周元庆、陈正平、黎晓生、杨茂如、朱佐才、周济士、孟友松、李鼎、邱介天、叶茂烟、查国科、胡慈园、刘德传、王凯平、鲁阳春、卞嵩京等百五十人，近人姜春华、张镜人、韩哲仙等皆受其训益。

刘师著作已公诸于世者有《神农古本草经三品逸文考》《考次伊尹汤液经》《时疫解惑论》《伤寒论霍乱训解》《素问痿论释难》《鲁楼医案》《华阳医说》等。

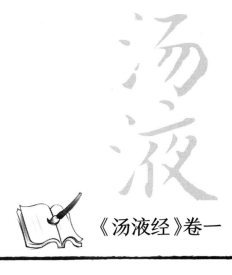

《汤液经》卷一

商伊尹著　汉张机广论　胎胪药录
　　　　　　　　　　　平脉辨证　又　广

成都杨师尹绍伊考次

华阳刘　复民叔补修

◎太阳病证论第一

太阳病,其脉浮。

太阳病,发热汗出而恶风,其脉缓,为中风。

太阳中风,发热而恶寒。卫中风则恶风,荣中风则恶寒。上条言卫中风,此条言荣中风。

太阳病,或已发热,或未发热,必恶寒,体痛,呕逆,脉阴阳俱紧,为伤寒。此条言表中寒风,传入于里。

太阳病,发热而渴,不恶寒者,为温病。中风为表病,伤寒为里病。风温为表病,温病为里病。

若发汗已,身灼热者,名风温。风温为病,脉阴阳俱浮,自汗出,身重,多眠睡,鼻息必鼾,语言难出。若被下者,小便不利,直视失溲。若被火者,此"火"字当是"汗"字之讹。下文"若火熏之",乃为言火。微发黄色,剧则如惊痫,时瘛疭。此风温误汗必然之现象。若火熏之,一逆尚引日,再逆促命期。

太阳病,脉反躁盛者,是阴阳交,死。复得汗,脉静者生。

吐舌下卷者,死。唾如胶者,难解。舌头四边徐有津液,此为欲解。病者至经,上唇有色,脉自和,为欲解;色急者,未解。

太阳病,下之,其脉促,不结胸者,此为欲解;其脉浮者,必结胸;其脉紧者,必咽痛;其脉弦者,必两胁拘急;其脉细而数者,头痛未止;其脉沉而紧者,必欲呕;其脉沉而滑者,挟热利;其脉浮而滑者,必下血。

太阳病,脉浮紧,发热,身无汗,自衄者愈。

太阳病,头痛至七日,自当愈,其经竟故也。若欲作再经者,当针足阳明,使经不传则愈。

伤寒一日,太阳受之,脉若静者,为不传。颇欲呕,若躁烦,若,及也。脉数急者,乃为传。

伤寒,其二阳证不见,此为不传。

夫病有发热而恶寒者,发于阳也;不热而恶寒者,发于阴也。发于阳者,七日愈;发于阴者,六日愈。以阳数七,阴数六故也。

风家,表解而不了了者,十二日愈。

太阳病欲解时,从巳尽未。

太阳之为病,头项强痛而恶寒。

病人身大热,反欲得衣者,热在皮肤,寒在骨髓也。身大寒,反不欲近衣者,寒在皮肤,热在骨髓也。

◎阳明病证论第二

阳明中风,口苦咽干,腹满微喘,发热恶寒,脉浮而紧。若下之,则腹满小便难也。

阳明病,能食为中风,不能食为中寒。

阳明病,中寒不能食,而小便不利,手足濈然汗出,此为欲作固瘕也,必须坚后溏。所以然者,以胃中冷,水谷不别故也。

阳明病,初为欲食之,小便反不数,大便自调,其人骨节疼,翕翕如有热状,奄然发狂,濈然汗出而解,此为水不胜谷气,与汗共并,坚者即愈。坚,大便坚也。其人骨节疼,翕翕如有热状,此为病在表。濈然汗出解后,大便坚而不溏,则风寒未传入于里,故为病愈。一本作"脉紧即愈",误。其脉紧反去者,此为欲解。设脉浮紧为未解,紧为病传,紧为病进,何得为愈?

阳明病,久久而坚者。

汗出多,坚。发其汗,亦坚。

阳明病,脉浮而紧,其热必潮,发作有时。但浮者,必盗汗出。

阳明病,当多汗而反无汗,其身如虫行皮中之状,此为久虚故也。

冬阳明病,反无汗,但小便利。二三日呕而咳,手足若厥者,其人头必痛。若不呕、不咳,手足不厥者,头不痛。

冬阳明病,但头眩,不恶寒,故能食而咳者,其人必咽痛。若不咳者,咽不痛。

阳明病,无汗,小便不利,心下懊憹,必发黄。

阳明病，被火，额上微汗出，而小便不利，必发黄。

阳明病，口燥，但欲漱水不欲咽者，必衄。

脉浮发热，口干鼻燥，能食者，即衄。

阳明病，其人不能食，攻其热必哕。所以然者，胃中虚冷故也。

阳明病，当心下坚满，不可攻之，攻之遂利不止者，死；止者，愈。

夫病阳多有热，有热，有发热之证也。一本作"阳多者热"。下之则坚。则心下坚满而成结胸。本虚，攻其热必哕，无阳阴强而坚，下之必清谷而腹满。

阳明病欲解时，从申尽戌。

伤寒，发热无汗，呕不能食，而反汗出濈濈然，是为转在阳明。

伤寒三日，阳明脉大。

伤寒，脉浮而缓，手足温，是为系在太阴。太阴当发黄，小便自利者，不能发黄。至七八日而坚，为属阳明。

伤寒，传系阳明者，其人濈然微汗出。以上《广论》四条，论病传。

阳明之为病，胃中寒是也。

太阳初得病时，发其汗，汗先出复不彻，因转属阳明。此与上条，出《平脉辨证》。

问曰：病有太阳阳明，有正阳阳明，有微阳阳明，何谓也？答曰：太阳阳明者，脾约是也。正阳阳明者，胃家实是也。微阳阳明者，发其汗，若利其小便，胃中燥，便难是也。此与下"问曰""答曰"诸条，均出《胎胪药录》。

问曰：何缘得阳明病？答曰：太阳病，发其汗，若下之，亡其津液，胃中干燥，因为阳明。不更衣而便难，复为阳明病也。

问曰：阳明病外证云何？答曰：身热汗出而不恶寒，但反恶热。

问曰：病有得之一日，发热恶寒者何？答曰：然。虽二日，恶寒自罢，即汗出恶热也。虽，每有也。《尔雅·释训》云："每有，虽也。"

问曰：恶寒何故自罢？答曰：阳明处中，主土，万物所归，无所复传，故始虽恶寒，二日自止，是为阳明病。以上"问曰""答曰"五条，论阳明温病。

◎少阳病证论第三

少阳中风,两耳无所闻,目赤,胸中满而烦,不可吐下,吐下则悸而惊。

三阳合病,脉浮大上关上,但欲寐,目合则汗。

少阳病欲解时,从寅尽辰。

伤寒,脉弦细,头痛而反发热,此属少阳。少阳不可发其汗,发汗则谵语,为属胃,胃和即愈;胃不和,烦而悸。

伤寒六七日,无大热,其人躁烦,此为阳去入阴故也。

伤寒三日,三阳为尽,三阴当受其邪,其人反能食而不呕,此为三阴不受其邪。

伤寒三日,少阳脉小,为欲已。

少阳之为病,口苦,咽干,目眩也。

◎太阴病证论第四

太阴中风,四肢烦疼,阳微阴涩而长,为欲愈。"涩"字,当是"濡"字之讹。

太阴病欲解时,从亥尽丑。

伤寒一日,太阳脉弱,至四日,太阴脉大。

伤寒,脉浮而缓,手足温,是为系在太阴。太阴当发黄,小便自利者,不能发黄。至七八日,虽烦,暴利十余行,必自止。所以自止者,脾家实,腐秽当去故也。

太阴之为病,腹满而吐,食不下,下之益甚,复时自痛,胸下结坚。

◎少阴病证论第五

少阴病,欲吐而不烦,但欲寐,五六日自利而渴者,属少阴,虚故引水自救。小便白者,少阴病形悉具。其人小便白者,下焦虚寒,不能制溲,故白也。夫病,其脉阴阳俱紧,而反汗出,为亡阳,属少阴,法当咽痛而复吐利。

少阴病,脉紧者,至七八日下利。其脉暴微,手足反温,其脉紧反去,此为欲解。虽烦,下利必自愈。

少阴病,下利,若利止,恶寒而踡,手足温者,可治。

少阴病,恶寒而踡,时时自烦,欲去其衣被者,可治。

少阴病,恶寒,踡而利,手足逆者,不治。

少阴病,下利止而眩,时时自冒者,死。

少阴病,六七日,其人息高者,死。

少阴病,其人吐利躁逆者,死。

少阴病,脉微细沉,但欲卧,汗出不烦,自欲吐。五六日自利,复烦躁不得卧寐者,死。

少阴病,四逆,恶寒而踡,其脉不至,其人不烦而躁者,死。

少阴病,下利不止,厥逆无脉,干呕,烦。服汤药,其脉暴出者,死;微细者,生。

下利,手足厥,无脉,灸之不温,若脉不还,反微喘者,死。少阴负趺阳者,为顺也。

下利后,脉绝,手足厥冷,晬时脉还,手足温者,生;脉不还者,死。

凡厥者,阴阳气不相顺接,便为厥。厥者,手足逆者是。

少阴病,其人吐利,手足不逆,反发热,不死。脉不足者,灸其少阴七壮。

下利,脉沉弦者,下重。其脉大者,为未止。脉微弱数者,为欲自止,虽发热不死。

下利,有微热,其人渴,脉弱者,今自愈。今,即也。

下利,脉数,若微发热,汗自出者,自愈。设脉复紧,为未解。

伤寒,先厥后发热而利者,必自止。见厥复利。

伤寒,先厥后发热,下利必自止,而反汗出,咽中强痛,其喉为痹。发热无汗,而利必自止。若不止,必便脓血,便脓血者,其喉不痹。

伤寒,发热四日,厥反三日,复热四日,厥少热多,其病当愈。四日至七日热不除,必便脓血。喉痹为少阴病,便脓血亦为少阴病,叔和以此诸条,次于《厥阴篇》,误。

伤寒,病厥五日,热亦五日。设六日当复厥,不厥者,自愈。厥不过五日,以热五日,故知自愈。

伤寒,厥四日,热反三日,复厥五日,其病为进。寒多热少,阳气退,故为进。

伤寒,始发热六日,厥反九日而下利。厥利当不能食,今反能食,恐为除中。食之黍饼而发热者,"而发热者","而"字原误"不",今改正。因古字"而""不"二字形近,故易致误也。知胃气尚在,必愈。恐暴热来出而复去也。后三日脉之,其热续在,期之旦日夜半愈。所以然者,本发热六日,厥反九日,复发热三日,并前六日亦为九日,与厥相应,故期之旦日夜半愈。后三日脉之而脉数,其热不罢,此为热气有余,必发痈脓。

伤寒,脉迟,六七日,而反与黄芩汤彻其热。脉迟为寒,与黄芩汤复除其热,腹中冷,当不能食。今反能食,此为除中,必死。

伤寒,发热而厥,七日下利者,为难治。

伤寒,厥逆六七日,不利,便发热而利者,生。其人汗出,利不止者,死。但有阴无阳故也。

伤寒,发热下利,至厥不止,死。

伤寒,脉促,手足厥逆,可灸之。为可灸少阴、厥阴,主四逆。

诸下利,皆可灸足大都五壮,一云"七壮"。商邱、阴陵泉皆三壮。

伤寒,六七日,其脉微,手足厥,烦躁,灸其厥阴。厥不还者,死。

伤寒,下利厥逆,躁不能卧者,死。

伤寒,下利日十余行,其人脉反实者,死。

少阴病，八九日，而一身手足尽热，热在膀胱，必便血。

伤寒，热少厥微，指头寒，默默不欲食，烦躁数日，小便利，色白者，热除也。欲得食，其病为愈。若厥而呕，胸胁烦满，其后必便血。

少阴病，咳而下利，谵语者，此被火气劫故也。小便必难，以强责少阴汗也。

夫实则谵语，虚则郑声。郑声者，重语是也。直视，谵语，喘满，死。若下利者，亦死。

少阴病，但厥无汗，而强发之，必动其血。未知从何道出，或从口鼻，或从目出者，是为下厥上竭，为难治。

少阴中风，其脉阳微阴浮，为欲愈。

少阴病欲解时，从子尽寅。

少阴之为病，脉微细，但欲寐。

◎厥阴病证论第六

厥阴中风，其脉微浮，为欲愈；不浮，为未愈。

厥阴病欲解时，从丑尽卯。

伤寒，腹满而谵语，寸口脉浮而紧者，此为肝乘脾，名曰纵，当刺期门。

伤寒，发热，啬啬恶寒，其人大渴欲饮酢浆者，其腹必满，而自汗出，小便利，其病欲解，此为肝乘肺，名曰横，当刺期门。

师曰：厥阴之为病，消渴，其气上撞，心中疼热，饥而不欲食。甚者，则欲吐。下之，不肯止。

汤液经卷一终

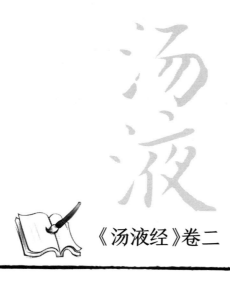

《汤液经》卷二

商伊尹著　汉张机广论　胎胪药录
　　　　　　　　　平脉辨证　又　广

成都杨师尹绍伊考次

华阳刘　复民叔补修

◎病不可发汗证第七温病不可发汗，伤寒不可下。

○不可发汗上篇上此篇论太阳阳明两经合病之风温表证：栀豉症。不可发汗。

阳明病，其脉浮紧，咽干口苦，腹满而喘，发热汗出，而不恶寒，反偏恶热，其身体重，发其汗即燥，心愦愦而反谵语；加温针，必怵惕，又烦躁不得眠；下之，即胃中空虚，客气动膈，心中懊憹，舌上胎者，属栀子汤证。后人银翘散，即出此方，然不如径用经方之为允当。毋妄信其"避用苦寒，拣用甘寒"之呓语也。因服苦寒药而不愈者，为热在血分，宜用生地、丹皮等。栀子、知母、黄连、黄柏为气分之药，故不能愈也。又热在于表者，当兼用豆豉与石膏。若单用栀子、知母等，亦不能愈，因表里不同道故也，亦非苦寒之过也。学者慎勿为瞽者所蒙。

栀子汤方方药下性味，为今所注，悉本自《神农本草》，其《神农本草》所无者，别据《别录》补之。

栀子十四枚，擘，苦寒。香豉四合，绵裹，苦寒。

上二味，以水四升，先煮栀子，取二升半，内豉，煮取一升半，去滓。分再服，温进一服。得吐者，止后服。栀子汤中无吐药，服之而吐者，为胃中有寒，此非其治也，故云"止后服"，言当改以温药服之也。后之解者，见此"得吐"之语，略弗深省，竟谓栀子汤为吐剂。夫栀子汤果为吐剂者，"可吐篇"中必列之，而宋本《伤寒论》与《脉经》及《千金翼方》本之"可吐宜吐篇"中，均未列有栀子汤论之文，足证其非为吐剂也明甚矣。

凡用栀子汤，病人旧微溏者，不可与服之。微溏为阳明里寒，此与"得吐者止后服"之戒同。

伤寒，头痛，翕翕发热，形象中风，常微汗出，又自呕者，下之益烦，心懊憹如饥；发汗则致痉，身强难以屈伸；熏之则发黄，不得小便；灸则发咳唾。

伤寒，发热，但头痛，微汗出，发其汗则不识人；熏之则喘，不得小便，心腹满；下之则短气而腹满，小便难，头痛背强；加温针则必衄。

○不可发汗上篇下此篇论太阳少阳及三阳合病之风温表证：白虎症。不可发汗。

三阳合病，腹满身重，难以转侧，口不仁言语，面垢，向经谵语，遗溺,发汗则谵语;下之则额上生汗,手足厥冷,自汗。属白虎汤证。

白虎汤方

知母六两,苦寒。石膏一斤,碎,辛微寒。甘草二两,炙,甘平。粳米六合,甘平。

上四味,以水一斗,煮米熟汤成,去滓。温服一升,日三服。

伤寒,脉滑而厥者,厥者,脉初来大,渐渐小,更来渐渐大,是其候也。其表有热,白虎汤主之。《脉经》无此条,此据《千金翼方》本文。《伤寒论》本,则"其表有热"句,作"里有热也"四字。案:里有热者必燥渴,此论未言渴,其非为里有热也可知。又据《伤寒论》中,凡属白虎汤证而渴者,其方例加人参三两,此方不言白虎加人参汤,足证其未言渴,亦非略文。是此条之文,当以《千金翼方》本所载者为是,《伤寒论》本所载者为非也。

伤寒,脉浮滑,此以表有热,白虎汤主之。此文,"此以表有热"句下,旧有"里有寒"三字,为传抄者之误。林亿等已辨之,再以上条之文证之,更明。今删去之,免迷读者。

○不可发汗中篇上此篇论少阴温病里证:承气症。不可发汗。

少阴病,脉细沉数,病为在里,不可发其汗。

少阴病,六七日,腹满不大便者,急下之,属大承气汤证。

大承气汤方

大黄四两,苦寒。厚朴八两,炙,苦温。枳实五枚,炙,苦寒。芒硝三合,苦寒。

上四味,以水一斗,先煮二味,取五升,内大黄,更煮取二升,去滓,内芒硝,更煎一沸,分再服,得下者,止。

伤寒,四五日,其脉沉,烦而喘满。沉脉者,病为在里,反发其汗,津液越出,大便为难,表虚里实,久则谵语。

少阴病,得之二三日,口燥咽干者,急下之,属大承气汤。

咽干燥者,不可发其汗。

伤寒,一二日至四五日,厥者必发热。前厥者后必热,厥深者热亦深,厥微者热亦微。厥应下之,而反发其汗,必口伤烂赤。

○不可发汗中篇下此篇论少阴温病里证:黄连黄芩芍药症。当清内热,利小便,不可发汗。

少阴病，得之二三日以上，心中烦，不得卧者，黄连阿胶汤主之。

黄连阿胶汤方

黄连四两，苦寒。黄芩一两，苦平。芍药二两，苦平。鸡子黄二枚，甘、微温。阿胶三挺[1]，甘平。

上五味，以水六升，先煮三味，取二升，去滓，内胶烊尽，内鸡子黄，搅令相得，温服七合，日三服。

○不可发汗下篇上

亡血家，不可攻其表，汗出则寒栗而振。

衄家，不可攻其表，汗出必额陷脉上，促急而紧，直视而不能眴，不得眠。

疮家，虽有身疼，不可攻其表，汗出则痉。冬时发其汗，必吐利，口中烂生疮。

淋家，不可发汗，发其汗，必便血。

厥不可发汗，发汗则声乱咽嘶，舌痿，谷不得前。诸逆发汗，微者难愈，剧者言乱，睛眩者死，命将难全。

咽中闭塞，不可发汗，发汗则吐血，气微欲绝，手足逆冷，欲得蜷卧，不能自温。

咳而小便利，若失小便，不可攻其表，汗出则厥，逆冷。

○不可发汗下篇下此一篇，共八条，《千金翼方》本，悉无之。

动气在右，不可发汗，发汗则衄而渴，心苦烦，饮即吐水。

动气在左，不可发汗，发汗则头眩，汗不止，筋惕肉瞤。

动气在上，不可发汗，发汗则气上冲，正在心端。

动气在下，不可发汗，发汗则无汗，心中大烦，骨节苦痛，目运

---

[1] 整理者注：挺，量词，用于描述直物。阿胶，一般为"直方块"状，故用"挺"作为量词。一挺，大概相当于现今30克重。

恶寒，食即反吐，谷不得前。一云：谷不消化。

　　　　脉濡而弱，弱反在关，濡反在颠，微反在上，涩反在下。微则阳气不足，涩则无血。阳气反微，中风汗出而反躁烦。涩则无血，厥而且寒。阳微发汗，躁不得眠。

　　　　脉濡而弱，弱反在关，濡反在颠，弦反在上，微反在下。弦为阳运，微为阴寒。上实下虚，意欲得温。微弦为虚，不可发汗，发汗则寒栗，不能自还。咳者则剧，数吐涎沫，咽中必干，小便不利，心中饥烦。晬时而发，其形似疟，有寒无热，虚而寒栗，咳而发汗，蹲而苦满，腹中复坚。

　　　　脉濡而紧，濡则阳气微，紧则荣中寒。阳微卫中风，发热而恶寒。荣紧胃气冷，微呕心内烦。医以为大热，解肌而发汗。亡阳虚烦躁，心下苦痞坚。表里俱虚竭，卒起而头眩。客热在皮肤，怅怏不得眠。不知胃气冷，坚寒在关元。技巧无所施，汲水灌其身。客热应时罢，栗栗而振寒。重被而覆之，汗出而冒颠。体惕而又振，小便为微难。寒气因水发，清谷不容间。呕胃反肠出，颠倒不得安。手足为微逆，身冷而内烦。迟欲从后救，安可复追还。

　　　　诸脉数动微弱，并可发汗。发汗则大便难，腹中干。一云：小便难，胞中干。胃燥而烦，其形相像，根本异源。

◎**病可发汗证第八**此篇论中风表证，可发其汗。

○**可发汗上篇**

太阳病，三四日，不吐下，见芤，乃汗之。此条，据《千金翼》本，补。

　　大法，春夏宜发汗。

　　凡发汗，欲令手足皆周至漐漐，一时间益佳，但不欲如水流离。若病不解，当重发汗。汗多则亡阳，阳虚不得重发汗也。

　　凡服汤药发汗，中病便止，不必尽剂也。

　　凡云可发汗，而无汤者，丸散亦可用，要以汗出为解。然不如汤随证良。

太阳中风,阳浮而阴濡弱。浮者,热自发;濡弱者,汗自出。啬啬恶寒,淅淅恶风,翕翕发热,鼻鸣干呕,属桂枝汤证。

桂枝汤方

桂枝辛温。芍药苦平。生姜辛温,各二两,切。甘草二两,炙,甘平。大枣十二枚,擘,甘平。

上五味,㕮咀三味,以水七升,微火煮取三升,去滓。温服一升,须臾饮热粥一升余,以助药力。温覆,令汗出一时许,益善。若不汗,再服如前。复不汗,后服小促其间,令半日许三服。病重者,一日一夜乃差。当晬时观之,服一剂汤,病证犹在,当作服之。至有不汗出,当服三剂乃解。

桂枝汤本为解肌,其人脉浮紧,发热无汗,不可与也。常识此,勿令误也。

酒客,不可与桂枝汤,得之则呕,酒客不喜甘故也。

喘家,作桂枝汤,加厚朴杏子佳。 即于桂枝汤方内,加厚朴二两,杏仁五十个,去皮尖,余依前法。

服桂枝汤吐者,其后必吐脓血。

太阳病,外证未解,其脉浮弱,当以汗解,宜桂枝汤。

太阳病,发热汗出,此为荣弱卫强,故使汗出,欲救邪风,属桂枝汤证。 "救"字,当是"攻"字之讹。

病常自汗出,此为荣气和。荣气和而外不解,此卫不和也。荣行脉中,为阴主内;卫行脉外,为阳主外。复发其汗,卫和则愈,属桂枝汤证。

病人藏无他病,时发病,自汗出而不愈。此卫气不和也,先其时发汗则愈,属桂枝汤证。

太阳病,头痛发热,汗出恶风,若恶寒,属桂枝汤证。

太阳病,脉浮而数者,可发其汗,属桂枝汤证。 一作"麻黄汤"。

脉浮者,病在表,可发其汗,属桂枝汤证。 一作"麻黄汤"。

阳明病,脉迟,汗出多,微恶寒,表为未解,可发其汗,属桂枝汤证。

太阴病,四肢烦疼之病。脉浮者,可发其汗,属桂枝汤证。

厥阴病,渴欲饮水者,与饮之即愈。手足厥寒,脉为之细绝,当归四逆汤主之。若其人有寒,当归四逆加吴茱萸生姜汤主之。

当归四逆汤方

当归三两,甘温。桂心三两,辛温。细辛三两,辛温。芍药三两,苦平。甘草二两,炙,甘平。通草二两,辛平。大枣二十五枚,擘,甘平。

上七味,以水八升,煮取三升,去滓。温服一升,日三服。

当归四逆加吴茱萸生姜汤方

于前方中加吴茱萸二两,生姜八两,切。以水四升,清酒四升,和,煮取三升,去滓。分温四服。一作"酒、水各六升"。

○可发汗中篇

太阳病,头痛发热,身体疼,腰痛,骨节疼痛,恶风无汗而喘,属麻黄汤证。

麻黄汤方

麻黄去节,三两,苦温。桂枝二两,辛温。甘草一两,炙,甘平。杏仁七十枚,去皮尖、两仁者,甘温。

上四味,以水九升,煮麻黄,减二升,去上沫,内诸药,煮取二升半,去滓。温服八合,覆取微似汗,不须啜粥,余如桂枝法。

脉浮而紧,浮则为风,紧则为寒。风则伤卫,寒则伤荣,荣卫俱病,骨节烦疼,可发其汗,宜麻黄汤。

阳明病,脉浮,无汗,其人必喘,发其汗则愈,属麻黄汤证。

太阳病,发热恶寒,热多寒少,脉微弱,则亡阳也。不可复发其汗,宜桂枝二麻黄一汤。此条之方,《伤寒》《千金》均作宜桂枝二越婢一汤。案此条之方,旧与"服桂枝汤,大汗出,脉洪大,形如疟"之方相错。彼条当为桂枝二越婢一汤,误为桂枝二麻黄一汤;此条当为桂枝二麻黄一汤,误为桂枝二越婢一汤。决其为如此者,因越婢汤用石膏,大青龙条戒用石膏云:"脉微弱,汗出恶风,不可服。服之则厥,筋惕肉瞤,此为逆也。"与此条云"脉微弱,则亡阳也"同，故知此条不宜服石膏也。再以"服桂枝汤，大汗出，大烦渴不解，脉洪大，属白虎汤"一条证之，知彼条当服石膏。因彼条云"脉洪大"故也，今即据此互易正之。

桂枝二麻黄一汤方

桂枝一两十七铢，辛温。麻黄十六铢，苦温。生姜切，辛温。芍药苦平，各一两六铢。甘草一两二铢，炙，甘平。大枣五枚，擘，甘平。杏仁十六枚，去皮尖、两仁者，甘温。

上七味，以水七升，煮麻黄一二沸，去上沫，内诸药，煮取二升，去滓。温服一升，日再服。本云：桂枝汤二分，麻黄汤一分，合为二升，分二服，今合为一方。

太阳中风，脉浮紧，发热恶寒，身体疼痛，不汗出而烦躁，头痛，属大青龙汤。脉微弱，汗出恶风，不可服之，服之则厥，筋惕肉瞤，此为逆也。

大青龙汤方

麻黄去节，六两，苦温。桂枝二两，辛温。甘草二两，炙，甘平。杏仁四十枚，去皮尖、两仁者，甘温。生姜三两，切，辛温。大枣十枚，擘，甘平。石膏如鸡子大，碎，绵裹，辛微寒。

上七味，以水九升，煮麻黄，减二升，去上沫，内诸药，煮取三升，去滓。温服一升，取微似汗，汗出多者，温粉粉之。一服汗者，勿再服。若复服，汗出多亡阳，逆虚恶风，躁不得眠。

伤寒，脉浮缓，其身不疼，但重，乍有轻时，无少阴证者，大青龙汤发之。麻黄汤为治太阳、阳明两经合病中风表病之方，大青龙为治太阳、少阳两经合病寒温两感中风表病之方，小青龙为治太阳、少阴两经合病中风伤寒表里两解之方，柴胡汤为治太阳、少阳两经合病中风伤寒表里两解之方，桂枝汤则为治太阳本经中风表病发汗解表之方。

太阳病，表不解，心下有水气，干呕，发热而咳，或渴，或利，或噎，或小便不利，少腹满，或微喘，属小青龙汤。此条论首"太阳病"三字，原误为"伤寒"二字，今改正。知此条为《汤液经》文者，因大青龙汤为《汤液经》之方，"大"为"小"之对辞，无"小"不得称"大"。大青龙汤既为《汤液经》之方，则小青龙汤亦必为《汤液经》之方，一如大、小柴胡，大、小承气然。而查全书中大、小青龙汤，皆共此二条，皆在此处。以是知，此与下小青龙汤二条中，必有一为《汤液经》文，一如上大青龙汤二条，一为《汤液经》文，一为《广论》之文然。而此条之宜为经文，下条为《广论》之文，其辞气文理，皆甚显白，不难一览而即可得而别知之之故也。

小青龙汤方

麻黄去节,三两,苦温。芍药苦平。细辛辛温。干姜辛温。甘草炙,甘平。桂枝辛温,各三两。五味子酸温。半夏辛平,各半升,洗。

上八味,以水一斗,先煮麻黄,减二升,去上沫,内诸药,煮取三升,去滓。温服一升。渴则去半夏,加栝楼根三两;微利者,去麻黄,加荛花一鸡子大,熬令赤色;噎者,去麻黄,加附子一枚,炮;小便不利,少腹满,去麻黄,加茯苓四两;喘者,去麻黄,加杏仁半升,去皮。

伤寒,心下有水气,咳而微喘,发热不渴,服汤已而渴者,此寒去为欲解,属小青龙汤证。

少阴病,始得之,反发热,脉反沉者,麻黄细辛附子汤主之。

麻黄细辛附子汤方

麻黄二两,去节,苦温。细辛二两,辛温。附子一枚,炮,去皮,破八片,辛温。

上三味,以水二斗,先煮麻黄,减一升,去上沫,内诸药,煮取三升,去滓。温服一升。

少阴病,得之二三日,麻黄附子甘草汤,微发汗。以二三日无证,故微发汗也。

麻黄附子甘草汤方

麻黄二两,去节,苦温。附子一枚,炮,去皮,破八片,辛温。甘草二两,炙,甘平。

上三味,以水七升,先煮麻黄一二沸,去上沫,内诸药,煮取二升半,去滓。温服八合。

○可发汗下篇

太阳中风,表病。往来寒热,表证。伤寒,里病。五六日以后,胸胁苦满,嘿嘿不欲饮食,烦心喜呕,里证。或胸中烦而不呕;或渴;或腹中痛;或胁下痞坚;或心中悸,小便不利;或不渴,外有微热;或咳者,属小柴胡汤。伤寒中风,有柴胡证,但见一证便是,不必悉具也。此条论首"中风"二字之上,旧脱"太阳"二字,今补正。知此条为《汤液经》文者,因此条兼言或证者七。案:兼言或证者,为创法统论之例,非广法补义之例。更查全书中,兼言或证者,共有五条。此条外,真武汤言"或咳,或小便利,或下利",四逆散言"或咳,或悸,或小便不利",通脉四逆汤言"或腹痛,或干呕,或咽痛",小青龙汤言"或渴,或利,或噎"。彼四条皆为《汤液经》文,以彼例此,知此条必亦为《汤液经》文也。

小柴胡汤方

柴胡八两,苦平。黄芩苦平。人参甘微寒。甘草炙,甘平。生姜辛温,各三两,切。半夏半升,洗,辛平。大枣十二枚,擘,甘平。

上七味,以水一斗二升,煮取六升,去滓,再煎,温服一升,日三。若胸中烦,不呕者,去半夏、人参,加栝蒌实一枚;渴者,去半夏,加人参合前成四两半;腹中痛者,去黄芩,加芍药三两;胁下痞坚者,去大枣,加牡蛎六两;心下悸,小便不利者,去黄芩,加茯苓四两;不渴,外有微热者,去人参,加桂三两,温覆微发其汗;咳者,去人参、大枣、生姜,加五味子半升,干姜二两。

太阳病,十日以去,脉浮细,嗜卧,此为外解。设胸满胁痛,与小柴胡汤。脉浮者,属麻黄汤证。

血弱气尽,汗为血液,汗出则血弱。汗为阳气所蒸而出,汗出之后,气亦随之衰竭,故曰气尽。腠理开,邪气因入,与正气相搏,在于胁下,正邪分争,往来寒热,休作有时,嘿嘿不欲食饮,藏府相连,其痛必下,邪高痛下,胸满为邪高,胁痛为痛下。故使其呕,小柴胡汤主之。服柴胡汤而渴者,此为属阳明,以法治之。

阳明病,胁下坚满,不大便而呕,舌上胎者,一本"胎"字上,有"白"字。可以小柴胡汤。上焦得通,津液得下,胃气因和,身濈然汗出而解。

伤寒五六日,头汗出,微恶寒,手足冷,心下满,口不欲食,大便坚,其脉细,此为阳微结。必有表,复有里。沉,亦为病在里。汗出,为阳微结。假令纯阴结,不得有外证,悉入在于里。此为半在外半在里,脉虽沉紧,不得为少阴。所以然者,阴不得有汗。今头大汗出,故知非少阴也。可与小柴胡汤,设不了了者,得屎而解。

阳明病,发潮热,大便溏,小便自可,而胸胁满不去,小柴胡汤主之。

伤寒六七日,发热,微恶寒,支节烦疼,太阴表证。微呕,心下支结,外证未去者,属柴胡桂枝汤。

柴胡桂枝汤方

柴胡四两,苦平。黄芩苦平。人参甘微寒。生姜切,辛温。桂枝辛温。芍药苦平,各一两半。半夏二合半,洗,辛平。甘草一两,炙,甘平。大枣六枚,擘,甘平。

上九味,以水六升,煮取二升,去滓。温服一升。本云:人参汤,作如桂枝法,加柴胡、黄芩,复加柴胡法,今用人参作半剂。

◎发汗以后证第九

○发汗后上篇

太阳病,初服桂枝汤,而反烦不解者,法当先刺风池、风府,乃却与桂枝汤则愈。

伤寒,发汗已解,半日许复烦,其脉浮数,可复发其汗,属桂枝汤。

二阳并病,太阳初得病时,发其汗,汗先出,复不彻,因转属阳明,续自微汗出,不恶寒。若太阳证不罢,不可下,下之为逆。如此者,可小发其汗。设面色缘缘正赤者,阳气怫郁在表,当解之、熏之。若发汗不大彻,不足言,阳气怫郁不得越。当汗而不汗,其人躁烦,不知痛处,乍在腹中,乍在四肢,按之不可得。其人短气但坐,汗出而不彻故也,更发其汗即愈。何以知其汗出不彻?脉涩,故以知之。"涩"字当是"数"字之讹。涩,数音近,因口授时,妄听致误。

发汗已,脉浮而数,复烦渴者,属五苓散。

五苓散方见后《第四卷》,《消渴门》。

发汗后,身体疼痛,其脉沉迟,属桂枝加芍药生姜人参汤。

桂枝加芍药生姜人参汤方

桂枝三两,辛温。芍药四两,苦平。生姜四两,切,辛温。甘草二两,炙,甘平。大枣十二枚,擘,甘平。人参三两,甘微寒。

上六味,以水一斗二升,煮取三升,去滓。温服一升。本云:桂枝汤,今加芍药、生姜、人参。

脉浮而紧,法当身体疼痛,当以汗解。假令尺中脉迟者,不可发其汗,何以知然? 此荣气不足,血微少故也。

发汗后,不可更行桂枝汤,汗出而喘,无大热,可以麻黄杏子甘草石膏汤。

麻黄杏子甘草石膏汤方

麻黄_{四两,去节,苦温。}杏仁_{五十枚,去皮尖,甘温。}石膏_{半斤,碎,辛微寒。}甘草_{二两,炙,甘平。}

上四味,以水七升,先煮麻黄一二沸,去上沫,内诸药,煮取三升,去滓。温服一升。本名黄耳杯[①]。

发汗后,饮水多者必喘,以水灌之亦喘。

发汗多,又复发其汗,此为亡阳。若谵语,脉短者,死。脉自和者,不死。

发汗多,亡阳谵语者,不可下,与柴胡桂枝汤,和其荣卫,以通津液,后自愈。

未持脉时,病人叉手自冒心,师因教试令咳,而不即咳者,此必两耳无所闻也。所以然者,重发其汗,虚故也。

○发汗后中篇

太阳病,发其汗,遂漏而不止,其人恶风,小便难,四肢微急,难以屈伸,属桂枝加附子汤。

桂枝加附子汤方

于桂枝汤中加附子一枚,炮,即是。

伤寒,脉浮,自汗出,小便数,颇烦,复微恶寒,而脚挛急,反与桂枝汤欲攻其表,得之便厥,咽干,烦躁,吐逆。当作甘草干姜汤,以复其阳,厥愈足温。更作芍药甘草汤与之,其脚即伸。而胃气不和,谵语,少

---

① 整理者注:黄耳杯,古代的一种饮器,常用木质雕漆,有两个耳朵,贵族则常在耳朵上鎏金,故名。

与调胃承气汤。重发其汗，复加烧针者，属四逆汤。

甘草干姜汤方

甘草_{四两，炙，甘平。}干姜_{二两，辛温。}

上二味，以水三升，煮取一升，去滓。分温再服。

芍药甘草汤方

芍药_{苦平。}甘草_{甘平，炙，各四两。}

上二味，以水三升，煮取一升，去滓。分温再服。

调胃承气汤方_{方见下篇。}

四逆汤方_{见后《第三卷》，《不可吐可吐门》。}

问曰：证象阳，且按法治之而增剧，_{"证象阳"句，"旦"与"但"同，"旦"}
_{字连下读。}厥逆，咽中干，两胫拘急而谵语。师言：夜半手足当温，两脚当
伸。后如师言，何以知此？答曰：寸口脉浮而大，浮则为风，大则为虚，
风则生微热，虚则两胫挛。病证象桂枝，因加附子参其间，增桂令汗出。
附子温经，亡阳故也。厥逆，咽中干，烦躁，阳明内结，谵语烦乱。更饮
甘草干姜汤，夜半阳气还，两脚当热。胫尚微拘急，重与芍药甘草汤，尔
乃胫伸。以承气汤微溏，则止其谵语，故知病可愈。发汗后腹胀满，属
厚朴生姜半夏甘草人参汤。发其汗，不解而反恶寒者，虚故也，属芍药
甘草附子汤。不恶寒，但热者，实也，当和其胃气，宜小承气汤。_{一作"调}
_{胃承气汤"。}

厚朴生姜半夏甘草人参汤方

厚朴_{半斤，炙，苦温。}生姜_{半斤，切，辛温。}半夏_{半升，洗，辛平。}甘草_{二两，炙，}
_{甘平。}人参_{一两，甘微寒。}

上五味，以水一斗，煮取三升，去滓。温服一升，日三服。

芍药甘草附子汤方

芍药_{苦平。}甘草_{甘平，各三两，炙。}附子_{一枚，炮，去皮，破六片，辛温。}

上三味，以水三升，煮取一升二合，去滓。分温三服。

小承气汤方_{见后《可下门》。}

发汗后身热，又重发其汗，胃中虚冷，必反吐也。

发汗后，水药不得入口为逆。若更发其汗，必吐下不止。

大汗出，热不去，内拘急，四肢痛，下利，厥逆而恶寒，属四逆汤。

○发汗后下篇

太阳病三日，发其汗不解，蒸蒸发热者，属于胃也，属调胃承气汤。若渴欲饮水，口干舌燥者，白虎汤主之。一作"白虎加人参汤"，即于白虎汤内，加人参三两。若脉浮发热，渴欲饮水，小便不利，猪苓汤主之。此处白虎、猪苓二半条，《伤寒论》本以之附于栀子汤论之末，《千金翼方》本以之附于三阳合病之白虎汤论之末。案：附于白虎汤论之末，固未为妥。然《千金》未同以之附于栀子汤论之末，足证此二半条，其旧本亦不在栀子汤论之下。盖此二半条早已手足分散，失其主领之条久矣。兹特代为觅访，查全书数百余条中，惟此条与之合榰①，今即以之附于此条之末，读之较在栀子汤论之末，更觉义明法显。

调胃承气汤方

大黄四两，苦寒。甘草二两，炙，甘平。芒硝半两，苦寒。

上三味，以水三升，煮取一升，去滓，内芒硝，更一沸，顿服。

猪苓汤方

猪苓去黑皮，甘平。茯苓甘平。泽泻甘寒。阿胶甘平。滑石甘寒，碎，各一两。

上五味，以水六升，先煮四味，取二升，去滓，内胶烊消，温服七合，日三服。

阳明病，汗出多而渴者，不可与猪苓汤。以汗多，胃中燥，猪苓汤复利其小便故也。

服桂枝汤，大汗出，大烦渴不解，若脉洪大，属白虎汤。一作"白虎加人参汤"。

发汗，若下之，烦热，胸中塞者，属栀子汤证。

汗家，重发其汗，必恍惚心乱，小便已阴痛，可与禹余粮丸。阙。

阳明病，本自汗出，医复重发其汗，病已差，其人微烦不了了，此

---

① 整理者注：《说文》：三交之木谓之"榰"。

大便坚也。以亡津液，胃中干燥，故令其坚。当问小便日几行，若本日三四行，今日再行者，必知大便不久出。今为小便难，少津液，当还入胃中，故知必当大便也。

阳明病，自汗出，若发其汗，小便自利，此为内竭，虽坚不可攻之。当须自欲大便，宜蜜煎导而通之。若土瓜根及猪胆汁，皆可为导。

蜜煎导方

蜜_{七合，甘平。}

上一味，内铜器中，微火煎之，稍凝如饴状，搅之，勿令焦著。欲可丸，捻如指许，长二寸。当热时急作，令头锐，以内谷道中，以手急抱，欲大便时，乃去之。

猪胆汁方

大猪胆一枚，泻汁，和少许醋，以灌谷道中。如一食顷，当大便出宿食恶物。已试甚良。

汤液经卷二终

汤液家法，辨证首置立法，立法面后候证。不问病之名，不问病之因，辨病情之盛衰，凭证候以用药」，诚千古不刊之言。汤液家法不讲脏腑经络，不讲阴阳五行，此等超脏腑学说实为中医朴素唯物辨证最高理论境界。

1926年，刘师束装东下，先至渝，继之夏口，续之宁，复至沪，侨居黄浦江滨，悬壶沪上凡三十四年。1954年，刘师出席华东暨上海市中医代表会议，又先后应全国血吸虫病九人小组及上海广慈医院（今瑞金医院）、徐汇医院之聘，顾问中医。

刘师长子慎言，长女文灿秉承家学，皆业医。弟子有张亦相、周元庆、陈正平、黎晓生、杨茂如、朱佐才、周济士、孟友松、李鼎、邱介天、叶茂烟、查国科、胡慈园、刘德传、王凯平、詹阳春、卞高京等百五十人、近人姜春华、张镜人、韩哲仙等皆受其训益。

刘师著作已公诸于世者有《神农古本草经三品逸文考》《考次伊尹汤液经》《时疫解惑论》《伤寒论霍乱训解》《素问痿论释难》《鲁楼医案》《华阳医说》等。

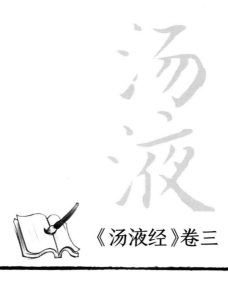

《汤液经》卷三

商伊尹著　汉张机广论　胎胪药录
　　　　　　　　　　　平脉辨证　又　广

成都杨师尹绍伊考次

华阳刘　复民叔补修

◎病不可吐、可吐、吐后证第十

大法,春宜吐。

凡服汤吐,中病便止,不必尽剂也。

太阳病,当恶寒而发热,今自汗出,反不恶寒发热,关上脉细而数,此医吐之过也。若得病,一日、二日吐之,腹中饥,口不能食;三日、四日吐之,不喜糜粥,欲食冷食,朝食暮吐,此医吐之所致也,此为小逆。

太阳病吐之者,但太阳病当恶寒,今反不恶寒,不欲近衣,此为吐之内烦也。

诸四逆厥者,不可吐之,虚家亦然。

少阴病,其人饮食入则吐,心中温温欲吐。复不能吐,如得之手足寒,脉弦迟,此胸中实,不可下也,当遂吐之。若膈上有寒饮,干呕者,不可吐,当温之,宜四逆汤。

四逆汤方

甘草二两,炙,甘平。干姜一两半,辛温。附子一枚,生,去皮,破八片,辛温。

上三味,以水三升,煮取一升二合,去滓,分温再服。强人可大附子一枚,干姜三两。

病者手足厥冷,脉乍紧,邪结在胸中,心下满而烦,饥不能食,病在胸中,当吐之。《千金》本,此下有“宜瓜蒂散”四字,《脉经》本无之。

病胸上诸实,胸中郁郁而痛,不能食,欲使人按之,而反有浊唾,下利日十余行,其脉反迟,寸口微滑,此可吐之。吐之利即止。

宿食在上脘,当吐之。此与上条,各本均未出方。案:瓜蒂散与三物小白散均为吐剂。三物小白散方下云:“病在膈上,吐是也。”此二条各本均未出方者,不知是否因未详其所主为瓜蒂散抑为白散之故欤? 谨案:瓜蒂散中用豆豉,而三物小白散方论云:“寒实结胸,无热证者,与三物小白散。”然则邪属寒实宜白散,实而挟有温邪,或兼停水,宜用瓜蒂散矣。用者参此,临治斟酌取之可也。

瓜蒂散方

瓜蒂熬,苦寒。赤小豆甘平,各一分。

上二味，捣为散，取半钱匕，豉一合，汤七合，渍之，须臾去滓，内散汤中，和，顿服之。若不吐，稍加之，得快吐，止。诸亡血、虚家不可与瓜蒂散。

太阳病，过经十余日，心下温温欲吐，而胸中痛，大便反溏，其腹微满，郁郁微烦。先时自极吐下者，与调胃承气汤；不尔者，不可与。欲呕，胸中痛，微溏，此非柴胡汤证，以呕，故知极吐下也。胸中痛，非柴胡汤症。若非先其时自极吐下，可与瓜蒂散或白散吐下之。

伤寒，吐后腹满者，与调胃承气汤。

◎病不可下证第十一伤寒不可下，温病不可发汗。

○**不可下上篇**此篇论中风表证，不可下。

太阳病，有外证未解，不可下，下之为逆，解外宜桂枝汤。

本发汗，而复下之，此为逆也；若先发汗，治不为逆。本下之，而反汗之，为逆；若先下之，治不为逆。

太阳与阳明合病，喘而胸满，不可下也，属麻黄汤证。

脉浮大，应发其汗，医反下之，此为大逆。

夫病脉浮大，问病者言便坚耶。设利者为虚，大逆；坚为实，汗出而解，何以故？脉浮当以汗解。

○**不可下中篇**此篇论伤寒里证，不可下。

少阴病，脉微，不可发其汗，无阳故也。阳已虚，尺脉弱涩者，复不可下之。

少阴病，得之一二日，口中和，其背恶寒者，当灸之，附子汤主之。

附子汤方

附子二枚，炮，去皮，破八片，辛温。茯苓三两，甘平。人参二两，甘微寒。白术四两，苦温。芍药三两，苦平。

上五味,以水八升,煮取三升,去滓,分温三服。

少阴病,身体痛,手足寒,骨节痛,脉沉者,附子汤主之。

伤寒五六日,不结胸,腹濡,脉虚,复厥者,不可下,下之亡血,死。

诸四逆厥者,不可下之,虚家亦然。

少阴病,脉沉者,急当温之,宜四逆汤。

师曰:病发热头痛,脉反沉,若不差,身体更疼痛,当救其里,宜温药四逆汤。

○不可下下篇上

诸外实,不可下,下之则发微热,亡脉则厥,当脐发热。^{"发热",}一本作"握热"。

诸虚,不可下,下之则渴,引水者自愈,恶水者剧。

咽中闭塞,不可下,下之则上轻下重,水浆不下,卧则欲蜷,身体急痛,复下利日十数行。

病欲吐者,不可下之。

○不可下下篇下 此一篇,共八条,《千金》本无之。

动气在右,不可下,下之则津液内竭,咽燥鼻干,头眩心悸。

动气在左,不可下,下之则腹里拘急,食不下,动气反剧,身虽有热,卧反欲蜷。

动气在上,不可下,下之则掌握热烦,身浮热,冷汗自泄,欲水自灌。

动气在下,不可下,下之则腹满,卒起头眩,食则下清谷,心下痞坚。

脉濡而弱,弱反在关,濡反在颠,微反在上,涩反在下。微则阳气不足,涩则无血。阳气反微,中风汗出,而反躁烦。涩则无血,厥而且寒。阳微不可下,下则心下痞坚。

脉濡而弱，弱反在关，濡反在巅，弦反在上，微反在下。弦为阳运，微为阴寒，上实下虚，意欲得温。微弦为虚，虚者不可下。微则为咳，咳则吐涎沫，下之咳则止而利不休。胸中如虫啮，粥入则出，小便不利，两胁拘急，喘息为难，颈项相牵，臂则不仁，极寒反出汗，躯冷若冰，眼睛不慧，语言不休，谷气多入，则为中满，口虽欲言，舌不得前。

脉濡而弱，弱反在关，濡反在巅，浮反在上，数反在下。浮为阳虚，数为无血。浮则为虚，数则生热。浮则为虚，自汗恶热。"恶热"当是"发热"之讹，一本作"恶寒"，与下文义复，且失韵，非。数则为痛，振而寒栗。微弱在关，胸下为急，喘满汗流，不得呼吸，呼吸之中，痛在于胁，振寒相抟，其形如疟。医反下之，令脉急数，发热狂走，见鬼恍惚，心下为痞，小便淋沥，少腹甚坚，小便血出。

脉浮而大，浮为气实，大为血虚。血虚为无阴，气实为孤阳。当小便难，胞中虚，今反小便利而大汗出，法卫家当微，今反更实，津液四射，荣竭血尽，虚烦不眠，血薄肉消，而成暴液。医以药攻其胃，此为重虚，客阳去有期，必下如污泥而死。

脉数者，久数不止，不止则邪结，正气不能复。正气却结于藏，故邪气浮之，与皮毛相得。脉数者，不可下，下之必烦，利不止。

◎病可下证第十二

○可下上篇此篇论阳明温病。

大法，秋宜下，冬宜温热药及灸。

凡可下者，以汤胜丸散，中病便止，不必尽服之。

阳明病，潮热微坚者，可与承气汤，不坚不可与。若不大便六七日，恐有燥屎。欲知之法，可少与小承气汤，腹中转气者，此为有燥屎，乃可攻之；若不转气者，此但头坚后溏，不可攻之，攻之必腹满，不能食。欲饮水者，即哕，其后发热者，必复坚，以小承气汤和之。若不转气者，慎不可攻之。

小承气汤方

大黄_{四两,苦寒。}厚朴_{二两,炙,苦温。}枳实_{大者,三枚,炙,苦寒。}

上三味,以水四升,煮取一升二合,去滓,温分再服。服汤当更衣,不尔,尽服之。

阳明病,其脉迟,虽汗出而不恶寒,其体必重,短气,腹满而喘,有潮热,如此者,其外为解,可攻其里。若手足濈然汗出者,此大便已坚,属大承气汤。其热不潮,未可与承气汤。若腹满大而不大便者,属小承气汤,微和胃气,勿令至大下。

脉双弦迟,心下坚,脉大而紧者,阳中有阴,可下之,属大承气汤证。

腹满时减,减复如故,此为寒,当与温药。腹满不减,减不足言,当下之,宜大承气汤。

阳明病,不吐下而心烦者,可与调胃承气汤。

阳明病,下之,_{此"下之"二字,作"当下"解,不作"已下"解。}心中懊恼而烦,胃中有燥屎者,可攻。其人腹微满,头坚后溏者,不可攻之。有燥屎者,属大承气汤证。

得病二三日,脉若无太阳柴胡证_{"脉若",一本作"脉弱",非。}而烦躁,心下坚,至四日,虽能食,以小承气汤少与微和之,令小安,至六日,与承气汤一升。不大便六七日,小便少者,虽不大便,但头坚后溏,未定成其坚,攻之必溏,当须小便利,定坚,乃可攻之。

病人小便不利,_{"不"字,误,当衍。}大便乍难乍易,时有微热,喘冒不能卧,有燥屎也,属大承气汤证。

阳明病,其人汗多,津液外出,胃中燥,大便必坚,坚者必谵语,属小承气汤证。若一服谵语止,更莫复服。

阳明病,谵语,发潮热,其脉滑疾,如此者,属承气汤。因与小承气汤一升,腹中转气者,复与一升;如不转气者,勿更与之。明日又不大便,脉反微涩者,此为里虚,为难治,不可更与承气汤。

阳明病,谵语,有潮热,而反不能食者,必有燥屎五六枚。若能食者,但坚耳,属大承气汤证。

二阳并病,太阳证罢,但发潮热,手足漐漐汗出,大便难而谵语者,下之愈,属大承气汤证。

脉阳微而汗出少者,为自和;汗出多者,为太过。阳脉实,因发其汗出多者,亦为太过。太过者,阳绝于内,亡津液,大便因坚也。

脉浮而芤,浮为阳,芤为阴,浮芤相抟,"抟",一作"搏",误,今改正。抟,聚也,谓结聚也。胃气生热,其阳则绝。

趺阳脉浮而濇,浮则胃气强,涩则小便数,浮濇相抟,大便则坚,其脾为约,麻子仁丸主之。"濇"字当是"数"字之讹。尺脉弱濇者,复不可下之。明日又不大便,脉反微濇者,此为里虚,为难治,不可更与承气汤。脉濇,何可下耶?

麻子仁丸方

麻子仁二升,甘平。芍药苦平。枳实炙,苦寒,各八两。大黄一斤,苦寒。厚朴一尺,炙,苦温。杏仁一升,去皮尖、两人①者,熬,别作脂,甘温。

上六味,蜜和丸,如梧桐子大。饮服十圆,日三服,渐加,以知为度。

○**可下下篇**此篇论寒温两感、汗下双解之法。

太阳病未解,其脉阴阳俱微,必先振汗出而解。但阳微者,先汗之而解,宜桂枝汤;但阴微者,先下之而解,属大柴胡汤证。"其脉阴阳俱微,必先振汗出而解",一作"其脉阴阳俱停",误。《辨脉法篇》云:"脉微而解者,必大汗出也。"与此言"必先振汗出而解"同,足证"微"字不误。

大柴胡汤方

柴胡八两,苦平。枳实四枚,炙,苦寒。生姜五两,切,辛温。黄芩三两,苦平。芍药三两,苦平。半夏半升,洗,辛平。大枣十二枚,擘,甘平。大黄二两,苦寒。

上八味,以水一斗二升,煮取六升,去滓,更煎,温服一升,日三服。

---

① 整理者注:核。

伤寒十余日,热结在里,复往来寒热,属大柴胡汤证。

病者无表里证,发热七八日,虽脉浮数,可下之,属大柴胡汤证。

阳明病,发热汗多者,急下之,属大柴胡汤。《千金》作"承气汤"。

伤寒六七日,目中不了了,睛不和,无表里证,大便难,微热者,此为实,急下之,属大柴胡汤、承气汤证。先与大柴胡汤、后与承气汤也。

汗出而谵语者,有燥屎在胃中,此风也,过经乃可下之。下之若早,语言乱,以表虚里实故也。下之则愈,属大柴胡汤、承气汤证。

◎发汗吐下后证第十三

○发汗吐下后上篇上

太阳病,先发其汗不解,而下之,其脉浮者,不愈。浮为在外,而反下之,故令不愈。今脉浮,故在外,当解其外则愈,属桂枝汤。

太阳病,下之微喘者,表未解故也,属桂枝加厚朴杏子汤证。《千金》作"麻黄汤",又作"桂枝汤"。

桂枝加厚朴杏子汤方

于桂枝汤方内加厚朴二两,杏仁五十个,去皮尖。余依前法。

大下以后,不可更行桂枝汤,汗出而喘,无大热,可与麻黄杏子甘草石膏汤。

太阳病,过经十余日,反再三下之,后四五日,柴胡证续在,先与小柴胡汤,呕止小安。其人郁郁微烦者,为未解,与大柴胡汤下之则愈。"呕止小安",一作"呕不止,心下急。"

凡柴胡汤证而下之,柴胡证不罢者,复与柴胡汤,必蒸蒸而振,却发热汗出而解。

伤寒十三日不解,胸胁满而呕,日晡所发潮热,而微利,此本当柴胡汤,下之不得利。今反利者,故知医以丸药下之,非其治也。潮热者,实也,先再服小柴胡汤以解其外,后属柴胡加芒硝汤。

小柴胡汤方

柴胡二两十六铢,苦平。黄芩苦平。人参甘微寒。甘草炙,甘平。生姜辛温,各一两,切。半夏一合,洗,辛平。大枣四枚,擘,甘平。

上七味,以水四升,煮取二升,去滓,温分再服。以解其外,不解更作。

柴胡加芒硝汤方

上以前七味,以水七升,下芒硝三合,大黄四分,桑螵蛸五枚,煮取一升半,去滓,温服五合,微下即愈。本云:柴胡汤再服以解其外,余二升加芒硝、大黄、桑螵蛸也。

伤寒五六日,其人已发汗,而复下之,胸胁满微结,小便不利,渴而不呕,但头汗出,往来寒热,心烦,此为未解,属柴胡桂枝干姜汤。

柴胡桂枝干姜汤方

柴胡八两,苦平。桂枝三两,辛温。干姜二两,辛温。栝蒌根四两,苦寒。黄芩三两,苦平。牡蛎二两,熬,咸平。甘草二两,炙,甘平。

上七味,以水一斗二升,煮取六升,去滓,更煎,温服一升,日二服。初服微烦,汗出愈。

伤寒八九日,下之,胸满烦惊,小便不利,谵语,一身不可转侧,属柴胡加龙骨牡蛎汤。

柴胡加龙骨牡蛎汤方

柴胡四两,苦平。黄芩苦平。人参甘微寒。生姜切,辛温。龙骨甘平。牡蛎熬,咸平。桂枝辛温。茯苓甘平。铅丹辛微寒,各一两半。大黄二两,苦寒。半夏一合半,洗,辛平。大枣六枚,擘,甘平。

上一十二味,以水八升,煮取四升,内大黄,切如棋子大,更煮一二沸,去滓,温服一升。本云:柴胡汤,今加龙骨等。

○发汗吐下后上篇下

太阳病,吐下发汗后,微烦,小便数,大便因坚,可与小承气汤,和之则愈。

伤寒,吐下后未解,不大便五六日至十余日,其人日晡所发潮热,不恶寒,独语如见鬼神之状。若剧者,发则不识人,循衣妄撮,怵惕不安,微喘直视,脉弦者生,涩者死。微者,但发热谵语,属大承气汤。若下者,勿复服。

伤寒十三日,过经而谵语,内有热也,当以汤下之。小便利者,大便当坚,而反利,其脉调和者,知医以丸药下之,非其治也。自利者,其脉当微厥,今反和者,此为内实,属调胃承气汤证。

○发汗吐下后中篇上

太阳病,下之,其脉促胸满者,属桂枝去芍药汤。若微寒,属桂枝去芍药加附子汤。

桂枝去芍药汤方

于桂枝汤方内去芍药,余依前法。

桂枝去芍药加附子汤方

于桂枝汤方内去芍药,加附子一枚,炮,去皮,破八片,余依前法。

伤寒,医下之,续得下利清谷不止,身体疼痛,急当救里。身体疼痛,清便自调,急当救表。救里,宜四逆汤;救表,宜桂枝汤。

太阳病三日,已发其汗、吐下、温针而不解,此为坏病,桂枝汤复不中与也。观其脉证,知犯何逆,随证而治之。

下以后,复发其汗,必振寒,又其脉微细,所以然者,内外俱虚故也。

大汗,若大下而厥冷者,属四逆汤证。

下以后,复发其汗者,则昼日烦躁不眠,夜而安静,不呕不渴,而无表证,其脉沉,身无大热,属干姜附子汤。

干姜附子汤方

干姜一两,辛温。附子一枚,生,去皮,破八片,辛温。

上二味,以水三升,煮取一升,去滓,顿服,即安。

发汗、吐、下以后不解，烦躁，属茯苓四逆汤。

茯苓四逆汤方

茯苓四两,甘平。人参一两,甘微寒。甘草二两,炙,甘平。干姜一两半,辛温。附子一枚,生,去皮,破八片,辛温。

上五味,以水五升,煮取二升,去滓,温服七合,日三服。

○发汗吐下后中篇下

阳明病,下之,其外有热,手足温,不结胸,心中懊侬,苦饥不能食,但头汗出,属栀子汤证。

伤寒五六日,大下之,身热不去,心中结痛者,未欲解也,属栀子汤证。

伤寒,医以丸药大下之,身热不去,微烦,属栀子干姜汤。

栀子干姜汤方此与下栀子厚朴汤方内,均应有豉,而无者,必为传抄者误遗之故。

栀子十四枚,擘,苦寒。干姜二两,辛温。

上二味,以水三升半,煮取一升半,去滓,分二服,温进一服,得吐者,止后服。

伤寒下后,烦而腹满,卧起不安,属栀子厚朴汤。

栀子厚朴汤方

栀子十四枚,擘,苦寒。厚朴四两,炙,苦温。枳实四枚,炙,苦寒。

上三味,以水三升半,煮取一升半,去滓,分二服,温进一服,得吐者,止后服。

太阳病不解,转入少阳,胁下坚满,干呕,不能食饮,往来寒热,而未吐下,其脉沉紧,可与小柴胡汤。若已吐、下、发汗、温针,谵语,柴胡证罢,此为坏病,知犯何逆,以法治之。

发汗吐下后,虚烦不得眠,剧者,反复颠倒,心中懊侬,属栀子汤。若少气,栀子甘草汤;若呕,栀子生姜汤;若腹满,栀子厚朴汤。

栀子甘草汤方

于栀子汤中加甘草二两即是。

栀子生姜汤方

于栀子汤中加生姜五两即是。

伤寒吐下后，七八日不解，热结在里，表里俱热，时时恶风，大渴，舌上干燥而烦，欲饮水数升，属白虎汤。一作白虎加人参汤。

大下后，口燥，里虚故也。

○发汗吐下后下篇上附差后劳复。

太阳病，先下而不愈，因复发其汗，表里俱虚，其人因冒，冒家当汗出自愈。所以然者，汗出表和故也。表和，里未和，然后复下之。

凡病，若发汗、若吐、若下、若亡血，无津液，而阴阳自和者，必自愈。

大下后，发汗，其人小便不利，此亡津液，勿治。其小便利，必自愈。

吐下发汗后，其人脉平，而小烦者，以新虚不胜谷气故也。

病人脉已解，而日暮微烦者，以病新差，人强与谷，脾胃气尚弱，不能消谷，故令微烦，损谷即愈。

伤寒差已后，更发热，小柴胡汤主之。脉浮者，以汗解之。脉沉实者，以下解之。

伤寒后，脉沉，沉为内实，下之解，属大柴胡汤证。

伤寒，汗出，若吐下解后，心下痞坚，噫气不除者，属旋覆代赭汤。

旋覆代赭汤方

旋复花三两，咸温。人参二两，甘微寒。生姜五两，切，辛温。代赭石一两，碎，苦寒。甘草三两，炙，甘平。半夏半升，洗，辛平。大枣十二枚，擘，甘平。

上七味，以水一斗，煮取六升，去滓，温服一升，日三服。

伤寒解后，虚羸少气，气逆欲吐，竹叶石膏汤主之。

竹叶石膏汤方

竹叶二把，苦平。半夏半升，洗，辛平。麦门冬一升，去心，甘平。甘草炙，甘平。人参甘微寒，各二两。石膏一斤，碎，辛微寒。粳米半升，甘平。

上七味,以水一斗,煮取六升,去滓,内粳,米熟汤成,温服一升,日三服。

大病已后,劳复,枳实栀子汤主之。若有宿食,内大黄如博棋子大五枚,服之愈。

枳实栀子汤方

枳实三枚,炙,苦寒。豉一升,绵裹,苦寒。栀子十四枚,擘,苦寒。

上三味,以酢浆七升,先煎取四升,次内二味,煮取二升,内豉煮五六沸,去滓,分温再服。

大病已后,腰以下有水气,牡蛎泽泻散主之。

牡蛎泽泻散方

牡蛎熬,咸平。泽泻甘寒。蜀漆洗,辛平。商陆辛平。葶苈熬,辛寒。海藻洗,苦寒。栝蒌根苦寒,各等分。

上七味,捣为散,饮服方寸匕,日三服,小便即利。

大病已后,其人喜唾,久久不了,胸上有寒,当温之,宜理中丸。

理中丸方

人参甘微寒。干姜辛温。甘草炙,甘平。白术苦温,各三两。

上四味,捣筛为末,蜜和丸,如鸡子黄许大,以沸汤数合,和一丸研碎,温服,日三夜二。腹中未热,益至三四丸,然不及汤。

下利差,至其年月日时复发,此为病不尽,当复下之,宜大承气汤。

○发汗吐下后下篇下阴阳易。

伤寒,阴阳易之为病,其人身体重,少气,少腹里急,或引阴中拘挛,热上冲胸,头重不欲举,眼中生花,痂胞赤,膝胫拘急,烧裈散主之。

烧裈散方

妇人里裈近阴处,烧灰。

上一味,水和服方寸匕,日三,小便即利,阴头微肿,此为愈。

汤液经卷三终

293

汤液家法：「辨证首重立法，立法首后候证，不问病之名，不问病之因，辨病病之经过，立法凭后候证，凭证候以用药」，诚千古不刊之言。汤液家法不讲脏腑经络，不讲阴阳五行，此等超脏腑学说实为中医朴素唯物辨证最高理论境界。

1926年，刘师束装东下，先至渝，继之夏口，续之宁，复至沪，侨居黄浦江滨，悬壶沪上凡三十四年。1954年，刘师出席华东暨上海市中医代表会议，又先后应全国血吸虫病九人小组及上海广慈医院（今瑞金医院）、徐汇医院之聘，顾问中医。

刘师长子慎言，长女文灿秉承家学，皆业医。弟子有张亦相、周元庆、陈正平、黎晓生、杨茂如、朱佐才、周济士、孟友松、李鼎、邱介天、叶茂烟、查国科、胡慈园、刘德传、王凯平、詹阳春、卞嵩京等百五十人，近人姜春华、张镜人、韩哲仙等皆受其训益。

刘师著作已公诸于世者有《神农古本草经三品逸文考》、《考次伊尹汤液经》、《时疫解惑论》、《伤寒论霍乱训解》、《素问痿论释难》、《鲁楼医案》、《华阳医说》等。

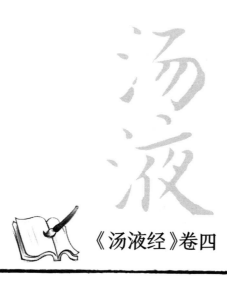

《汤液经》卷四

商伊尹著　汉张机广论　胎胪药录　平脉辨证　又　广

成都杨师尹绍伊考次

华阳刘　复民叔补修

◎结胸痞第十四_{此篇以下，皆论卒病，凡卒病皆当分伤寒、温病，皆当遵治伤寒、}
温病之可、不可诸法以治之。

○结胸痞上篇上

太阳病，重发其汗，而复下之，不大便五六日，舌上燥而渴，日晡所小有潮热，心胸大烦，从心下至少腹坚满而痛不可近，属大陷胸汤。小结胸者，正在心下，按之即痛，其脉浮滑，小陷胸汤主之。若寒实结胸，无热证者，与三物小白散。

大陷胸汤方

大黄_{六两，苦寒。}甘遂_{末，一钱匕，苦寒。}芒消_{一升，苦寒。}

上三味，以水六升，先煮大黄，取二升，去滓，内芒消，煎一两沸，内甘遂末。分再服。一服得快利，止后服。

小陷胸汤方

黄连_{一两，苦寒。}半夏_{半升，洗，辛平。}栝蒌实_{大者一枚，苦寒。}

上三味，以水六升，先煮栝蒌，取三升，去滓，内诸药，煮取二升，去滓，分温三服。

三物小白散方

桔梗_{十八铢，辛微温。}巴豆_{六铢，去皮心，熬赤黑，研如脂，辛温。}贝母_{十八铢，辛平。}

上三味，捣为散，内巴豆，更于臼中治之，白饮和服。强人半钱匕，羸者减之。病在上即吐，在下即利。不利，进热粥一杯；利不止，进冷粥一杯。_{一云："冷水一杯"。}

病发于阳，而反下之，热入因作结胸；发于阴，而反下之，因作痞。结胸者，下之早，故令结胸。

伤寒六七日，结胸热实，其脉沉紧，心下痛，按之如石坚，与大陷胸汤。

伤寒十余日，热结在里，复往来寒热，属大柴胡汤证。但结胸，无大热，此为水结在胸胁，头微汗出，与大陷胸汤。

太阳病，医发其汗，遂发热而恶寒，复下之，则心下痞，此表里俱虚，阴阳气并竭,无阳则阴独,复加火针,因而烦。面色青黄,肤𣎴如此者,为难治;面色微黄,手足温者,易愈。心下痞,按之自濡,关上脉浮者,大黄黄连泻心汤主之。心下痞,而复恶寒汗出者,附子泻心汤主之。

大黄黄连泻心汤方

大黄二两,苦寒。黄连苦寒。黄芩苦平,各一两。

上三味,以麻沸汤二升渍之,须臾去滓,分温再服。此方旧遗黄芩一味,今据《金匮》泻心汤方文补。

附子泻心汤方

附子一枚,炮,别煮取汁,辛温。大黄二两,苦寒。黄连苦寒。黄芩苦平,各一两。

上四味,切三味,以麻沸汤二升渍之,须臾去滓,内附子汁,分温再服。

脉浮紧而下之,紧反入里,则作痞,按之自濡,但气痞耳。

伤寒五六日,呕而发热,柴胡汤证具,而以他药下之,柴胡证仍在,复与柴胡汤。此虽已下,不为逆也,必蒸蒸而振,却发热汗出而解。若心下满而坚痛者,已为结胸,属大陷胸汤。若但满而不痛者,此为痞,柴胡复不中与也,属半夏泻心汤。本以下之,故心下痞,与之泻心汤,其痞不解。其人渴而口燥烦,小便不利者,与五苓散。一本言:"忍之一日,乃愈"。

半夏泻心汤方

半夏半升,洗,辛平。黄芩苦平。干姜辛温。人参甘微寒。甘草甘平,各三两,炙。黄连一两,苦寒。大枣十二枚,擘,甘平。

上七味,以水一斗,煮取六升,去滓,温服一升,日三服。

伤寒大下后,复发其汗,心下痞,恶寒者,表未解也,不可攻其痞,当先解表,表解乃攻其痞。解表,属桂枝汤;攻痞,属大黄黄连泻心汤。

○**结胸痞上篇下**附颈项强。

太阳与少阳并病,头痛,颈项强而眩冒,时如结胸,心下痞坚,当刺大杼第一间、肺俞、肝俞。慎不可发汗,发汗则谵语,谵语则脉弦。谵语五日不止,当刺期门。

结胸者,项亦强,如柔痓状,下之即和,宜大陷胸丸。

大陷胸丸方

大黄八两,苦寒。葶苈子熬,辛寒。杏仁去皮尖、两仁者,甘温。芒消苦寒,各半升。

上四味,和捣,取如弹丸一枚,甘遂末一钱匕,白蜜一两,水二升,合,煮取一升,温顿服。一宿乃下,如不下,更服,取下为效。

太阳与少阳并病,心下痞坚,颈项强而眩,勿下之。《千金》本,"而眩"下,有"宜刺大椎、肺俞、肝俞"八字。

伤寒四五日,身体热,恶风,颈项强,胁下满,手足温而渴,属小柴胡汤证。

得病六七日,脉迟浮弱,恶风寒,手足温,医再三下之,不能食,其人胁下满痛,面目及身黄,颈项强,小便难,与柴胡汤,后必下重。本渴,饮水而呕,柴胡汤不复中与也,食谷者哕。此条宜茵陈五苓散,方见《金匮》。

服桂枝汤,下之,头项强痛,翕翕发热,无汗,心下满微痛,小便不利,属桂枝去桂加茯苓白术汤。

桂枝去桂加茯苓白术汤方

茯苓甘平。白术苦温,各三两。

上于桂枝汤中,惟除去桂枝一味,加此二味为汤,服一升,小便即利。本云:桂枝汤,今去桂枝加茯苓、白术。

○结胸痞下篇上

太阳、少阳并病,而反下之,成结胸,心下坚,下利不复止,水浆不肯下,其人必心烦。

太阳中风,下利,呕逆,表解乃可攻之。其人漐漐汗出,发作有时,头痛,心下痞坚满,引胁下痛,呕即短气,汗出不恶寒,此为表解里未和,属十枣汤证。

十枣汤方

芫花熬,辛温。甘遂苦寒。大戟苦寒,各等分。

上三味,捣为散,以水一升五合,先煮大枣十枚,取八合,去枣。强人内药末一钱匕,羸人半钱匕,温服,平旦服。若下少不利者,明旦更服,加半钱,得快下,糜粥自养。

伤寒发热,汗出不解后,心中痞坚,呕而下利,属大柴胡汤。

伤寒,汗出解之后,胃中不和,心下痞坚,干噫食臭,胁下有水气,腹中雷鸣而利,属生姜泻心汤。

生姜泻心汤方

生姜四两,切,辛温。半夏半升,洗,辛平。干姜一两,辛温。黄连一两,苦寒。人参甘微寒。黄芩苦平。甘草甘平,各三两,炙。大枣十二枚,擘,甘平。

上八味,以水一斗,煮取六升,去滓,温服一升,日三服。

伤寒中风,医反下之,其人下利,日数十行,谷不化,腹中雷鸣,心下痞坚而满,干呕而烦,不能得安。医见心下痞,为病不尽,复重下之,其痞益甚。此非结热,但胃中虚,客气上逆,故使之坚,属甘草泻心汤。

甘草泻心汤方

甘草四两,炙,辛平。黄芩苦平。干姜辛温,各三两。黄连一两,苦寒。半夏半升,洗,辛平。大枣十二枚,擘,甘平。一方有人参三两。

上六味,以水一斗,煮取六升,去滓。温服一升,日三服。

伤寒,服汤药而下利不止,心下痞坚,服泻心汤已,后以他药下之,利不止,医以治中与之,"治中",一本作"理中"。利益甚,治中理中焦,此利在下焦,属赤石脂禹余粮汤。若不止者,当利其小便。

赤石脂禹余粮汤方

赤石脂一斤,碎,甘平。禹余粮一斤,碎,甘寒。

上二味,以水六升,煮取二升,去滓。分温三服。

○结胸痞下篇下

太阳病二三日,终不能卧,但欲起者,心下必结。其脉微弱者,此本寒也。而反下之,利止者,必结胸;未止者,四五日复重下之,此挟热利也。

太阳病,外证未除,而数下之,遂挟热而利不止,心下痞坚,表里不解,属桂枝人参汤。

桂枝人参汤方

桂枝四两,别切,辛温。甘草四两,炙,甘平。白术苦温。人参甘微寒。干姜辛温,各三两。

上五味,以水九升,先煮四味,取五升,去滓,内桂更煮,取三升,去滓,温服一升,日再夜一服。

病者胁下素有痞,而下在脐旁,痛引少腹,入阴侠阴筋,此为藏结,死。

病者手足厥冷,言我不结胸,小腹满,按之痛,此冷结在膀胱、关元也。

问曰:病有结胸,有藏结,其状何如? 答曰:按之痛,其脉寸口浮,关上自沉,为结胸。何谓藏结? 曰:如结胸状,饮食如故,时下利,阳脉浮,关上细沉而紧,名为藏结。舌上白胎滑者,为难治。

藏结无阳证,寒而不热,其人反静,舌上胎滑者,不可攻也。

结胸证,其脉浮大,不可下,下之即死。

结胸证悉具,而烦躁者,死。

◎腹痛第十五附宿食。

少阴病,二三日不已,至四五日,腹痛,小便不利,四肢沉重疼痛而利,此为有水气。其人或咳,或小便不利,或下利,或呕,玄武汤主之。

玄武汤方

茯苓甘平。芍药苦平。生姜辛温,各三两,切。白术二两,苦温。附子一枚,炮,去皮,破八片,辛温。

上五味,以水八升,煮取三升,去滓,温服七合。咳者,加五味子半升,细辛一两,干姜一两;小便自利者,去茯苓;下利者,去芍药,加干姜二两;呕者,去附子,加生姜足前为半斤;利不止,便脓血者,宜桃花汤。

伤寒四五日,腹中痛,若转气下趣少腹,为欲自利。

太阳病,医反下之,因腹满时痛,为属太阴,属桂枝加芍药汤;大实痛,桂枝加大黄汤。

桂枝加芍药汤方 即加芍药三两,足前成六两。

桂枝 二两,辛温。芍药 六两,苦平。生姜 三两,切,辛温。甘草 二两,炙,甘平。大枣 十二枚,擘,甘平。

上五味,以水七升,煮取三升,去滓,分温三服。

桂枝加大黄汤方

即于前方中加大黄二两即是。

人无阳证,脉弱,其人续自便利,设当行大黄、芍药者,减之。其人胃气弱,易动故也。

伤寒,阳脉涩,阴脉弦,法当腹中急痛,先与小建中汤;不差,与小柴胡汤。

小建中汤方

桂枝 三两,辛温。甘草 二两,炙,甘平。芍药 六两,苦平。生姜 三两,切,辛温。大枣 十二枚,擘,甘平。胶饴 一升,甘微温。

上六味,以水七升,煮取三升,去滓,内饴,温服一升。呕家不可服,以甘故也。

伤寒,胸中有热,胃中有邪气,腹中痛,欲呕吐,黄连汤主之。

黄连汤方

黄连 苦寒。甘草 炙,甘平。干姜 辛温。桂枝 辛温。人参 甘微寒,各三两。半夏 半升,洗,辛平。大枣 十二枚,擘,甘平。

上七味,以水一斗,煮取六升,去滓,温分五服,昼三夜二服。

发汗不解,腹满痛者,急下之,宜大承气汤。

病腹中满痛,为实,当下之,宜大承气汤。

病者五六日不大便,绕脐痛,躁烦,发作有时,此为有燥屎,故使不大便也。大下后,六七日不大便,烦不解,腹满痛,此有燥屎也。所以然者,本有宿食故也,宜大承气汤。

问曰:人病有宿食,何以别之? 师曰:寸口脉浮大,按之反涩,尺中亦微而涩,故知有宿食,当下之,宜大承气汤。"涩"字当是"数"字之讹。涩数音近,故易致误也。观下条之文,自明。

脉滑而数者,有宿食,当下之。

◎呕吐哕第十六《正字通》引方书云:有物无声曰吐,有声无物曰哕,有物有声曰呕。

○呕吐哕上篇

太阳与阳明合病,不下利,但呕,属葛根加半夏汤。

葛根加半夏汤方即于葛根汤中,加半夏半升,洗,即是。

葛根四两,甘平。麻黄三两,去节,苦温。桂枝辛温。芍药苦平。甘草甘平,炙,各二两。生姜三两,切,辛温。大枣十二枚,擘,甘平。半夏半升,洗,辛平。

上八味,以水一斗,煮麻黄、葛根减二升,去上沫,内诸药,煮取三升,去滓,分温三服,不须与粥,取微汗。

呕而发热,小柴胡汤主之。

呕吐而病在膈上,后必思水者,解急与猪苓散,饮之水亦得也。《千金》作"五苓散"。

猪苓散方

猪苓甘平。茯苓甘平。白术苦温,各等分。

上三味,杵为散,饮服方寸匕,日三服。

伤寒,呕多,虽有阳明证,不可攻之。

伤寒,本自寒呕,医复吐之,寒膈更甚,饮食入即出,属干姜黄芩黄连人参汤。

干姜黄芩黄连人参汤方

干姜辛温。黄芩苦平。黄连苦寒。人参甘微寒,各三两。

上四味，以水六升，煮取二升，去滓，分温再服。

病人脉数，数为有热，当消谷引食，反吐者，医发其汗，阳微，膈气虚，脉则为数，数为客阳，不能消谷，胃中虚冷，故令吐也。

食谷而呕者，属阳明，吴茱萸汤主之。得汤反剧者，属上焦也。吴茱萸汤方见后"吐利门"。

干呕，吐涎沫而复头痛，吴茱萸汤主之。

呕而脉弱，小便复利，身有微热，见厥难治，四逆汤主之。

夫呕家有痈脓，不可治呕，脓尽自愈。

○呕吐哕下篇上

太阳中风，发热六七日不解，而烦，有表里证，渴欲饮水，水入而吐，此为水逆，五苓散主之。论首"中风"二字之上，旧脱"太阳"二字，今补正。

阳明病，胃中虚冷，其人不能食，饮水即哕，若脉浮迟，表热里寒，下利清谷，四逆汤主之。

伤寒，大吐、大下之，极虚，复极汗者，其人外气怫郁，复与之水，以发其汗，因得哕，所以然者，胃中寒冷故也。

伤寒，哕而腹满，视其前后，知何部不利，利之则愈。

○呕吐哕下篇下吐蛔。

伤寒，脉微而厥，至七八日肤冷，其人躁无暂安时，此为藏厥，非为蛔厥也。蛔厥者，其人当吐蛔。令此字，各本均作"令"，与文义不洽，疑当是"今"字之讹。病者静而复时烦，此为藏寒，蛔上入其膈，故烦。须臾复止，得食而呕；又烦者，蛔闻食臭必出，其人常自吐蛔。蛔厥者，乌梅丸主之。又主久痢。

乌梅丸方

乌梅三百枚，酸平。细辛六两，辛温。干姜十两，辛温。黄连十六两，苦寒。当归四两，甘温。蜀椒四两，出汗，辛温。附子六两，炮，辛温。桂枝六两，辛温。人参六两，甘微寒。黄柏六两，苦寒。

上一十味,异捣,合治之。以苦酒渍乌梅一宿,去核,蒸之五斗米下,捣成泥,和诸药令相得,臼中与蜜杵千下,丸如梧桐子大。先食,饮服十丸,日三服,少少加至二十丸。禁生冷、滑物、臭食等。

病人有寒,复发其汗,胃中冷,必吐蛔。

◎吐利第十七

○吐利上篇

少阴病,下利,脉微涩者即呕,行者必数更衣,反少,当温,其上灸之。旧注云:一云"灸厥阴可五七壮"。案:"当温"句,言当温之也,其上灸之者,谓灸少阴也。

少阴病,下利,脉微,服白通汤利不止,厥逆无脉,干呕烦者,白通加猪胆汁汤主之。

白通汤方

附子一枚,生,去皮,破八片,辛温。干姜一两,辛温。葱白四茎,辛温。

上三味,以水三升,煮取一升,去滓,分温再服。

白通加猪胆汁汤方

猪胆汁十合。人屎五合。

上二味,内前汤中,和令相得,温分再服。若无胆,亦可用。服汤,脉暴出者,死;微续者,生。

少阴病,吐利,手足逆,烦躁欲死者,吴茱萸汤主之。

吴茱萸汤方

吴茱萸一升,辛温。人参三两,甘微寒。生姜六两,切,辛温。大枣十二枚,擘,甘平。

上四味,以水七升,煮取二升,去滓,温服七合,日三服。

吐利,汗出,发热恶寒,四肢拘急,手足厥,四逆汤主之。

既吐且利,小便复利,而大汗出,下利清谷,内寒外热,脉微欲绝,四逆汤主之。

吐已下断,汗出而厥,四肢拘急不解,脉微欲绝,通脉四逆加猪胆汁汤主之。

通脉四逆加猪胆汁汤方_{即于通脉四逆汤中,加猪胆汁半合,即是。}

甘草_{二两,炙,甘平。}附子_{大者一枚,生,去皮,破八片,辛温。}干姜_{三两,强人可}_{四两,辛温。}猪胆汁_{半合。}

上四味,以水三升,煮取一升二合,去滓,分温再服,服之其脉即出。无猪胆,以羊胆代之。

吐利止,而身体痛不休,当消息,和解其外宜桂枝汤,小和之。

○吐利下篇

少阴病,下利六七日,咳而呕渴,心烦不得眠,猪苓汤主之。

问曰:病有霍乱者何? 答曰:呕吐而利,此为霍乱。

问曰:病者发热头痛,身体疼,恶寒而复吐利,当属何病? 答曰:当为霍乱。霍乱吐利止而复发热也。伤寒其脉微涩,本是霍乱,今是伤寒,_{今,即也。}却四五日至阴经,阳转入阴必吐利,本素呕、下利者不治。若其人即欲大便,但反失气而不利者,是为属阳明,必坚,十三日愈。所以然者,经尽故也。下利后当坚,坚能食者愈。今反不能食,到后经中,颇能食,复一经能食,过之一日当愈。若不愈,不属阳明也。

霍乱而头痛,发热,身体疼痛,热多欲饮水者,属五苓散;寒多不用水者,理中汤主之。

理中汤方

人参_{甘微寒。}干姜_{辛温。}甘草_{炙,甘平。}白术_{苦温,各三两。}

上四味,以水八升,煮取三升,去滓,温服一升,日三服。脐上筑者,为肾气动,去术,加桂四两;吐多者,去术,加生姜三两;下利多者,复用术;悸者,加茯苓二两;渴者,加术至四两半;腹中痛者,加人参至四两半;寒者,加干姜至四两半;腹满者,去术,加附子一枚,服药后如食顷,饮热粥一升,微自温暖,勿发揭衣被。

◎下利第十八

○下利上篇

太阳与阳明合病，而自利不呕者，属葛根汤。

葛根汤方

葛根四两,甘平。麻黄三两,去节,苦温。桂枝辛温。芍药苦平。甘草炙,甘平,各二两。生姜三两,切,辛温。大枣十二枚,擘,甘平。

上七味，以水一斗，煮麻黄、葛根减二升，去上沫，内诸药，煮取三升，去滓，分温三服，不须与粥，取微汗。

太阳病，桂枝证，医反下之，遂利不止，其脉促者，表未解。喘而汗出，属葛根黄芩黄连汤。

葛根黄芩黄连汤方

葛根半斤,甘平。甘草二两,炙,甘平。黄芩苦平。黄连苦寒,各三两。

上四味，以水八升，先煮葛根减二升，内诸药，煮取二升，去滓，分温再服。

少阴病，四逆，其人或咳，或悸，或小便不利，或腹中痛，或泄利下重，四逆散主之。

四逆散方

甘草炙,甘平。枳实炙,苦寒。柴胡苦平。芍药苦平,各十分。

上四味，捣为散，白饮和服方寸匕，日三服。咳者，加五味子、干姜各五分，兼主利；悸者，加桂五分；小便不利者，加茯苓五分；腹中痛者，加附子一枚，炮；泄利下重者，先以水五升，煮薤白三升，取三升，去滓，以散三方寸匕内汤中，煮取一升半，分温再服。

下利，其脉浮大，此为虚，以强下之故也。设脉浮革，因尔肠鸣，当温之，与水即哕，属当归四逆汤。

下利后，身体疼痛，清便自调，急当救表，宜桂枝汤。

○下利中篇上

阳明与少阳合病而利,脉不负者,为顺;负者,失也。互相刻贼为负。滑而数者,有宿食,当下之,属大柴胡汤、承气汤证。

下利,不欲食者,有宿食,当下之,与大承气汤。

下利,反脉滑者,当有所去,下乃愈,宜大承气汤。

下利,脉迟而滑者,实也,利未欲止,当下之,宜大承气汤。

下利,三部脉皆浮,按其心下坚者,可下之,属大承气汤证。三部脉皆浮,此据《千金》本文。《脉经》本,"浮"作"平"。

下利而谵语,为有燥屎也,宜下之,小承气汤主之。

少阴病,下利清水,色青者,心下必痛,口干燥者,可下之,属大柴胡汤、承气汤证。

○下利中篇下

太阳与少阳合病,自下利者,与黄芩汤。若呕者,与黄芩加半夏生姜汤。

黄芩汤方

黄芩三两,苦平。芍药苦平。甘草甘平,各二两,炙。大枣一十二枚,擘,甘平。

上四味,以水一斗,煮取三升,去滓,温服一升,日再夜一服。

黄芩加半夏生姜汤方

半夏半升,洗,辛平。生姜一两半,切,辛温。

上二味加入前方中即是。

热利下重,白头翁汤主之。

白头翁汤方

白头翁二两,苦温。黄柏三两,苦寒。黄连三两,苦寒。秦皮三两,苦微寒。

上四味,以水七升,煮取二升,去滓,温服一升,不差更服。

下利,欲饮水者,为有热,白头翁汤主之。

下利后更烦,按其心下濡者,为虚烦也,栀子豉汤主之。

○下利下篇

少阴病,下利,白通汤主之。

少阴病,下利清谷,里寒外热,手足厥逆,脉微欲绝,身反不恶寒,其人面赤色,或腹痛,或干呕,或咽痛,或利止而脉不出,通脉四逆汤主之。

通脉四逆汤方

甘草二两,炙,甘平。附子大者一枚,生,去皮,破八片,辛温。干姜三两,强人可四两,辛温。

上三味,以水三升,煮取一升二合,去滓,分温再服。其脉即出者,愈。面赤者,加葱白九茎;腹痛者,去葱,加芍药二两;呕者,加生姜二两;咽痛者,去芍药,加桔梗一两;利止脉不出者,去桔梗,加人参二两;病皆与方相应者,乃加减服之。

下利,脉沉而迟,其人面少赤,身有微热,下利清谷,必郁冒汗出而解,其人微厥。所以然者,其面戴阳,下虚故也。

下利清谷,里寒外热,汗出而厥,通脉四逆汤主之。

下利清谷,不可攻其表,汗出必胀满,其藏寒者,当温之。

下利,腹胀满,身体疼痛,先温其里,乃攻其表。温里,宜四逆汤;攻表,宜桂枝汤。

自利,不渴者,属太阴,其藏有寒故也。当温之,宜四逆辈。

恶寒,脉微而复利,利止必亡血,四逆加人参汤主之。

四逆加人参汤方

四逆汤中加人参一两即是。

下利,脉迟紧,为痛未欲止,当温之,得冷者,满而便肠垢。

下利,欲食者,宜就温之。

下利,谷道中痛,当温之以火,宜熬末盐熨之。一方:炙枳实熨之。

汤液经卷四终

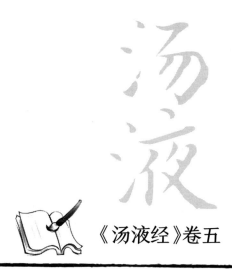

《汤液经》卷五

商伊尹著　汉张机广论　胎胪药录　又　广
平脉辨证

成都杨师尹绍伊考次

华阳刘　复民叔补修

◎下利便脓血第十九

少阴病,下利便脓血,桃花汤主之。

桃花汤方

赤石脂一斤,一半完,一半末,甘平。干姜一两,辛温。粳米一升,甘平。

上三味,以水七升,煮米熟汤成,去滓,温取七合,内赤石脂末一方寸匕。一服止,余勿服。

少阴病,二三日至四五日,腹痛,小便不利,下利不止,而便脓血者,桃花汤主之。

下利,寸脉反浮数,尺中自涩,其人必清脓血。

下利,脉数而浮,渴者,今自愈。设不差,其人必清脓血,以有热故也。

少阴病,下利便脓血者,可刺。

◎火邪清血第二十

太阳病,以火熏之不得汗,其人必躁,到经不解,必有清血,名为火邪。火邪者,桂枝去芍药以利小便故。加蜀漆龙骨牡蛎救逆汤主之。

桂枝去芍药加蜀漆龙骨牡蛎救逆汤方

桂枝辛温。生姜切,辛温。蜀漆辛平,各三两,洗,去腥。甘草二两,炙,甘平。牡蛎五两,熬,咸平。龙骨四两,甘平。大枣十二枚,擘,甘平。

上七味,以水八升,先煮蜀漆减二升,内诸药,煮取三升,去滓,温服一升。一法,以水一斗二升,煮取五升。

伤寒脉浮,而医以火迫劫之,亡阳,惊狂,起卧不安,属桂枝去芍药加蜀漆牡蛎龙骨救逆汤。

伤寒,加温针必惊。

脉浮,热甚,而灸之,此为实。实以虚治,因火而动,咽燥必吐血。

微数之脉,慎不可灸,因火为邪,则为烦逆,追虚逐实,血散脉中,火气虽微,内攻有力,焦骨伤筋,血气难复。

太阳病二日,而烧瓦熨其背,大汗出,火气入胃,胃中竭燥,必发谵语。十余日,振而反汗出者,此为欲解,其汗从腰以下不得汗,其人欲小便,反不得,呕欲失溲,足下恶风。腰以下不得汗故。大便坚者,小便当数,而反不数及多,便已,其头卓然而痛,其人足心必热,谷气下流故也。

脉浮,当以汗解,而反灸之,邪无从去,因火而盛,病从腰以下必当重而痹,痹,不仁也。此为火逆。若欲自解,当先烦,烦乃有汗,随汗而解。何以知之?脉浮,故知汗出当解。

烧针令其汗,针处被寒,核起而赤者,必发奔豚,气从少腹上撞心者,灸其核上一壮,与桂枝加桂汤。

桂枝加桂汤方

桂枝五两,辛温。芍药苦平。生姜辛温,各三两。大枣十二枚,擘,甘平。甘草二两,炙,甘平。

上五味,以水七升,煮取三升,去滓,温服一升。本云:桂枝汤,今加桂满五两,所以加桂者,以能泄奔豚气也。

火逆下之,因烧针烦躁,属桂枝甘草龙骨牡蛎汤。

桂枝甘草龙骨牡蛎汤方

桂枝一两,辛温。甘草甘平。龙骨甘平。牡蛎咸平,各二两,熬。

上四味,以水五升,煮取二升,去滓,温服八合,日三服。

◎气上撞第二十一

太阳病,下之,气上撞,可与桂枝汤;不撞,不可与之。

伤寒,吐下后,发汗,虚烦,脉甚微,八九日,心下痞坚,胁下痛,气上撞咽喉,眩冒,经脉动惕者,久而成痿。此条宜桂苓五味甘草汤,方见《金匮》。

伤寒,吐下发汗后,心下逆满,气上撞胸,起则头眩,其脉沉紧,发汗则动经,身为振摇,属茯苓桂枝术甘草汤。

茯苓桂枝术甘草汤方

茯苓四两,甘平。桂枝三两,辛温。白术苦温。甘草甘平,炙,各二两。

上四味,以水六升,煮取三升,去滓,分温三服。

发汗后,其人脐下悸,欲作奔豚状,撞脐,属茯苓桂枝甘草大枣汤。

茯苓桂枝甘草大枣汤方

茯苓半斤,甘平。桂枝四两,辛温。甘草一两,炙,甘平。大枣十五枚,擘,甘平。

上四味,以水一斗,先煮茯苓减二升,内诸药,煮取三升,去滓,温服一升,日三服。

病如桂枝证,其头不痛,其项不强,寸口脉微浮,胸中痞坚,气上撞咽喉不得息,此为胸有寒,当吐之。

◎心下悸第二十二

○心下悸上篇

太阳病,发其汗,汗出不解,其人发热,心下悸,头眩,身𥆦而动,振振欲仆地,属玄武汤。

脉浮数,法当汗出而愈,而下之,则身体重,心悸,不可发其汗,当自汗出而解。所以然者,尺中脉微,以里虚,须表里实,津液和,即自汗出愈。

○心下悸下篇

太阳病,小便利者,以饮水多,必心下悸;小便少者,必苦里急也。

心下悸者,半夏麻黄丸主之。

半夏麻黄丸方

半夏辛平。麻黄苦温,等分。

上二味,末之,炼蜜和丸,小豆大。饮服三丸,日三服。

伤寒，厥而心下悸，先治其水，当与茯苓甘草汤；却治其厥，不尔，其水入胃，必利。

茯苓甘草汤方

茯苓二两，甘平。甘草炙，一两，甘平。桂枝二两，辛温。生姜三两，辛温。

上四味，以水四升，煮取二升，去滓。分温三服。

发汗过多以后，其人叉手自冒心，心下悸，而欲得按之，属桂枝甘草汤。

桂枝甘草汤方

桂枝四两，辛温。甘草二两，炙，甘平。

上二味，以水三升，煮取一升，去滓，顿服即愈。

伤寒二三日，心中悸而烦者，小建中汤主之。

伤寒，脉结代，心动悸，炙甘草汤主之。

炙甘草汤方

甘草四两，炙，甘平。桂枝辛温。生姜辛温，各三两，切。麦门冬去心，半升，甘平。麻子仁半升，甘平。人参甘微寒。阿胶甘平，各二两。大枣三十枚，擘，甘平。生地黄一斤，切，甘寒。

上九味，以清酒七升，水八升，煮取三升，去滓，内胶消烊尽，温服一升，日三服。

脉按之来缓，时止，复来者，名曰结。又脉来动而中止，更来小数，中有还者，反动，名曰结，阴也。脉来动而中止，不能自还，因而复动者，名曰代，阴也。得此脉者，必难治。

◎消渴第二十三

太阳病，寸口缓，关上小浮，尺中弱，其人发热而汗出，复恶寒，不呕，但心下痞者，此为医下之也。若不下，其人复不恶寒而渴者，为转属阳明。小便数者，大便即坚，不更衣十日无所苦也。欲饮水者，但与之，当以法救渴，宜五苓散。

五苓散方

猪苓十八铢,去黑皮,甘平。白术十八铢,苦温。泽泻一枚,六铢,甘寒。①茯苓十八铢,甘平。桂枝半两,辛温。

上五味,各为散,更于臼中治之,白饮和服方寸匕,日三服。多饮暖水,汗出愈。

伤寒,其脉不弦紧而弱,弱者必渴,被火必谵语,弱者发热,脉浮者,解之当汗出愈。

太阳病,发汗,若大汗出,胃中燥烦不得眠,其人欲饮水,当稍饮之,令胃中和则愈。若脉浮,小便不利,微热消渴,与五苓散,利小便发汗。

伤寒,汗出而渴,属五苓散证;不渴,属茯苓甘草汤。

病在阳,当以汗解,而反以水噀之。若灌之,其热却不得去,益烦,皮上粟起,意欲饮水,反不渴,热,宜文蛤散;不差,与五苓散。

文蛤散方

文蛤五两,咸平。

上一味,捣为散,以沸汤五合,和服一方寸匕。

身热,皮粟不解,欲引衣自覆,若以水噀之、洗之,益令热却不得出,当汗而不汗,即烦。假令汗出已,腹中痛,与芍药三两,加上法。

伤寒,无大热,口燥渴而烦,其背微恶寒,白虎汤主之。一作白虎加人参汤。

伤寒,脉浮,发热无汗,其表不解,不可与白虎汤。渴欲饮水,无表证,白虎汤主之。一作白虎加人参汤。

◎衄第二十四

太阳病,脉浮紧,无汗而发热,其身疼痛,八九日不解,表候续在,此

---

① 整理者注:原作"一枚,六铢",宜为"一两六铢"。

当发其汗,服汤微除,发烦目瞑,剧者必衄,衄乃解。所以然者,阳气重故也,属麻黄汤证。

伤寒,脉浮紧,不发其汗,因衄,属麻黄汤证。

伤寒,不大便六七日,头痛有热,与承气汤;其大便反青,此为不在里,故在表也。故,本也。当发其汗。头痛者,必衄,属桂枝汤证。

◎如疟第二十五

太阳病,得之八九日,如疟状,发热而恶寒,热多寒少,其人不呕,清便续自下,一日再三发,其脉微而恶寒,此为阴阳俱虚,不可复发汗也。面色反有热者,为未欲解,以其不能得汗出,身必当痒,宜桂枝麻黄各半汤。

桂枝麻黄各半汤方

桂枝一两十六铢,辛温。芍药苦平。生姜切,辛温。甘草炙,甘平。麻黄去节,苦温,各一两。大枣四枚,擘,甘平。杏仁二十四枚,去皮尖、两仁者,甘温。

上七味,以水五升,先煮麻黄一二沸,去上沫,内诸药,煮取一升八合,去滓,温服六合。本云:桂枝汤三合,麻黄汤三合,并为六合,顿服。

服桂枝汤,大汗出,若脉但洪大,与桂枝汤。若其形如疟,一日再三发,汗出便解,属桂枝二越婢一汤。此条之方,旧与"太阳病,发热恶寒,热多寒少,脉微弱,则亡阳也,不可复发其汗。"之方相错,说见《发汗后·上篇》。

桂枝二越婢一汤方

桂枝辛温。芍药苦平。甘草炙,甘平。麻黄去节,苦温,各十八铢。生姜一两三铢,切,辛温。石膏二十四铢,碎,辛微寒。大枣四枚,擘,甘平。

上七味,以水五升,先煮麻黄一二沸,去上沫,内诸药,煮取二升,去滓,温服一升。本云:当裁为越婢汤、桂枝汤合之,饮一升。今合为一方,桂枝汤二分。

病者烦热,汗出即解,复如疟状,日晡所发者,此属阳明。脉实者,当下之,属大柴胡汤、承气汤证。脉浮虚者,当发其汗,属桂枝汤证。

◎热入血室第二十六

妇人中风七八日,续有寒热,发作有时,经水适断者,此为热入血室。其血必结,故使如疟状,发作有时,小柴胡汤主之。

妇人中风,发热恶寒,经水适来,得之七八日,热除脉迟身凉,胸胁下满如结胸状,其人谵语,此为热入血室。当刺期门,随其虚实而取之。

妇人伤寒,发热,经水适来,昼日了了,暮则谵语,如见鬼状,此为热入血室。无犯胃气,若上二焦,必当自愈。

阳明病,下血而谵语,此为热入血室。但头汗出者,当刺期门,随其实而泻之。濈然汗出者,则愈矣。

◎发狂喜忘瘀血第二十七

太阳病不解,热结膀胱,其人如狂,血必自下,自,用也。下者即愈。其外未解者,尚未可攻。当先解其外,属桂枝汤证;外解,小腹急结者,乃可攻之,属桃仁承气汤。

桃仁承气汤方

桃仁五十枚,去皮尖,苦平。大黄四两,苦寒。桂枝二两,辛温。甘草二两,炙,甘平。芒硝一两,苦寒。

上五味,以水七升,煮取二升半,去滓,内芒硝,更煎一沸,分温三服。

太阳病,如狂,其脉浮,属防己地黄汤。本条经文已佚。《金匮》作防己地黄汤,治"病如狂状,妄行,独语不休,无寒热,其脉浮"。殆叔和就断简残句补缀其文如此。《千金》录徐嗣伯传经方,载治"语狂错,眼目霍霍,或言见鬼,精神昏乱",足以诠明方意。而辞采神貌,去经益远。今既无古本可考,特寻绎任圣制方之旨,正其章句,改次经文。

防己地黄汤方

防己一分,辛平。桂枝三分,辛温。防风三分,甘温。甘草一分,甘平。

上四味,以酒一盃,渍之一宿,绞取汁,生地黄二斤,㕮咀,蒸之如斗米饭久,以铜器盛其汁,更绞地黄汁和,分再服。

太阳病,六七日,表证续在,其脉微沉,反不结胸,其人发狂,此热在下焦,少腹当坚而满。小便自利者,下血乃愈。所以然者,以太阳随经,瘀热在里故也,属抵当汤。

抵当汤方

大黄二两,破六片,苦寒。桃仁二十枚,去皮尖,熬,苦平。虻虫去足翅,熬,苦微寒。水蛭咸苦平,各三十枚,熬。

上四味,以水五升,煮取三升,去滓,温服一升,不下更服。

阳明病,其人喜忘,必有畜血。所以然者,本有久瘀血,故令喜忘。虽坚,大便必黑,属抵当汤证。

伤寒有热,而少腹满,应小便不利,而反利者,此为血,当下之,属抵当丸证。

抵当丸方

大黄三两,苦寒。桃仁二十五枚,去皮尖,熬,苦平。虻虫去足翅,熬,苦微寒。水蛭咸苦平,各二十枚,熬。

上四味,捣,分为四丸,以水一升,煮一丸,取七合服。晬时当下,不下更服。

病者无表里证,发热七八日,脉虽浮数者,可下之。假令下已,脉数不解,今热则消谷喜饥,至六七日不大便者,有瘀血,属抵当汤。若脉数不解,下不止,必协热便脓血。

病人胸满,唇痿舌青,口燥,其人但欲漱水不欲咽,无寒热,脉微大来迟,腹不满,其人言我满,为有瘀血。当出汗不出,内结,亦为瘀血。病者如热状,烦满,口干燥而渴,其脉反无热,此为阴伏,是瘀血也,当下之。此条各本无,然当补入,今从《金匮》中录出,补之于此。

◎发黄第二十八

○发黄上篇

太阳病,脉浮而动数,浮则为风,数则为热,动则为痛,数则为虚。头痛发热,微盗汗出,而反恶寒,其表未解,医反下之。动数则迟,头痛即眩,_{一作"膈内拒痛"}。胃中空虚,客气动膈,短气烦躁,心中懊憹,阳气内陷,心下因坚,则为结胸,属大陷胸汤。若不结胸,但头汗出,其余无有,齐颈而还,小便不利,身必发黄,属柴胡栀子汤。_{柴胡栀子汤方遗未见。疑即大柴胡汤与栀子豉汤二方之合方,如柴胡桂枝汤然。}

阳明病,自汗色赤者,不可攻也。必发热,色黄者,小便不利也。

阳明病,脉迟,食难用饱,饱即发烦,头眩者,_{有寒食故。}必小便难,此欲作谷疸。_{寒食相抟,在里不解。}虽下,其腹必满如故耳。所以然者,脉迟故也。_{脉迟为寒。}

伤寒发其汗,身目为黄,所以然者,寒食相抟,_{寒食,一本作"寒湿",误。}在里不解故也。谷疸。

阳明中风,脉弦浮大而短气,腹都满,胁下及心痛,按之不痛,鼻干,不得汗,嗜卧,一身及目悉黄,小便难,有潮热,时时哕,耳前后肿,刺之小差,外不解。病过十日,脉浮,与小柴胡汤;但浮无余证,与麻黄汤。不溺,腹满加哕不治。

伤寒,瘀热在里,身体必黄,麻黄连翘赤小豆汤主之。

麻黄连翘赤小豆汤方

麻黄_{去节,苦温。}连翘_{苦平,各一两。}杏仁_{三十枚,去皮尖,甘温。}赤小豆_{一升,甘平。}大枣_{十二枚,擘,甘平。}生梓白皮_{切,一斤,苦寒。}甘草_{二两,炙,甘平。}一方生姜_{二两,切。}

上七味,以水一斗,煮麻黄一二沸,去上沫,内诸药,煮取三升,去滓,温服一升。

○发黄中篇

太阳中风,以火劫发其汗,邪风被火热,血气流洗,失其常度。两阳相熏灼,其身发黄。阳盛则欲衄,阴虚小便难,阴阳俱虚竭,身体则枯燥。但头汗出,齐颈而还,腹满而微喘,口干咽烂,或不大便,久则谵语,甚则至哕,手足躁扰,循衣摸床。小便利者,其人可治。

阳明病,发热而汗出,此为热越,不能发黄。但头汗出,其身无有,齐颈而还,小便不利,渴饮水浆,此为瘀热在里,身必发黄,属茵陈蒿汤。

茵陈蒿汤方

茵陈蒿六两,苦平。栀子十四枚,擘,苦寒。大黄二两,苦寒。

上三味,以水一斗二升,先煮茵陈减六升,内二味,煮取三升,去滓,分温三服。小便当利,溺如皂荚沫状,色正赤,一宿黄从小便去。

伤寒七八日,身黄如橘,小便不利,少腹微满,属茵陈蒿汤证。

伤寒,身黄发热者,栀子檗皮汤主之。

栀子檗皮汤方

栀子十五枚,擘,苦寒。甘草甘平。黄檗苦寒,各五分。

上三味,以水四升,煮取二升,去滓,分温再服。

○发黄下篇

太阳病,身黄,其脉沉结,少腹坚,小便不利,为无血;小便自利,其人如狂者,血证谛,属抵当汤。

汤液经卷五终

汤液家法：辨证首重立法，立法而后候证。不问病之名，不问病之因，辨病情之经过，凭证候以用药」，诚千古不刊之言。汤液家法不讲脏腑经络，不讲阴阳五行，此等超脏腑学说实为中医朴素唯物辨证最高理论境界。

1926年，刘师束装东下，先至渝，继之夏口，续之宁，复至沪，侨居黄浦江滨，悬壶沪上凡三十四年。1954年，刘师出席华东暨上海市中医代表会议，又先后应全国血吸虫病九人小组及上海广慈医院（今瑞金医院）、徐汇医院之聘，顾问中医。

刘师长子慎言，长女文灿禀承家学，皆业医。弟子有张亦相、周元庆、陈正平、黎晓生、杨茂如、朱佐才、周济士、孟友松、李鼎、邱介天、叶茂烟、查国科、胡慈园、刘德传、王凯平、詹阳春、卞高京等百五十人，近人姜春华、张镜人、韩哲仙等皆受其训益。

刘师著作已公诸于世者有《神农古本草经三品逸文考》《考次伊尹汤液经》《时疫解惑论》《伤寒论霍乱训解》《素问痿论释难》《鲁楼医案》《华阳医说》等。

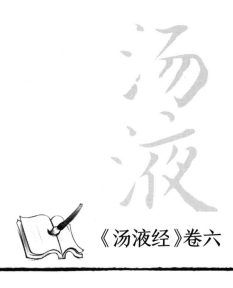

《汤液经》卷六

商伊尹著　汉张机广论　胎胪药录　　又　广
　　　　　　　　　　　　平脉辨证

成都杨师尹绍伊考次

华阳刘　复民叔补修

◎中湿第二十九

太阳病,关节疼烦,脉沉而缓者,为中湿。其人小便不利,大便反快,但当利其小便。此条论湿温。

湿家之为病,一身尽痛,发热,而身色似熏黄也。此以下五条,论寒湿。

湿家之为病,其人但头汗出,而背强,欲得被覆向火。若下之蚤,"蚤"字,当衍。则哕,或胸满,小便不利,一本作"小便利"。舌上如胎,此为丹田有热,胸上有寒。渴欲饮而不能饮,则口燥也。此条宜五苓散,再参看《结胸痞·上篇下》面目及身黄项背强一则。

湿家下之,额上汗出,微喘,小便不利者,死;若下利不止者,亦死。小便不利者死,一本作"小便利者死",误。参看《平脉法·上篇》"南方心脉,其形何似"一条自明。

湿家身烦疼,可与麻黄汤加术四两,发其汗为宜,慎不可以火攻之。

麻黄加术汤方

麻黄三两,去节,苦温。桂枝二两,去皮,辛温。甘草二两,甘平。杏仁七十个,去皮尖,甘温。白术四两,苦温。

上五味,以水九升,先煮麻黄减二升,去上沫,内诸药,煮取二升半,去滓,温服八合,覆取微似汗。

病人喘,头痛鼻塞而烦,其脉大,自能饮食,腹中和无病。病在头,中寒湿故鼻塞,内药鼻中即愈。

伤寒八九日,风湿相抟,身体疼痛,不能自转侧,不呕,不渴,脉浮虚而涩者,桂枝附子汤主之。若其人大便坚,小便自利者,"自"字当是"不"字之讹,观下条及全篇之文,自明。术附子汤主之。此以下五条论风湿。

桂枝附子汤方

桂枝四两,去皮,辛温。生姜三两,切,辛温。附子三枚,炮,去皮,破八片,辛温。甘草二两,炙,甘平。大枣十二枚,擘,甘平。

上五味,以水六升,煮取二升,去滓,分温三服。

术附子汤方

白术二两,苦温。附子二枚半,炮,去皮,辛温。甘草一两,炙,甘平。生姜一两半,切,辛温。大枣六枚,甘平。

上五味,以水三升,煮取一升,去滓,分温三服。一服觉身痹,半日许再服,三服都尽,其人如冒状,勿怪,即是术附并走皮中,逐水气未得除故耳。

风湿相抟,骨节疼烦,掣痛不得屈伸,近之则痛剧,汗出短气,小便不利,恶风不欲去衣,或身微肿者,甘草附子汤主之。

甘草附子汤方

甘草二两,炙,甘平。白术二两,苦温。附子二枚,炮,去皮,辛温。桂枝四两,去皮,辛温。

上四味,以水六升,煮取三升,去滓,温服一升,日三服。初服得微汗则解,能食汗出复烦者,服五合。恐一升多者,服六七合为妙。

病者一身疼烦,发热,日晡即剧,此为风湿,汗出当风,或久伤取冷所致也,可与麻黄杏仁苡仁甘草汤。

麻黄杏仁苡仁甘草汤方

麻黄去节,半两,汤泡,苦温。甘草一两,炙,甘平。薏苡仁半两,甘微寒。杏仁十个,去皮尖,炒,甘温。

上锉麻豆大,每服四钱匕,水盏半,煮八分,去滓,温服,有微汗避风。

问曰:风湿相抟,身体疼痛,法当汗出而解,值天阴雨溜下不止。师云:此可发汗。而其病不愈者,何也? 答曰:发其汗,汗大出者,但风气去,湿气续在,是故不愈。若治风湿者,发其汗,微微似欲出汗者,则风湿俱去也。

风湿,脉浮身重,汗出恶风者,防己汤主之。

防己汤方

防己一两,辛平。甘草半两,炒,甘平。白术七钱半,苦温。黄芪一两一分,去芦,甘微温。

上锉麻豆大,每服五钱匕,生姜四片,大枣一枚,水盏半,煮八分,去滓,温服,良久再服。喘者,加麻黄半两;胃中不和者,加芍药三分;气上冲者,加桂枝三分;下有陈寒者,加细辛三分。服后当如虫行皮中,从腰下如水。后坐被上,又以一被绕腰以下,温令微汗,差。

◎风水、皮水、黄汗、肺胀第三十

○风水皮水篇

太阳病,脉浮而紧,法当骨节疼痛,而反不痛,身体反重而酸,其人不渴,汗出即愈,此为风水。恶寒者,此为极虚,发汗得之。节[1]。渴而不恶寒者,此为皮水。节。身肿而冷,状如周痹,胸中窒,不能食,反聚痛,暮躁不眠,此为黄汗。痛在骨节。节。咳而喘,不渴者,此为肺"肺"字,原作"脾",误。胀,其形如肿,发汗即愈。然诸病此者,渴而下利,小便数者,皆不可发汗。

风水恶风,一身悉肿,脉浮不渴,续无汗出,一作"续自汗出"。而无大热者,越婢汤主之。

越婢汤方

麻黄六两,苦温。石膏半斤,辛微寒。生姜三两,辛温。大枣十五枚,甘平。甘草二两,甘平。

上五味,以水六升,先煮麻黄,去上沫,内诸药,煮取三升,分温三服。恶风者,加附子一枚炮;风水,加术四两。《古今录验》。

皮水之为病,四肢肿,水气在皮肤中,四肢聂聂动者,防己茯苓汤主之。

防己茯苓汤方

防己三两,辛平。黄耆三两,甘微温。桂枝三两,辛温。茯苓六两,甘平。甘

---

[1] 整理者注:节,指到此为一段话、一个意思。

草二两,甘平。

上五味,以水六升,煮取二升,分温三服。

师曰:诸有水者,腰以下肿,当利小便;腰以上肿,当发汗乃愈。

水之为病,其脉沉小,属少阴。浮则为风无水,"无"字,当衍。虚胀者为气水,发其汗即已。沉者与附子麻黄汤,浮者与杏子汤。

附子麻黄汤方

麻黄三两,苦温。甘草二两,甘平。附子一枚,炮,辛温。

上三味,以水七升,先煮麻黄,去上沫,内诸药,煮取二升半,温服八分,日三服。

杏子汤方未见,恐是麻黄杏仁甘草石膏汤。

问曰:病下利后,渴,饮水,小便不利,腹满阴肿者,何也? 答曰:此法当病水,若小便自利及汗出者,自当愈。

夫水病人,目下有卧蚕,面目鲜泽,脉伏。其人消渴,病水腹,大小便不利,其脉沉绝者,有水可下之。

○黄汗篇

脉浮而洪,浮则为风,洪则为气。风气相抟,风强则为瘾疹,身体为痒,痒为泄风,久为痂癞;气强则为水,难以俯仰。风气相抟,"抟",或作"击",误。身体洪肿,汗出乃愈,恶风则虚,此为风水。不恶风者,小便不利,"不",原作"通",误,今改正。下条之文,即是其证。上焦有寒,其口多涎,此为黄汗。

黄汗之病,两胫自冷,假令发热,此属历节。食已汗出,又身常暮卧盗汗出者,此荣气也。"荣",一作"劳"。若汗出已,反发热者,久久其身必甲错,发热不止者,必生恶疮。若身重,汗出已辄轻者,久久必身瞤,瞤则胸中痛;又从腰以上必汗出,下无汗,腰髋弛痛,如有物在皮中状,剧者不能食,身疼重,燥躁,小便不利,此为黄汗,桂枝加黄芪汤主之。

桂枝加黄耆汤方

桂枝三两,辛温。芍药三两,苦平。甘草二两,甘平。生姜三两,辛温。大枣十二枚,甘平。黄耆二两,甘微温。

上六味,以水八升,煮取三升,温服一升。须臾饮热稀粥一升余,以助药力,温服取微汗。若不汗,更服。

寸口脉沉而弱,沉则主骨,弱则主筋;沉则为肾,弱则为肝。味酸则伤筋,筋伤则缓,名曰泄;咸则伤骨,骨伤则痿,名曰枯。枯泄相抟,名曰断泄。"泄"字当衍。荣气不通,卫不独行,荣卫俱微,三焦无所御,四属断绝,身体羸瘦,独足肿大,黄汗出,胫冷,假令发热,便为历节也。病历节疼痛,不可屈伸,乌头汤主之。

乌头汤方

麻黄三两,苦温。芍药三两,苦平。黄耆三两,甘微温。甘草炙。川乌辛温,五枚,㕮咀,以蜜一升,煎取一升,即出乌头。

上五味,㕮咀四味,以水三升,煮取一升,去滓,内蜜煎中,更煎之,服七合,不知,尽服之。

○肺胀篇

上气躁而喘者属肺胀,欲作风水,发汗则愈。

肺胀,咳而上气,烦躁而喘,脉浮者,心下有水,小青龙加石膏汤主之。

小青龙加石膏汤方《千金》证治同,外更加胁下痛引缺盆。

麻黄二两,苦温。芍药二两,苦平。桂枝二两,辛温。细辛二两,辛温。甘草二两,甘平。干姜二两,辛温。五味子半升,酸温。半夏半升,辛平。石膏二两,辛微寒。

上九味,以水一斗,先煮麻黄,去沫,内诸药,煮取三升。强人服一升,羸者减之,日三服。小儿服四合。

咳而上气,此为肺胀。其人喘,目如脱状,脉浮大者,越婢加半夏汤主之。

越婢加半夏汤方

麻黄六两,苦温。石膏半斤,辛微寒。生姜三两,辛温。大枣十五枚,甘平。甘草二两,甘平。半夏半升,辛平。

上六味,以水六升,先煮麻黄,去上沫,内诸药,煮取三升,分温三服。

上气面浮肿,肩息,其脉浮大,不治,又加利,尤甚。

伤寒,咳逆上气,其脉散者死。谓其形损故也。_{"形",当为"刑"字之误也。}

◎中暍第三十一

太阳中暍,发热恶寒,身重而疼痛,其脉弦细芤迟,小便已,洒洒然毛耸,手足厥冷,小有劳身热,口开,前板齿燥。若发其汗,恶寒则甚;加温针,则发热益甚;数下之,淋复甚。

太阳中暍,身热疼重,而脉微弱,此以夏月伤冷水,水行皮肤中所致也,瓜蒂汤主之。

瓜蒂汤方

瓜蒂_{二十个,苦寒。}

上锉,以水一升,煮取五合,去滓,顿服。

太阳中热,暍是也。其人汗出,恶寒,身热而渴也,白虎汤主之。

伤寒,其脉阴阳俱紧,恶寒发热,则脉欲厥。厥者,脉初来大,渐渐小,更来渐渐大,是其候也。_{脉滑而厥者,其表有热,白虎汤主之。}恶寒甚者,翕翕汗出,喉中痛;热多者,目赤,睛不慧。医复发之,咽中则伤;若复下之,则两目闭。寒多清谷,热多便脓血。熏之则发黄,熨之则咽燥。小便利者,可救;难者,必危殆。

伤寒发热,口中勃勃气出,头痛目黄,衄不可制。贪水者必呕,恶水者厥,下之咽中生疮。假令手足温者下之,下重便脓血;头痛目黄者下之,目闭;贪水者下之,其脉必厥,其声嘤,咽喉塞;发其汗则战栗,阴阳俱虚;恶水者下之,里冷不嗜食,大便完谷出;发其汗,口中伤,舌上胎滑,烦躁,脉数实,不大便六七日,后必便血;复发其汗,小便即自利。此"自"字,必是"不"字之讹也,观上条之文自明。

◎刚痉、柔痉、项背强第三十二

○刚痉柔痉篇

太阳病,发热无汗,而反不恶寒者,名刚痉。此条之文,旧与下名柔痉条之文相错。此文宜为"不恶寒",误为"恶寒",下条宜为"恶寒",误为"不恶寒"。明其为如此者,因此条文中所云之反恶寒,与上无汗义不合,因无汗当恶寒,不当云反故也。又《脉经》及《千金》本,其下条名柔痉句下,均有旧注云:"一云恶寒,恶寒为柔痉"。则不恶寒者,必为刚痉也明矣。此必是今本之传抄者,误将此文之"不"字,抄入下条,致下条多一"不"字,此条少一"不"字,遂与旧本乖异。而文义理法,亦因之以不安,今即据此互易正之。

太阳病,发热汗出而恶寒者,名柔痉。

病者身热足寒,颈项强急,恶寒,时头热面赤,目脉赤,独头动摇者为痉。

太阳病,热,发其汗,一本,"发"字在"热"字上,非。因致痉。刚痉。

痉病,发其汗已,其脉浛浛如蛇,一云"其脉沧大"。暴腹胀大者,为欲解。脉如故,反复弦者必痉。

太阳病,无汗而小便反少,气上冲胸,口噤不得语,欲作刚痉。刚痉为病,胸满口噤,卧不着席,脚挛急,其人必齘齿,可与大承气汤。

太阳病,其证备,身体强,几几然,脉反沉迟,此为痉,柔痉。栝蒌桂枝汤主之。几几,强貌。古代玉几、雕几、漆几,其制皆两端上卷,故以其形容背反张之貌也。

栝蒌桂枝汤方

栝蒌根二两,苦寒。桂枝三两,辛温。芍药三两,苦平。甘草二两,甘平。生姜三两,辛温。大枣十二枚,甘平。

上六味,以水九升,煮取三升,分温三服,取微汗。汗不出,食顷啜热粥发之。

太阳病,发热,其脉沉而细者为痉,为难治,葛根汤主之。葛根汤主之句,旧在前条欲作刚痉句下,大误。详审之,当在此条下,今移正之。

痉脉来按之筑筑而弦,直上下行。此与下条,论刚痉脉象。

痉家,其脉伏坚直上下。

夫风病,下之则痓,复发其汗必拘急。

痓病,有灸疮难疗。

○项背强篇

太阳病,项背强几几,无汗恶风,属葛根汤。

太阳病,项背强几几,反汗出恶风,属桂枝加葛根汤。

桂枝加葛根汤方

葛根四两,甘平。芍药二两,苦平。甘草二两,炙,甘平。生姜三两,切,辛温。大枣十二枚,擘,甘平。桂枝三两,去皮,辛温。

上六味,以水一斗,先煮葛根减二升,内诸药,煮取三升,去滓,温服一升,覆取微似汗,不须啜粥,余如桂枝法。

◎咽痛第三十三

○咽痛上篇

少阴病,二三日,咽痛者,可与甘草汤;不差,可与桔梗汤。

甘草汤方

甘草二两,甘平。

上一味,以水三升,煮取一升半,去滓,温服七合,日再服。

桔梗汤方

桔梗一大枚,辛微温。甘草二两,甘平。

上二味,以水三升,煮取一升,去滓,分温再服。

少阴病,咽中痛,半夏散及汤主之。

半夏散及汤方

半夏洗,辛平。桂枝辛温。甘草炙,甘平。

上三味,等分,各异捣,合治之,白饮和服方寸匕,日三服。若不能散服者,以水一升,煮七沸,内散两方寸匕,更煮三沸,下火,令小冷,少少含咽之。半夏有毒，不当散服。

少阴病，咽中伤生疮，不能语言，声不出，苦酒汤主之。

苦酒汤方

鸡子一枚，去黄，内好上苦酒于壳中。半夏洗，破如枣核，十四枚，辛平。

上二味，内半夏著苦酒中，以鸡子壳置刀环中，安火上，令三沸，去滓，少少含咽之。不差更作，三剂愈。

伤寒六七日，其人大下后，脉沉迟，手足厥逆，下部脉不至，咽喉不利，唾脓血，泄利不止，为难治，属麻黄升麻汤。

麻黄升麻汤方

麻黄去节，二两半，苦温。知母十八铢，苦寒。萎蕤十八铢，甘平。黄芩十八铢，苦平。升麻一两六铢，甘苦，平微寒。当归一两六铢，甘温。芍药苦平。桂枝辛温。石膏碎，绵裹，辛微寒。干姜辛温。白术苦温。茯苓甘平。麦门冬去心，甘平。甘草炙，甘平，各六铢。

上一十四味，以水一斗，先煮麻黄二沸，去上沫，内诸药，煮取三升，去滓，分温三服，一炊间，当汗出愈。

○咽病下篇

少阴病，下利咽痛，胸满心烦，猪肤汤主之。咽痛，即喉痹。上篇言寒喉痹，此篇言温喉痹，温喉痹即白喉症是也。治温喉痹之法，下利者与猪肤汤，其不下利者，以白虎汤加生地、丹皮、玄参为最效。若扁桃腺肿痛，不能食饮者，可以锡类散频频吹之。

猪肤汤方

猪肤一斤。

上一味，以水一斗，煮取五升，去滓，内白蜜一升，白粉①五合，熬香，和令相得，温分六服。

伤寒喉痹，刺手少阴。少阴在腕，当小指后动脉是也。针入三分，补之。

汤液经卷六终

---

① 整理者注：白粉，即米粉。

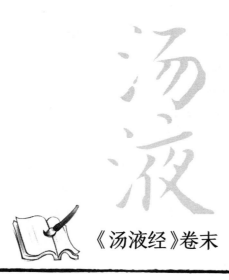

《汤液经》卷末

商伊尹著　汉张机广论　胎胪药录
　　　　　　　　　　　　　　又　广
　　　　　　　　平脉辨证

成都杨师尹绍伊考次

华阳刘　复民叔补修

◎辨脉法

脉蔼蔼如车盖者,名曰秋脉也。<small>秋脉,一作"阳结",误。</small>

脉累累如循琅玕者,<small>琅玕,原误"长竿",今改正。</small>名曰夏脉也。<small>夏脉,一作"阴结",误。</small>

脉瞥瞥如羹上肥者,阳气微也。

脉萦萦如蜘蛛丝者,阴气衰也。<small>阴气,一作"阳气",误。</small>

脉绵绵如泻漆之绝者,亡其血也。

脉来缓,时一止复来者,名曰结;脉来数,时一止复来者,名曰促。<small>一作"纵"。</small>脉阳盛则促,阴盛则结,此皆病脉。

阴阳相抟,名曰动。阳动则汗出,阴动则发热,形冷恶寒者,此三焦伤也。若数脉见于关上,上下无头尾,如豆大,厥厥动摇者,名曰动也。

阳脉浮大而濡,阴脉浮大而濡,阴脉与阳脉同等者,名曰缓也。

脉浮而紧者,名曰弦也。弦者,状如弓弦,按之不移也。脉紧者,如转索无常也。

脉弦而大,弦则为减,大则为芤,减则为寒,芤则为虚,寒虚相抟,此名为革。妇人则半产漏下,男子则亡血失精。

阳脉浮<small>一作"微"。</small>阴脉弱,则血虚。血虚则筋惕,其脉沉者,荣气微也;其脉浮而汗出如流珠者,卫气衰也。荣气微加烧针,血流不行,更发热而躁烦也。

脉浮而数,浮为风,数为虚;风为热,虚为寒;风虚相抟,则洒淅恶寒也。

诸脉浮数,当发热而洒淅恶寒。若有痛处,饮食如常者,畜积有脓也。

脉浮而大,心下反坚,有热,属藏者,攻之不令发汗;属府者,不令溲数,溲数则大便坚。汗多则热愈,汗少则便难,脉迟尚未可攻。

脉浮而大,浮为风虚,大为气强,风气相抟,必成隐疹,身体为痒,痒者名泄风。久久为痂癞。<small>眉少发稀,身有干疮而腥臭也。</small>

脉浮而洪,身汗如油,喘而不休,水浆不下,形体不仁,乍静乍乱,此为命绝也。又未知何藏先受其灾？若汗出发润，喘不休者，此为肺先绝也。阳反独留，形体如烟熏，直视摇头者，此为心绝也。唇吻反青，四肢漐习者，此为肝绝也。环口黧黑，柔汗发黄者，此为脾绝也。溲便遗失，狂言，目反直视者，此为肾绝也。又未知何藏阴阳前绝？若阳气前绝，阴气后竭者，其人死，身色必青。阴气前绝，阳气后竭者，其人死，身色必赤，腋下温，心下热也。

脉浮而滑，浮为阳，滑为实，阳实相抟，其脉数疾，卫气失度。浮滑之脉数疾，发热汗出者，此为不治。

脉阴阳俱紧者，口中出气，唇口干燥，踡卧足冷，鼻中涕出，舌上胎滑，勿妄治也。到七日以来，其人微发热，手足温者，此为欲解。或到八日以上，反大发热者，此为难治。设使恶寒者，必欲呕也；腹内痛者，必欲利也。

脉阴阳俱紧，至于吐利，其脉独不解，紧去人安，此为欲解。若脉迟至六七日，不欲食，此为晚发，水停故也，为未解；食自可者，为欲解。病六七日，手足三部脉皆至，大烦而口噤不能言，其人躁扰者，必欲解也。若脉和，其人大烦，目重，脸内际黄者，此欲解也。

脉浮而迟，面热赤而战惕者，六七日当汗出而解。反发热者，差迟，迟为无阳，不能作汗，其身必痒也。

问曰：脉有阴阳，何谓也？答曰：凡脉大、浮、数、动、滑，此名阳也；脉沉、涩、弱、弦、微，此名阴也。凡阴病见阳脉者生，阳病见阴脉者死。

问曰：脉有阳结、阴结者，此"脉"字，当是"病"字之讹。何以别之？答曰：其脉浮而数，能食，不大便者，此为实，名曰阳结也，期十七日当剧。其脉沉而迟，不能食，身体重，大便反坚，名曰阴结也，期十四日当剧。

问曰：病有洒淅恶寒而复发热者何？答曰：阴脉不足，阳往从之；阳脉不足，阴往乘之。曰：何谓阳不足？答曰：假令寸口脉微，名曰阳不足，阴气上入阳中，则洒淅恶寒也。曰：何谓阴不足？答曰：尺脉弱名曰阴不足，阳气下陷，入阴中则发热也。

问曰:病有战而汗出因得解者,何也? 答曰:脉浮而紧,按之反芤,此为本虚,故当战而汗出也。其人本虚,是以发战;以脉浮,故当汗出而解也。若脉浮而数,按之不芤,此人本不虚。若欲自解,但汗出耳,不发战也。

问曰:病有不战而汗出解者,何也? 答曰:脉大而浮数,故知不战汗出而解也。"知"字当衍。

问曰:病有不战不汗出而解者,何也? 答曰:其脉自微,此以曾发汗、若吐、若下、若亡血,以内无津液,此阴阳自和,必自愈。故不战不汗出而解也。

问曰:伤寒三日,脉浮数而微,病人身凉和者,何也? 答曰:此为欲解也,解以夜半。脉浮而解者,濈然汗出也;脉数而解者,必能食也;脉微而解者,必大汗出也。

问曰:假令病人欲差,脉而知愈,故以别之? 答曰:寸关尺大小、迟疾、浮沉同等,虽有寒热不解者,此脉阴阳为平,复当自愈。

问曰:凡病欲知何时得,何时愈? 答曰:假令夜半得病者,明日日中愈;日中得病者,夜半愈。何以言之? 日中得病,夜半愈者,以阳得阴则解也;夜半得病,明日日中愈者,以阴得阳则解也。

◎平脉法上

问曰:脉有三部,阴阳相乘。荣卫血气,在人体躬。呼吸出入,上下于中。因息游布,津液流通。随时动作,效象形容。春弦秋浮,冬沉夏洪。察色观脉,大小不同。一时之间,变无经常。尺寸参差,或短或长。上下乖错,或存或亡。病辄改易,进退低昂。心迷意惑,动失纪纲。愿为缕陈,令得分明。

师曰:子之所问,道之根源。脉有三部,尺寸及关。荣卫流行,不失衡铨。肾沉心洪,肺浮肝弦。此自经常,不失铢分。出入升降,漏刻周旋。

水下二刻,脉一周身。旋复寸口,虚实见焉。变化相乘,阴阳相干。风则浮虚,寒则紧弦。沉潜水滀,支饮急弦。动弦为痛,数洪热烦。设有不应,知变所缘。三部不同,病各异端。太过可怪,不及亦然。邪不空见,中必有干。审察表里,三焦别分。知其所舍,消息诊看。料度府藏,独见若神。为子条记,传与贤人。

师曰:呼吸者,脉之头也。初持脉,来疾去迟,此为出疾入迟,为内虚外实;初持脉,来迟去疾,此为出迟入疾,为内实外虚也。

师曰:脉肥人责浮,瘦人责沉。肥人当沉,今反浮;瘦人当浮,今反沉,故责之。

师曰:寸脉下不至关,为阳绝;尺脉上不至关,为阴绝,此皆不治,决死也。若计其余命生死之期,期以月节克之也。

师曰:脉病人不病,名曰行尸,以无王气,卒眩仆不识人者,短命则死。人病脉不病,名曰内虚,以无谷神,虽困无苦。

问曰:上工望而知之,中工问而知之,下工脉而知之,愿闻其说。师曰:病家人请,云病人苦发热,身体疼,病人自卧。师到,诊其脉沉而迟者,知其差也。何以知之?若表有病者,脉当浮大,今脉反沉迟,故知愈也。假令病人云腹内卒痛,病人自坐。师到,脉之浮而大者,知其差也。何以知之?若里有病者,脉当沉而细,今脉浮大,故知愈也。

师曰:病家人来请,云病人发热,烦极。明日师到,病人向壁卧,此热已去也。设令脉不和,处言已愈。设令向壁卧,闻师到不惊起而盼视,若三言三止,脉之咽唾者,此诈病也。设令脉自和,处言汝病太重,当须服吐下药,针灸数十百处乃愈。

师持脉,病人欠者,无病也。脉之,因伸者,无病也。脉之呻者,病也。言迟者,风也。摇头言者,里痛也。行迟者,表强也。坐而伏者,短气也。坐而下一膝者,腰痛也。里实,护腹如怀卵物者,心痛也。

师曰:伏气之病,以意候之,今月之内,欲有伏气。假令旧有伏气,当须脉之。若脉微弱者,当喉中痛似伤,非喉痹也。病人云实咽中痛,虽尔,今复欲下利。

问曰:经说脉有三菽、六菽重者,何谓也? 师曰:脉人以指按之,如三菽之重者,肺气也;如六菽之重者,心气也;如九菽之重者,脾气也;如十二菽之重者,肝气也;按之至骨者,肾气也。<small>菽者,小豆也。</small>假令下利,寸口、关上、尺中悉不见脉,然尺中时一小见,脉再举头<small>一云"按投"。</small>者,肾气也。若见损脉来至,为难治。<small>损谓所胜脾,脾胜不应时。</small>

问曰:东方肝脉,其形何似? 师曰:肝者,木也,名厥阴。其脉微弦、濡弱而长,是肝脉也。肝病自得濡弱者,愈也。假令得纯弦脉者,死。何以知之? 以其脉如弦直,此是肝藏伤,故知死也。

南方心脉,其形何似? 师曰:心者,火也,名少阴。其脉洪大而长,是心脉也。心病自得洪大者,愈也。假令脉来微去大,故名反病在里也。脉来头小本大,故名覆病在表也。上微头小者,则汗出;下微本大者,则为关格不通,不得尿,头无汗者,可治;有汗者,死。

西方肺脉,其形何似? 师曰:肺者,金也,名太阴。其脉毛浮也,肺病自得此脉。若得缓迟者,皆愈。若得数者,则剧。何以知之? 数者,南方火,火克西方金,法当痈肿,为难治也。

问曰:二月得毛浮脉,何以处言至秋当死? 师曰:二月之时,脉当濡弱,反得毛浮者,故知至秋死。二月肝用事,肝属木,脉应濡弱,反得毛浮脉者,是肺脉也。肺属金,金来克木,故知至秋死。他皆仿此。

师曰:立夏得洪<small>一作"浮"。</small>大脉,是其本位。其人病,身体若疼重者,须发其汗。若明日身不疼不重者,不须发汗。若汗濈濈自出者,明日便解矣。何以言之? 立夏脉洪大,是其时脉,故使然也,四时仿此。

师曰:病人脉微而涩者,此为医所病也。大发其汗,又数大下之,其人亡血,病当恶寒,而发热无休止。时夏月盛热,而欲着复衣;冬月盛寒,而欲裸其体,所以然者,阳微即恶寒,阴弱即发热。医发其汗,使阳气微,又大下之令阴气弱。五月之时,阳气在表,胃中虚冷,以阳气内微,不能胜冷,故欲着复衣;十一月之时,阳气在里,胃中烦热,以阴气内弱,不能胜热,故欲裸其体。又阴脉迟涩,故知亡血。

问曰:尝为人所难,紧脉何所从而来? 师曰:假令亡汗,若吐,肺中寒,故令紧。假令咳者,坐饮冷水,故令紧。假令下利者,以胃中虚冷,故令紧也。

问曰:人不能饮,其脉何类? 师曰:其脉自弦,弦,一作"涩"。唇口干燥也。

问曰:人愧者,其脉何等类? 师曰:其脉自浮而弱,面形乍白乍赤。

问曰:人病恐怖,其脉何类? 师曰:脉形如循丝,累累然,其面白脱色也。

问曰:脉有残贼,何谓? 师曰:脉有弦、有紧、有涩、有滑、有浮、有沉,此六脉为残贼,能与诸经作病。

问曰:脉有灾怪,何谓? 师曰:假令人病,脉得太阳脉,与病形证相应,因为作汤。比还送汤之时,病者因反吐,若下利,病腹中痛,因问:言我前来脉时不见此证。今反复变异,故是名为灾怪。因问:何缘作此吐利? 答曰:或有先服药今发作,故为灾怪也。

问曰:翕奄沉,名曰滑,何谓? 师曰:沉为纯阴,翕为正阳,阴阳和合,故脉滑也。

问曰:脉有相乘、有从、有横、有逆、有顺,何谓也? 师曰:水行乘火,金行乘木,名曰从;火行乘水,木行乘金,名曰横;水行乘金,火行乘木,名曰逆;金行乘水,木行乘火,名曰顺。

问曰:濡弱何以反适十一头? 师曰:五藏六府相乘,故令十一。

问曰:何以知乘府,何以知乘藏? 师曰:诸阳浮数,为乘府;诸阴迟涩,为乘藏也。

◎平脉法下

寸口卫气盛名曰高,荣气盛名曰章,高章相抟名曰纲。卫气弱名曰慄，荣气弱名曰卑，慄卑相抟名曰损。卫气和名曰缓，荣气和名曰迟，缓迟相抟名曰沉。

寸口脉缓而迟，缓则阳气长，其色鲜，其颜光，其声商，毛发长；迟则阴气盛，骨髓生，血满，肌肉紧薄鲜硬。阴阳相抱，荣卫俱行，刚柔相得，名曰强也。

寸口脉浮为在表，沉为在里，数为在府，迟为在藏。假令脉迟，此为在藏也。

寸口诸微亡阳，诸濡亡血，诸弱发热，诸紧为寒。诸乘寒者，则为厥，郁冒不仁，以胃无谷气，脾涩不通，口急不能言，战而栗也。

寸口脉浮而紧，浮则为风，紧则为寒，风则伤卫，寒则伤荣，荣卫俱病，骨节烦疼，当发其汗也。此条旧在《辨脉法篇》内，又《可汗篇》亦有此文，论末有"宜麻黄汤"四字。案：凡云"宜某汤"者，悉为《平脉辨证》中之文，《胎胪药录》例言"属某汤"。二家之书，即以分疆。《辨脉法》为《胎胪药录》之一篇，《平脉法》为《平脉辨证》之一篇。此条言"宜某汤"，知此条本为《平脉辨证》篇中之文，宜以之次入《平脉法篇》。又此条论首有"寸口"二字。案：《平脉法篇》内，凡论病脉之文，论首悉有"寸口、趺阳"等字样。《辨脉法篇》有"寸口、趺阳"字样者，连此共止七条，余之大多并无之。以此条本为《平脉辨证》之文准之，知此七条必亦悉如此条，并为《平脉辨证》中之文。叔和以之次入《辨脉法篇》，误。今悉将此七条，归还于《平脉法篇》内，用清门户。因此七条若本为《辨脉法篇》中之文者，则余之大多亦应悉有"寸口、趺阳"字样，而无之者，则此七条，本与之非为一类，即此即可决其非《辨脉法篇》中之文。而此七条有"寸口、趺阳"字样，实与《平脉法篇》中之条为一类，即此即可证其实为《平脉辨证》中之文也。兹即将此条，改而归入之于此。

寸口脉阴阳俱紧者，法当清邪中于上焦，浊邪中于下焦。清邪中上，名曰洁也；浊邪中下，名曰浑也。阴中于邪，必内栗也，表气微虚，里气不守，故使邪中于阴也；阳中于邪，必发热头痛，项强颈挛，腰痛胫酸，所谓阳中雾露之气。故曰：清邪中上，浊邪中下。阴气为栗，足膝逆冷，便溺妄出，表气微虚，里气微急，三焦相溷，内外不通，上焦怫音佛，下同。郁，藏气相熏，口烂食断也。中焦不治，胃气上冲，脾气不转，胃中为浊，荣卫不通，血凝不流。若卫气前通者，小便赤黄，与热相抟，因热作使，游于经络，出入藏府，热气所过，则为痈脓；若阴气前通者，阳气厥微，厥，逆也。阴无所使，客气内入，嚏而出之，声嗢咽塞，寒厥相追，为热所拥，血凝自下，状如豚肝，阴阳俱厥，脾气孤弱，五液注下。下焦不盍，一作"阖"。清便下重，令便数难，脐筑湫痛，命将难全。

寸口脉微，尺脉紧，其人虚损，多汗，知阴常在，绝不见阳也。

寸口脉微而涩，微者，卫气不行；涩者，荣气不逮。荣卫不能相将，三焦无所仰，身体痹不仁。荣气不足则烦疼，口难言。卫气虚者则恶寒，数欠，三焦不归其部，上焦不归者，噫而酢吞；中焦不归者，不能消谷引食；下焦不归者，则遗溲。

寸口脉微而涩，微者，卫气衰；涩者，荣气不足。卫气衰，面色黄；荣气不足，面色青。荣为根，卫为叶，荣卫俱微，则根叶枯槁而寒栗，咳逆，唾腥，吐涎沫也。

寸口脉微而缓，微者，卫气疏，疏则其肤空；缓者，胃气实，实则谷消而水化也。谷入于胃，脉道乃行；水入于经，其血乃成。荣盛则其肤必疏，三焦绝经，名曰血崩。"荣盛则其肤必疏，三焦绝经"，此二句文有误。疑当作：荣盛而其肤疏，必三焦绝经，名曰血崩。

寸口脉弱而缓，弱者，阳气不足；缓者，胃气有余。噫而吞酸，食卒不下，气填于膈上也。一作"下"。

寸口脉弱而迟，弱者，卫气微；迟者，荣中寒。荣为血，血寒则发热；卫为气，气微者心内饥，饥而虚满，不能食也。

寸口脉浮大，医反下之，此为大逆。浮即无血，大即为寒，寒气相抟，即为肠鸣。医乃不知，而反饮水，令汗大出，水得寒气，冷必相抟，其人即䭇。音噎，此条曲解有误。大为热，大为病进，浮大之脉，病为在表。浮为病在太阳，大为传之阳明。脉浮大者，风也，当发其汗。医反下之，戕其内阳，胃中虚冷，又以水饮之，虚冷与水相抟，其人即䭇，非大为寒也。

寸口脉浮而大，浮为虚，大为实。在尺为关，在寸为格。关则不得小便，格则吐逆。

跌阳脉伏而涩，伏则吐逆，水谷不化；涩则食不得入，名曰关格。

跌阳脉不出，脾不上下，身冷肤硬。

跌阳脉浮而芤，浮者，卫气虚；芤者，荣气伤。"卫"当为"胃"，"荣"当为"脾"字之误也。其身体瘦，肌肉甲错，浮芤相抟，宗气微衰，四属断绝。脾病不能行津液，四肢不得禀水谷之气。

跌阳脉浮，浮则为虚，浮虚相抟，故令气饐，言胃气虚竭也。脉滑则为哕，此为医咎，责虚取实，守空迫血。脉浮，鼻中燥者，必衄也。

跌阳脉滑而紧，滑者，胃气实；紧者，脾气强。持实击强，痛还自伤，以手把刃，坐作疮也。跌阳脉滑而紧，"紧"字当是"数"字之讹。数为热，热消谷，故为脾气强。紧为寒，有寒脾气何得强？持实击强者，谓恃胃能食，而多食以损脾，则痛还自伤，如以手把刃也。

跌阳脉大而紧者，当即下利，为难治。

跌阳脉微而紧，紧则为寒，微则为虚，微紧相抟，则为短气。

跌阳脉沉而数，沉为实，数消谷。紧者，病难治。

跌阳脉迟而缓，胃气如经也。跌阳脉浮而数，浮则伤胃，数则动脾，此非本病，医特下之所为也。荣卫内陷，其数先微，脉反但浮，其人必大便坚，气噫而除，何以言之？脾脉本缓，今数脉动脾，其数先微，故知脾气不治，大便坚，气噫而除。今脉反浮，其数改微，邪气独留，心中则饥，邪热杀谷，潮热发渴。数脉当迟，缓脉因前后度，数如前病者，则饥；数脉不时，则生恶疮。

跌阳脉浮而涩，少阴脉如经者，其病在脾，法当下利。何以知之？若脉浮大者，气实血虚也。今跌阳脉浮而涩，故知脾气不足，胃气虚也。以少阴脉弦而浮，一作"沉"。才见此为调脉，才，仅也。故称如经也。若反滑而数者，故知当屎脓也。《玉函》作"溺"。

跌阳脉紧而浮，浮为气，紧为寒。浮为腹满，紧为绞痛，浮紧相抟，肠鸣而转，转即气动，膈气乃下。少阴脉不出，其阴肿大而虚也。

关尺自平，阳明脉微沉，食饮自可。少阴脉微滑，滑者，紧之浮名也，此为阴实，其人必股内汗出，阴下湿也。

少阴脉弱而涩，弱者微烦，涩者厥逆。

少阴脉不至,肾气微,少精血,奔气促迫,上入胸膈,宗气反聚,血结心下,阳气退下,热归阴股,与阴相抟,"抟",原误"动",今改正。令身不仁,此为尸厥,当刺期门、巨阙。

汤液经卷末终

汤液家法，辨证首重立法，立法而后候证。不问病之名，不问病之因，耕病情之经过，凭证候以用药」，诚千古不刊之言。汤液家法不讲脏腑经络，不讲阴阳五行，此等超脏腑学说实为中医朴素唯物辨证最高理论境界。

1926年，刘师束装东下，先至渝，继之宁，复至沪，侨居黄浦江滨。悬壶沪上凡三十四年。1954年，刘师出席华东暨上海市中医代表会议，又先后应全国血吸虫病九人小组及上海广慈医院（今瑞金医院），徐汇医院之聘，顾问中医。

刘师长子慎言，长女文灿秉承家学，皆业医。弟子有张亦相、周元庆、陈正平、黎晓生、杨茂如、朱佐才、周济士、孟友松、李鼎、邱介天、叶茂烟、查国科、胡慈园、刘德传、王凯平、詹阳春、卞嵩京等百五十人，近人姜春华、张镜人、韩哲仙等皆受其训益。

刘师著作已公诸于世者有《神农古本草经三品逸文考》《考次伊尹汤液经》《时疫解惑论》《伤寒论霉乱训解》《素问痿论释难》《鲁楼医案》《华阳医说》等。

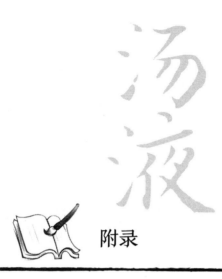

附录

成都杨师尹绍伊撰

华阳刘　复民叔校

◎辨中风、伤寒、温病

或问中风、伤寒、温病之辨？愚曰：病在表名中风，在里名伤寒、名温病。或曰：何以知风、寒、温之辨在表里也？曰：《汤液经》中，除《太阳篇》篇首所举论者外，全经中明标出"中风"二字以立论者，共有十条。此十条所论，均为表病，故知中风者，表病名也。又《汤液经》中，虽无明标出"伤寒"二字以立论之文，然其论文中有"寒"字者，亦有四条。此四条所论，均为里证，故知伤寒者，里病名也。《汤液经》中，又屡言"此表欲解，可攻里也。""此表解，里未和也。"以是知温病者，亦里病名也。此外论中风为表病，伤寒为里病之文，更有一明文证据，即《阳明篇》篇首云："阳明病，能食名中风，不能食名中寒。"而其下叙中寒不能食条之证象，全为里症，叙欲食条之证象，全为表病。兹亦为其铁案之一云。夫吹者为风，风之吹力，不能径入藏府，只能及于外表，故名表病为中风，盖纪实也。及其传于里也，为由经气输入，亦由经气输出，皆非出自吹力；既已失去吹力，则亦失去风性，故不能仍谓之风，直本其寒温之气，名之伤寒、温病，亦纪实而已，非故以表里强分之也。

或曰：温病亦有在表者否？曰：《太阳篇》云："若发汗已，身灼热者，名曰风温。"此即为在表者也。曰：何以明之？曰：因此条下文云："风温为病，脉阴阳俱浮，自汗出，身重，多眠睡，鼻息必鼾，言语难出。"以是明之也。夫脉浮为病在表，此条言脉浮，故知其属表病也。风中于表，侵入经络，若属寒风，则必体痛；若属温风，则必身重。此为风温，故自汗出身重也。又《金匮》云："脉浮者在前，其病在表，浮者在后，其病在里。"此言"脉阴阳俱浮"，知其病为已传入里，如所言"多眠睡，鼻息必鼾"，即为邪传少阳里之征。《少阳篇》云："三阳合病，脉浮大上关上，但欲眠睡，目合则汗"是也。所言"言语难出"，即为邪传阳明里之征。《阳明篇》云："三阳合病，腹满，身重，难以转侧，口不仁，言语面垢，向经谵语遗尿，发汗则谵语，下之则额上生汗，手足逆冷，若自汗出者，白虎汤主之"是也。或曰：然则治风温之方，即为是条之方白虎汤乎？曰：在太阳、少阳及三阳合病，则是条之方白虎汤为其主方。若在太阳表，或太阳阳明并病，则栀豉汤为其主方。栀豉汤论云："脉浮而紧，咽燥口苦，腹满而喘，发热汗出，不恶寒，反恶热，身重，若发汗则躁，心愦愦，反谵语。若加烧针，必怵惕烦躁不得眠。若下之，则胃中空虚，客气动膈，心中懊憹，舌上胎者，栀子豉汤主之。"此即为其对症之证云。或曰：敢问此二方所以为治风温主方之道？曰：风温为表病，表病当以汗解，豆豉、石膏均为发汗解表之药故也，栀豉、白虎二方，均为发汗解表之方。而二方方论，俱戒发汗者，以其不可用麻、桂、羌、柴、葛根、细辛、防风、苍耳等药以发汗。因麻、桂、羌、柴等，为中寒风解表之药，以之治风温，譬犹以油灭火，反涨其焰故也。或曰：据栀豉、白虎二方论，风温为不可发汗者也，而此条言"发汗已、身灼热、名曰风温"者，无其未发汗、身未见灼热前，不易识其为风温欤，抑为误治之欤？曰：非必待发汗已，身灼热，乃识之也，亦非误治之也，施治次第，当如是也。夫风温亦中风表病之一也，风性至不纯，有挟拥寒气之风，有挟拥热气之风；而挟拥寒气之风，又不能禁止其不挟热；挟拥热气之风，又不能禁止其不挟湿。且风之自远而至也，沿途征役，蛊毒之气，鬼疰之气，悉化驺从。蛊毒之气，即万物散放之毒气也；鬼疰之气，即万物尸朽之气及其病气也。风气中无气不有，故其中人而为病也，有为风寒湿痹者，有为癥瘕坚结者，有为消渴、温疟者，有为结胸、心悸者，有为呕吐、下利者，有为发黄、发狂者，有为诸惊，有为诸痫，有为诸痛，有为诸疮，诸般杂症，万不同之证象，皆由风作，故曰："风者百病之长也"。且夫病之起也，每有先中热风而未即病，后中寒风而始并病者；先受水湿而未即病，后因中暍而始并病者；又有因邪气被制伏于一时未能有所动作，俟得间乃出而跳梁者。如寒热并中之病，热气常为寒所胜伏，未得肆其猖狂，待表解寒去之后，始脱免制克而大显其身手。故病每多于汗吐下后，底蕴乃得尽见也。《辨脉法篇》云："脉阴阳俱紧者，口中出气，唇口干燥，踡卧足冷，鼻中涕出，舌上胎滑，勿妄治也。到七日以来，其人微发热，手足温者，此为欲解。到八日以上，反大发热者，此为难治。"据是论之，病固有未现前，预难识其变化为何如者也。又有确知其为何病,依法亦当从后治者。十枣汤论云:"表解者,乃可攻之。"承气汤论云:"此表欲解,可攻里也。"盖寒热并中之病,当先治其寒,后除其热,此《汤液经》之定法也。《广论》云:"伤寒脉浮,发热无汗,其表不解者,不可与白虎汤。渴欲饮水,无表证者,白虎汤主之。"《广论》此条所论,即为寒热并中之病,先宜发汗解表,俟表解寒去之后,次乃清出其表里之热,其法即为"自发汗已、身灼热、名曰风温"而出者也。《传》曰:"服桂枝汤,大汗出后,大烦渴不解,脉洪大者,白虎汤主之。"又曰:"发汗吐下后,虚烦不得眠,若剧者,必反复颠倒,心中懊憹,栀子豉汤主之。"此二条所论,亦为"自发汗已、身灼热、名曰风温"而出者也。发汗已,身灼热,名曰风温,为寒温两感之中风表病也。其曰"发汗已、身灼热、名曰风温"者,即言为"发汗已、寒气去、其身反见灼热者,此为表有温邪,其病名曰风温"也。若未发汗、身未见灼热前,其表之风寒未去,不得名为风温,止宜称为中风表病,如大青龙汤条然也。夫立法垂范,固宜举至繁委不简单者以示例。若开宗明义,即径举毫无曲折,如栀豉、白虎二方论中所云者以为说,设遇寒温两感之病,后世医人,将何所从以措其手哉?且《汤液经》经传此数条,论风温症象方治,如此其详且晰。近代医书,犹谬谓温病从口鼻入,非由表传里,使无《汤液经》,于今医学更不知将荒唐至于何地也?

　　或曰:此辨论举证,至为明晰。第因提及大青龙汤、十枣汤论,又引起予之迷惘。《太阳篇》云:"太阳病,或已发热,或未发热,必恶寒,体痛呕逆,脉阴阳俱紧者,名曰伤寒。"此条谓发热、恶寒、体痛、呕逆、脉紧为伤寒,而大青龙汤条云:"太阳中风,脉浮紧,发热恶寒,身疼痛,不汗出而烦躁者,大青龙汤主之。"此条又言发热、恶寒、身痛、脉紧为中风。十枣汤条云:"太阳中风,下利呕逆,表解者,乃可攻之。其人𫫇𫫇汗出,发作有时,头痛,心下痞坚满,引胁下痛,干呕短气,汗出不恶寒者,此表解里未和也,大枣汤主之。"此条又言呕逆为中风。究竟发热、恶寒、体痛、脉紧与呕逆,是中风,是伤寒?

　　愚曰:中风为表病,伤寒、温病为里病。大青龙汤所云之发热、恶寒、身疼痛、不汗出，为表中寒风之证，烦躁为温邪传里之征。大青龙汤为治寒温两感中风表病之剂，其论文中已叙有温邪传里证状，独未叙及温邪在表之证象者，因温邪在表为寒气所胜伏，未能有所发抒，无状可述。第因热流迅急，寒性淹留，温邪得先传入里，未遇到制克，立即发为烦躁，故此独著言烦躁。夫既已现出烦躁，即从可占知其表必有温邪，故方用麻桂、石膏两解之。此与发汗已、身灼热、名曰风温之症同，惟此条已见烦躁，故治用双解法；彼条未发汗前，身且未见灼热，量揣其必不烦躁，既表里均未见有温邪证象，故不宜双解疗法，自当用先后分治法。此为见鸟发枪，子到无误之最妥最善方法也。因石膏不可妄投，既已身见恶寒而疼痛，业可确定其邪属寒而无疑。若未兼有温邪，而妄以石膏投之，是如灌井救溺，加速其灭顶焉已。故大青龙汤于论末亦著文明戒之云："若脉微弱汗出恶风者，不可服，服之便厥，筋惕肉瞤，此为逆也。"即为石膏言之也。

十枣汤所云之呕逆，为温病，为里症。十枣汤病之原，为表中风邪，传入少阳里三焦之原，为之霍乱。水谷之气，悉化于邪，为贼邪所拥，群趋库藏之宫。水渍入胃口则作呕，走于肠间则作利。治之之法，宜先解表，表解风去之后，水邪失所领导，败退集结于胸膜胁膜之间，相引作痛，斯时必用十枣汤下其水。十枣汤为温病里症水结胸胁之下剂，故其全条所论，均属里症证象。论里症条，而论首题表病名者，为欲明其病为从表邪传来，兼欲著明治此病之法，即"表解者乃可攻之""此表解里未和也"二句是也。必须著此二句，以明其治，故必须于论首题"中风"字，为此二句生根。

名伤寒条所云之呕逆，为伤寒，为里症。其所云之恶寒体痛，为表中寒风之证。此条为论伤寒里症之文，而著言中风表病证象者，为欲坐实其在里之邪为伤寒也。必其表所中之风为寒风，而后传入于里之邪，乃为伤寒，故此必须著言恶寒体痛也。其著言脉紧者，明病传也。《广论》云："伤寒一日，太阳受之，脉若静者，为不传；颇欲呕，若躁烦，脉数急者，乃为传。"脉数急，即紧脉也。呕逆与烦躁，均为邪气由表传里之首征。故大青龙汤著言"烦躁"，此条著言"呕逆"，即所以明示其在表之邪已传入里。而大青龙汤及此条，又俱著言"脉紧"，即所以明示其入里之邪为由传也。

或曰：此条之上条云：太阳病，发热汗出而恶风，其脉缓为中风，何谓也？曰：中风为表病，表分荣卫，卫为表中之表，荣为表中之里。风中于卫，则必恶风；侵入于荣，则必恶寒。此言恶风不言恶寒，知其邪尚未侵入于荣，当然未传入于里。未传入于里，则其病固在于表，故止能名之为中风，不得号之为伤寒与温病。

或曰：脉缓者，何也？曰：浮大而㟎，谓之缓。浮则为风，浮则在表，大则为热，㟎则为虚。《脉经》云："缓者多热。"得此脉象，若不恶寒，不可发汗；而恶寒者，仍当解表。表解之后，热邪不去，留在于表，名曰风温，悉传入里，名曰温病。

或曰：发热汗出者，何也？曰：发热者，正与邪争也。正与邪争则发热，邪与正争则恶寒，正邪交争则发热恶寒，正邪分争则往来寒热。或曰：正与邪争，何为而发热也？曰：为欲作汗也。何为欲作汗也？为欲驱邪也。驱邪何为作汗也？为欲迫邪气与汗气共并，而驱之出于体外也。此生理自然之作用也，亦生理自然之治疗也。每见有迁延数日，不药而愈者，皆是之故也。昔先圣人，即深察此生理自然作用之故，洞悉生理自然治疗之理，依其自然法则，制为发汗诸剂，助佐正气，迅速驱邪，使之出于体外，以免正气日衰，邪气日炽，濒于不救，而汤液学于是焉起。

或曰：经言发热汗出为荣弱卫强，何谓也？曰：卫强者，卫力能抗邪也。何以知其力能抗邪也？曰：因其未言恶寒也。不恶寒则邪气未侵入于荣，卫气抗邪，力能使邪不能越雷池一步，以攻入于荣，斯可谓之强矣。曰：荣弱者，何也？曰：因自汗也。弱者少气也，汗出则气消，气消则荣弱矣。经曰："濡弱者汗自出。"此之谓也。

◎论方药分量

郑玄《仪礼·既夕》《礼记·儒行》注云："十黍为絫，十絫为铢。"颜师古《汉书·律历志注》亦云："十黍为絫，十絫为一铢。"又刘向《说苑·辨物》云："十六黍为一豆，六豆为一铢，二十四铢重一两。"班固《汉书·律历志》云："一龠容千二百黍，重十二铢，两之为两，二十四铢为两。"又《淮南子·天文训》云："十二粟而当一分，十二分而当一铢，十二铢而当半两，衡有左右因倍之，故二十四铢为一两。"此数说论铢两之制，各有不同。《淮南子》为汉淮南王安之书，史称"淮南王安，不奉汉法度。"则《天文训》所称，自为其淮南王国之制，而非当世之制，不足数也。余子所论，则刘向西汉人，其所说自为西汉时之制；班固东汉人，其所记既与西汉异，则自为东汉时之制；颜师古注东汉时人之书，亦自宜以东汉时之制说之。盖东汉时以十黍为絫，十絫为铢，二十四铢为两，为上承西汉豆铢之制，而又小变之者也。郑康成东汉人，其注《仪礼》《礼记》，不用周时之制，而以其变西汉豆铢制为絫铢制之本朝制为说，殊属荒谬，缘东汉之制与周人之制，又大有不同故也。

孙思邈《千金要方》云："神农氏之秤，以十黍为一铢，二十四铢为一两。"又《荀子·富国篇》："割国之锱铢以赂之。"杨倞注云："十黍之重为铢。"其说与《千金要方》所云者合。荀卿周人，其所著书宜用周制，杨君注之，自应以周时之制为说。周因于殷礼，其制既为与神农氏之秤无殊。宜自黄帝以来，讫于商周，皆沿用神农氏之秤，而未加损益者也。

神农氏之秤，以十黍为铢，二十四铢为两，其两数为二百四十黍之重。东汉时之秤，以十黍为絫，十絫为铢，二十四铢为两，其两数为二千四百黍之重，大于神农秤者十倍。《汤液经》为伊尹所作，伊尹商人，其所著书，宜用商制。则《汤液经》中之两数，自宜为二百四十黍重之神农秤，而非二千四百黍重之东汉秤也必矣。

兹取二百四十黍，用今秤秤之，其重为三钱。又以本经中大剂大青龙汤之分量为准案之，大青龙汤每剂用麻黄六两，桂枝二两，甘草二两，杏仁四十枚,生姜三两,大枣十枚,石膏如鸡子大,以水九升,煮取三升,温服一升,一服汗者,勿再服。案其所云:煮取三升,温服一升,则是分为三服矣;一服汗者,勿再服,则是后二服将倾弃之矣。服下者仅一升,倾弃者多至三分之二,岂不可惜。今为不弃材计,只取其一服分量配服之,则麻黄六两,为当今秤一两八钱,三分之得六钱;桂枝、甘草二两,当今秤六钱,三分之得二钱;杏仁四十枚,三分之得十三枚余;生姜三两,当今秤九钱,三分之得三钱;大枣十枚,三分之得三枚余;石膏如鸡子大,三分之得如鸡子大三分之一。如是则是大青龙汤一服之分量,为麻黄六钱,桂枝、甘草各二钱,杏仁十三枚,生姜三钱,大枣三枚,石膏如鸡子大三分之一,与后人方书所列之分量,无有多大差别,乃悟后人方书分量,即系本此开成,为古方一服之分量,非其一剂之分量也。陈例既得,自应据援。今故举当谨遵本经各方中所例之分量,准以今秤,依其二服、三服,而二分、三分配服之。上不背古,下不违今。一则可免浪费,一则可免失于过轻过重之咎责云。又《千金方·序例》云:神农秤惟有铢两,而无分名,后人分为六铢为一分,四分为一两,凡《汤液经》方中之分数当案此定之。

又古方分药,间用升合。升合之制,代有不同,亦宜明辨,不可混误。刘向《说苑·辨物》云:"千二百黍为一龠,十龠为一合,十合为一升。"案此为西汉时代升合之制也。班固《汉书·律历志》云:"一龠容千二百黍,合龠为合,十合为升。"案此为东汉时代升合之制也。合龠者,二龠并合也,较西汉十龠为合之制小五倍。又韦昭《国语·周语注》云:"黍百为铢,是为一龠,龠二为合,合重一两。"《读诗记》引崔集注云:"古者为升,上径一寸,下径六分,其深八分。"案此为诗书时代,即商周时代升合之制也,亦则《汤液经》方中所用之升合也,较东汉时之升合,小十一倍。案:据杨倞《荀子注》及《千金要方》所说,周时之制,当是以十黍为铢,一龠容十二铢,二龠为合,合重一两。韦说似有误,或者当时各国之中有行如韦说之制者欤,容后续考。

《千金方·序例》亦云:"药升方作,上径一寸,下径六分,深八分。今人分药,不复用之。凡方云半夏一升者,洗毕秤五两为正;椒一升,三两为正;吴茱萸一升,五两为正。"案其所说,并是先用药升,量其多寡,既又以神农秤秤之,得其比重,定以为则,以后分药,遂专恃秤,不复换取药升也。兹据《序例》所言者,详核而实计之。《汤液经》中,柴胡汤用半夏半升,半升即五合也;栀豉汤用豉四合,四合即十分升之四也。《序例》言:半夏一升,其重五两,神农秤五两,当今秤一两五钱。柴胡汤用半夏半升,为重今秤七钱五分,柴胡汤又分为三服,其一服为半夏二钱五分。豉之升重,《序例》未言,揆其体质,与吴茱萸之升重,似亦不甚相远。今假定豉一升重五两,栀豉汤用豉四合,煮分二服,则其一服为豉二合,重一两,当今秤三钱。又栀豉汤每剂用栀子十四枚,分为二服,其一服得栀子七枚,今拣栀子大者七枚,用今秤秤之,为重二钱,与豉二合三钱之重,正相当配,并无铢两筳楹之异。噫! 此可以见《汤液经》方之升秤矣。夫升秤今古有大小,枚个今古无大小也。以枚个之多寡,配升合之多寡,则升合之大小可知;以升合之多寡,配秤权之轻重,则秤权之大小可知。不但此也,《汤液经》方之五苓散、四逆散,每服均仅方寸匕,其他汤剂,安得竟如牛药也哉! 此可以见《汤液经》方之升秤矣。

又案《汤液经》方后,以水几升煮取几升等语,悉为后人所增。原文仅为"右几味,煮分几服",数字而已矣。识其为如此者,因以径寸之升量水,足其所言之数,去淹没诸药而溶煮之之量,差欺尚远。意此升数,必是汉代之师,以汉制之升而拟定之者也,或即伯祖、仲景、《胎胪药录》《平脉辨证》师徒之为也,是亦不可不辨。

汤液经附录终

跋

杨君绍伊,与余同学于经学大师井研廖先生。杨君愿学孔子,兼受古医经。杨君妻死子夭,遂不复家。民国十九年尽散家财,翌年飘然出游。初之渝,又翌年东之沪,又翌年之宁。二十五年重之沪,遂不复他之。居陋巷,安贫乐道,不求闻达,遁于医而隐焉。近考次《汤液经》,成书八卷,校勘考订,几复古经之旧。精湛妥帖,殆非叔和所及。于是世之治国医者,于方脉有定识,于据注有定本,叔和撰次,亦可以废矣!余早岁亦尝治此,哀然成帙,然用力不如杨君勤。既读杨君之书,乃尽弃己辑,乐就杨君之书稍稍补修之,刊印传诸世。又以余旧制两表附其后,更相发明焉。杨君之学于廖师也,盖私淑颜渊,故初名思复,字回庵,号履周。而颜子固周人,名回,后世尊为复圣者也。日寇陷沪,杨君名籍为昭和年号所污,耻之,遂易其名为今名。杨君又著有《论语绎语》二十卷,《语助词薮》二卷,经子杂文若干篇。其文欹迫清儒,可以承廖师学。呜呼,杨君之得以传其人,岂医籍也哉!杨君诚今之颜回也已。

戊子冬至,华阳刘复谨跋。

刘民叔先生汤液六经方治分合表、表里三病六法表

六经方治分合表

太阳							阳明			少阳				少阴					
桂枝	麻黄	葛根	青龙	栀豉	柴胡	瓜蒂	承气	抵当	陷胸	十枣	黄芩	猪苓	白虎	连胶	猪肤	真武	白通	桃花	吴萸
太阳	太阳阳明				太阳少阳		阳明	太阳阳明		太阳少阳			三阳	少阴		少阴太阴			少阴厥阴

表里三病六法表

表						里													
汗						吐	下				利			养阴		温里			
桂枝	麻黄	葛根	青龙	柴胡	栀豉	瓜蒂	承气	抵当	陷胸	十枣	黄芩	猪苓	白虎	连胶	猪肤	真武	白通	桃花	吴萸
中风						温病										伤寒			

敬　启

经过数载不懈努力，刘民叔先生医书七种终于整理完成，顺利出版了。

本丛书包括：①《华阳医说》;②《鲁楼医案》;③《神农古本草经》;④《考次汤液经》(刘民叔先生与杨绍伊先生合作考次);⑤《时疫解惑论》;⑥《伤寒论霍乱训解》;⑦《素问痿论释难》。

刘民叔先生是中国古中医流派的杰出代表,七部著作皆是心血凝结,作为本套丛书的整理人员和责任编辑均感责任重大,力求忠实原著,不敢稍有轻忽。

沈括《梦溪笔谈》有载:"宋宣献博学,喜藏异书,皆手自校雠,常谓:'校书如扫尘,一面扫,一面生。故有一书每三四校,犹有脱谬。'"每念及此,心中惴惴,恐有疏漏,有损先贤德音。

《史记·吕不韦列传》:"吕不韦乃使其客人人著所闻……号曰《吕氏春秋》,布咸阳市门,悬千金其上,延诸侯游士宾客有能增损一字者予千金。"今效古例,丛书整理者与责任编辑联合发起"读者挑错活动",并郑重承诺:

书中文字之整理差错,首先予以指正者,奖励 50 元 / 字。

此举非为巧言炫世,实盼与广大读者一起,绳愆纠谬,精益求精,以利于本丛书之修订提高。

活动具体说明请浏览微信公众号"zhongyiliangshan"(中医原创梁山泊)。

读者参与以同意此活动"声明"为前提。

整理者代表:刘民叔先生再传弟子河南省人民医院　　校注

责任编辑:人民卫生出版社双创编辑工作室　陈东枢　骆彩云

2019 年 1 月

《刘民叔医书七种校注》丛书『读者挑错活动』由编辑、整理者出于为中医事业奋斗的炽热情怀,以个人名义联合发起,如因纠错引发纠纷应协商解决,与责任编辑及整理者所在单位无关。请广大读者予以支持。

声　明